夫有医术，有医道，术可暂行一时，道则流芳千古。董氏针灸非一方一法，一穴一术，乃自成针灸体系的针灸流派，堪称针道。

董氏奇穴针灸学

主编◎杨朝义

中国健康传媒集团
中国医药科技出版社

内容提要

本书作者长期精研践行董氏奇穴，深有体会，结合他人经验，全面细致地讲解了董氏奇穴的穴位及董氏针灸确有疗效的疾病治疗方案，且穴位附以彩色真人图谱，内容全面翔实，图片清晰直观。本书适合董氏针灸研究者、广大针灸师、中医院校学生、针灸爱好者参考阅读。

图书在版编目 (CIP) 数据

董氏奇穴针灸学 / 杨朝义主编 . —北京：中国医药科技出版社，2018.10
ISBN 978-7-5214-0395-4

Ⅰ . ①董…　Ⅱ . ①杨…　Ⅲ . ①奇穴—针灸疗法　Ⅳ . ① R245

中国版本图书馆 CIP 数据核字（2018）第 196337 号

美术编辑　陈君杞
版式设计　友全图文

出版　**中国健康传媒集团** ｜ 中国医药科技出版社
地址　北京市海淀区文慧园北路甲 22 号
邮编　100082
电话　发行：010-62227427　邮购：010-62236938
网址　www.cmstp.com
规格　787 × 1092mm $\frac{1}{16}$
印张　22
字数　330 千字
版次　2018 年 10 月第 1 版
印次　2023 年 8 月第 8 次印刷
印刷　北京盛通印刷股份有限公司
经销　全国各地新华书店
书号　ISBN 978-7-5214-0395-4
定价　88.00 元

获取新书信息、投稿、为图书纠错，请扫码联系我们。

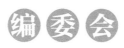

编委会

前　言

在本书之前，我曾写了两本关于董氏针灸方面的书，当时这两本书写得非常仓促，董氏针灸运用尚不成熟，也正是工作最忙之时，一般是在晚上9点之后到凌晨3点左右的时间写作，时间紧，任务重，且这两本书也是我的处女作，当时尚无写作经验，现在看来两本书有很多不尽人意之处，在内心对读者总有一种歉疚感。但两书出版后很快得到了许多读者的青睐，出版不到2年时间，截至本书完稿时，两书已是6次印刷。并且有许多读者纷纷来电或发微信咨询还有没有新的董氏针灸书籍要出版，均言两书非常易懂而实用，这算是读者对我的一份鼓励，由此略微平抚了内心歉疚感。许多读者一直催促新的董氏针灸书籍问世，我的学生也一直很强烈地要求写一本较为全面的董氏针灸书籍，建议包括穴位的定位、治疗功效、针刺手法、董氏针法、临床治疗等较全面的书籍，以便于全面学习，同时有几家出版社也来电咨询有没有关于新的董氏针灸写作打算。这种情况下，促使我又开始了董氏针灸方面书籍的再次写作。本书的写作宗旨是根据读者的要求而写，首先完善了董氏针灸的相关理论。董氏针灸非一方一法，一穴一术，而是自成体系的针灸流派，因此董氏针灸有较为完善的针灸体系理论，这是董氏针灸长盛不衰，能够得以传承并风靡全球的原因。而在过去董氏针灸传承中，多从穴位而论，而忽视了其系统理论的发展，这样董氏针灸的发展之路就会越走越窄，失去生命力，所以更为迫切的是要完善董氏针灸之相关理论，成为一个系统体系，这是发展董氏针灸必由之路。在这一方面，杨维杰医师对此贡献应为最大，首先将董氏针灸冠以系统理论，提出了许多新的学说，完善了董氏针灸的发展，可谓董氏针灸第一人。我的董氏针灸就是杨维杰医师之思想的传承发展，因此本书首先从完善系统理论着手开始了本书的写作。第二个方面，则是根据董氏针灸各家临床学说结合我的临床经验，从不同的角度理解穴位、分析用穴，将董师所著的《董氏正经奇穴学》中所有的穴位根据临床实际运用经验全面剖析，有重点地分析讨论穴位的具体运用，重点穴位重点分析，不常用的穴位仅作简单说明。并提出了许多新的相关理论和穴位新的运用经验，另对董氏针灸近几年新发现并得到一致肯定的新穴也列在了本书中，作为补充穴位一并解析，去伪存真，取其精华，以便学习董氏针灸者少走弯路。最后根据我长期临床实践，结合国内外已出版或发表而具有代表性的董氏针灸书籍及相关资料汇编为本书，在此向这些为董氏针灸做出贡献的各位前辈、各位老师致以诚挚的感谢，各家学说、各家临床经验的不断问世极大丰富了董氏针灸的内容，使董氏针灸日趋完善、不断发展。

　　本书写作是根据我多年临床实践，并结合董氏针灸各家学说之心得编写而成。在编写中，始终本着简明而实用的思想，力求具有实用性、科学性、真实性、系统性、全面性、通俗性。总之，以通俗易懂的语言、实际可靠的临床经验，广纳各家学说，尽可能将董氏针灸之特色展现出来，使之形成较为完善的可靠理论，并将合理有效的针刺方法进一步完善发展，从而将董氏针灸发扬光大，这是我写作本书的初衷也是我的心愿。所以在写作过程中，无论酷暑严寒，不管工作多么繁忙，亦从未敢有半点懈怠，几近废寝忘食，通宵达旦，这是董氏针灸魅力之所在，更是对中医之敬畏所在！故想以刻苦之志、一丝不苟之精神弥补学识之缺陷。更重要的是借此书抛砖引玉，唤起更多的董氏针灸同道挖掘及发扬董氏针灸，使董氏针灸弘扬于天下，为人类尽善尽美地服务。

　　因学识之不足，故谬误、不足之处在所难免，还望各位老师及同道们不吝赐教，在此不胜感激。

杨朝义

丁酉年戊辰

目 录

总 论

董氏针灸常用穴位

董氏针灸治疗局部痛证

董氏针灸治疗常见病

第六章 外科病证 / 314

第七章 其他病证 / 317

附 录 / 321

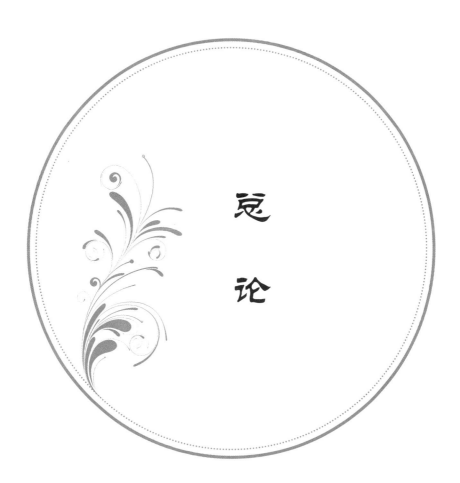

总论

第一节　董氏针灸取穴思想

一、董氏奇穴穴位分布

传统针灸是以经络而存在贯穿于穴位中，穴位离不开经络，而董氏针灸有别于传统针灸，自成一派的独特针灸体系，以部位而定穴，全身有 700 余穴，分别散布于手、臂、足、腿、耳及头面等处，虽然不如十二经脉之循环不断，相接无端，但也广泛分布于全身，规律而简单，易于定穴，如同经脉一样，也有十二个部位可分，分别是：一一部位手指部，二二部位手掌部，三三部位小臂部，四四部位大臂部，五五部位足趾部，六六部位足掌部，七七部位小腿部，八八部位大腿部，九九部位耳朵部，十十部位头面部，十一部位后背部，十二部位前胸部。

董氏针灸以部位定穴，这样便于理解和学习，对针灸初学者来说更易于接受，有利于针灸的大力推广。虽然董氏针灸是以部位定穴，但董氏针灸和传统针灸之间有着密切的渊源，因为董氏针灸很多穴位的取用原理是根据传统针灸经络的关系为基础，所以学习董氏针灸最好要有传统针灸理论基础，如果有了深厚的传统针灸理论做铺垫，那么很快能学好用好董氏针灸。

董氏针灸的穴位多在筋骨、肌肉之间边缘而设，针刺时多紧贴骨缘、肌腱，有骨贴骨，有筋贴筋，这是董氏针灸设穴的一大特点，所以明确了这一点，董氏针灸定穴就容易了，如手指部位所有穴位均紧贴指骨骨缘进针即可。

二、董氏针灸穴位命名

孙思邈在《千金翼方》曰："凡诸孔穴，名不徒设，皆有深意。"确实言之有理，在传统腧穴中各个穴名都各有其含义，有关腧穴命名含义的解释在古代文献中多有记载，对穴名的理解有助于腧穴部位的记忆和功能的掌握。

古人对腧穴的命名，取义十分广泛，可谓上察天文，下观地理，中通人事，远取诸物，进取诸身，正如高式国老先生在所著的《针灸穴名解》中所言道："其命名，或因在处，获取其事功，或喻之以物象等等不一。用二三字义，表明其体用性能，而定其名称。非信口偶然者也。若云必表而出之，虽圣人有所不能。"古人可谓用心良苦。

董氏奇穴的命名如同传统腧穴一样，每个穴位的命名也有其含义，理解了穴名含义对临床具体用穴有重要的指导作用，并且便于临床记忆。

（一）根据部位而命名

根据穴位所处的部位而命名，这样的穴位命名有助于临床记忆，非常直观，如正会、正筋、灵骨、肩中、侧三里、四花中、四花外、耳环等，均是根据穴位所处的位置而命名，通过穴位名称可以有效地记忆穴位所在的部位。

（二）根据其功用而命名

1. 以五行而命名

如土水、水金、木穴、火膝、火山、火陵、火主、木枝、木火、木斗、木留、木耳、火耳、土耳、金耳、水耳等，皆以五行来命名，通过相关五行言明了穴位所作用的脏腑。如土水，从穴名来看，作用于脾、肾二脏，其功用也确实如此，本穴主治久年之胃病，久年之胃病多因肝脾不调、脾肾俱虚所致。本穴具有脾肾同调的作用，故能对此发挥应有的效能；再如水金穴，从穴名可知，本穴作用于肺肾二脏，尤其适宜于肾不纳气之虚喘患者，取此穴有滋水、补子以实母之效，凡是病关乎二脏者，均可取用。其他各相关穴位依然是具备相同之含义，以木命名者作用于肝，以火命名者作用于心，以此类推均有此意。

2. 以藏象理论而命名

藏象学说是中医基本理论内容之一。"藏"，是指藏于体内的内脏，包括五脏六腑和奇恒之腑（脑、髓、骨、脉、胆、女子胞）。由于五脏是所有内脏的中心，故"藏"之所指，实际上是以五脏为中心的五个生理病理系统。"象"，是这五个生理病理系统的外在现象和比像。其含义有二：一是指表现于外的生理病理征象，如肝病者，两胁下痛引少腹，令人善怒等；二是指内在以五脏为中心的五个生理病理系统与外在自然环境的事物与现象类比所获得的比象，如心气通于夏，"南方赤色，入同于心"等。在董氏针灸穴位命名中有一部分穴位就是以这个理论而取名，如天黄穴、明黄穴、其黄穴、眼黄穴、火菊穴、水晶穴、制污穴等。

3. 以主治功能而命名

这一类穴位直接以治疗作用而命名，能够非常清晰的明确穴位功用，如妇科穴、脾肿穴、肝门穴、肠门穴、心门穴、失音穴、感冒一穴、感冒二穴、通肾穴、通胃穴、肾关穴等一系列穴位。比如妇科穴，就是以治疗妇科病为用，失音穴就治疗失语性疾病，脾肿穴就治疗脾脏肿大，肝门穴作用于肝脏，这些穴位均以此类推，从穴位之名称就能知道其治疗作用，这种命名较为直接，易于理解便于记忆。

4. 以部位与功用相结合的方式取名

如手解穴，一是指明了穴位的部位在手指上，二是说明了其功效，有解针刺后不良现象的作用；指肾穴，言明了穴位在手指上，其功用作用于肾，也是典型的部位与功用相结合的取名方式，此命名不但明确了穴位所处的部位，而且还明确了作用功效，这种定名更有助于临床学习，非常便于理解记忆。

（三）根据数字而命名

如三重、三江、三金、七星、七里、双河、五岭、九猴等，均是以数字来而定名，这些数字之命名也有较强的理论性，一般是说明了一个穴位是有几个穴点组成，或是有几条穴线组成。

董氏针灸穴名的取用皆有一定的意义，在学习的时候，应当明确各穴位名称之来意，了解穴位的命名，易于了解穴性和其功效，有助于记忆和临床运用。

三、董氏针灸穴位之取用原理

（一）暗影及青筋在董氏针灸中的运用

这种取穴法是既独具特色又是行之有效的方法，其取穴原理是根据"有诸内，必形诸外"的特性而发挥运用。当人体有疾病时，往往会在身体某一个部位出现外在变化，有暗影、青筋出现。青筋就是怒张的经脉，其形状特别明显，颜色特别的紫蓝，也称之为瘀络。多见于肘、腘窝、膝、小腿外侧、手及足部位。董师认为，久年之疾、顽症痼疾多有相关反应，所以在临床时应该注重察络的运用，若能及时正确地处理，顽症痼疾可愈在顷刻之间。

董师在长期的临床实践中对此总结出了一定的规律和经验，有些疾病之反应点会在一定的部位出现，有些穴位因此而被发现，如重子、重仙穴治疗肩背痛的运用，当肩背痛时，常会在这一部位出现暗影及青筋表现，若肩背痛患者，在这一部位出现了相关反应，就此针之，必有针到立效作用；如慢性咳喘患者常会在口角周围出现暗影变化，若咳喘患者在这一部位出现相应变化，针之也有立效之功，在这一部位就是董师所定的水金、水通穴；再如五虎穴治疗各相对应部位的疼痛；大间、小间治疗疝气；木火治疗半身不遂；小节穴治疗踝关节疼痛等，均是这一理论的具体运用。

董氏针法在诊断疾病时非常讲究掌诊的运用，其掌诊运用也是这一理论的具体体现。五脏六腑有疾病时，会在手掌部的相关部位出现相应变化，董氏掌诊根据这一实际临床变化，将手掌各部位与脏腑相应对，按照人体心、肝、脾、肺、肾五大系统，依据掌诊分区的形色异常，将其辨证结果归类，然后再据此选穴施治，这为董氏针灸之经典运用。如坐骨神经痛可有多种病因导致，临证必须明确，方能正确用穴，若患者在掌上肺区出现了掌诊变化，即可诊断为肺虚，而灵骨穴、大白穴有肺神经通过，具有很强的补肺气作用，所以就选用两穴治疗获得显著的疗效。

（二）全息理论观取穴运用

《易经》中言："一物从来有一身，一身自有一乾坤。"强调了整体性观念，这说明一个物体再小，都有阴阳的存在，"物物具有一太极"。就人身而言，任何一个部位都能代表着整体，全息理论认为人体处处皆为人之缩影。最早的相关理论见于第二掌骨侧的临床运用，张颖清于1973年确定了第二掌骨之全息理论，第二掌骨侧是人体的一个缩影，可分为头、颈、上肢、肺、肝、胃、腰、足，当身体的某一个部位有病时，就可以在第二掌骨侧的对应位置出现压痛。同理，在其他手指及身体各个部分也有与第二掌骨侧相同对应分布规律。这就是中医天人合一学说，认为每一个局部均与全体相关，每一个局部均能反应全体，也皆能治疗全体，所以才有了现代的头针、面针、舌针、眼针、耳针、腹针、脐针、掌针、足针等多种局部针法的发明。也正是这种全息论的推广运用，使得今天的针灸更加灿烂。而董氏针灸是全息理论更早的实用者，董氏针灸中处处皆包含着全息理论的具体运用原理。

董氏针灸在穴位取穴方面就包含着多层次的全息理论运用，董氏针灸的穴位分布于人身十二个部位，任何一个部位穴位皆能独立治疗全身疾病，这完全符合了人体处处皆为人之缩影的设穴思想，在人身整体中任何一个独立部分，都缩影着整体的信息，诸多特效奇穴的创立，均与此原理相关，如同传统的第二掌骨全息理论的临床运用。如董氏针灸的水通、水金穴作用于肺肾，这是因为此部位全息倒像之肺及气管所在处，其全息正像则为下焦之肾脏所在，亦故以"肺""金"而命名。并且同类性质作用的穴位在人身不同部位有其分布，如手指上有指五金、手掌部有手五金、在下肢有足五金；如手指有指驷马、下肢有足驷马，这也是全息理论取穴一个具体体现。

董氏针灸与传统针灸在定穴方面有极大的不同点，传统针灸所有的经穴均为一点一穴，而董氏针灸穴位多为组穴而存在，一个穴位是有两个或三个点组成，凡董氏针灸的重点穴位均为这一特性，如妇科穴、三其穴、上三黄穴、足驷马穴、足三重穴等，这一点完全不同于传统针灸，在董氏针灸中这种两针或三针并列的方式组穴，被称为倒马针法，这种取穴就是凭借全息的作用，全体互应的结果。有上针治上焦、中针治中焦、下针治下焦的作用。当某些全身性疾病，尤其慢性病，牵涉多脏腑的时候，运用这种倒马组穴就有很好的功效。这种组穴就会自然蕴含着全息的意味，整体合用，全体照应，故作用强大，是深层次全息理论的具体运用。

（三）体应针法取穴运用

《灵枢·终始》中言："手曲而不伸者，其病在筋，伸而不曲者，其病在骨，在骨守骨，在筋守筋。"后在《行针总要歌》中更有明确的记载："人身寸寸皆是穴，但开筋骨莫狐疑，有筋有骨傍针去，无骨无筋须透之。"在这里已经明确的提及贴骨贴筋取穴法之用。但是在传统针灸取穴中对此没有形成更完善的理论，在临床没有被得到有效推广。而董氏针灸中对此运用非常成熟，发挥尽致，形成了系统性理论，并在临床得到了推广。

体应针法的操作要点就是：以骨治骨，以筋治筋，以脉治脉，以肉治肉。

1. 以骨治骨

以骨治骨法的运用，相当于古法之刺骨法。在《刺齐论》中有"刺骨无伤筋"之用。以骨治骨的操作要点是紧贴骨头边缘或是抵骨头进针。这种操作方法早在《黄帝内经》中就有相关记载："输刺者，直入直出，深内至骨，以取骨痹。""短刺者，刺骨痹，稍摇而深之，致针骨所，以上下摩骨也。"在现代医学中也有"骨膜传导作用"，针刺抵骨或贴骨，透骨膜传导，治疗骨病。由此说明这种针法不仅符合中医理论也符合现代医学的理论。董氏针灸强调能贴骨就尽量贴骨，如一一部位的穴位，几乎均是贴骨进针，再如董氏针灸穴位之灵骨穴、大白穴定位，均紧贴骨缘，再如中九里、四花中穴均是治疗骨病的要穴，在针刺时必须紧贴骨缘或抵达骨面。这种针法具有很强的实效性，在临床运用甚广，是体应针法中用之最广的一种方法。

2. 以筋治筋

以筋治筋法相当于古法中之刺筋法。早在《黄帝内经》中也有相关记载："关刺者，有刺左右尽筋上，以取筋痹，慎无出血。""恢刺者，直刺傍之，举之前后，恢筋急，以治筋痹也。"也就说以筋治筋法类似于古法中的关刺与恢刺法。以筋治筋的操作要点是直接刺在筋上，或是贴筋进针。董氏针灸非常重视这一理论的运用，某些穴位的设置就是以这种思想而设穴，如正筋、正宗穴以治疗筋病。正如《灵枢·终始》言："手曲而不伸，其病在筋……在筋守筋。"

3. 以肉治肉

以肉治肉相当于古法中的刺肉法。这种刺法相当于古法中的浮刺、分刺、合谷刺等不同刺法，在《刺齐论》中言"刺肉无伤筋……刺肉无脉者，至脉而去，不及肉也。"言明了针刺的深度，如果治疗肌肉的问题，就要针刺到肌肉，所以董氏针灸非常强调针刺深度不同，治疗功效迥然不同，这是董氏针灸非常重视的一个方面。再者根据此原理选择肌肉丰厚部位来治疗肌肉方面的疾病会有突出疗效，如足驷马穴处于大腿肌肉丰厚处，故可以用来治疗肌肉方面的疾病，尤其是肌肉之萎缩，疗效突出；再如上臂三角肌处肌肉也丰厚，所以也经常用这一部位穴位治疗肌肉的病。

4. 以脉治脉

以脉治脉相当于古法之刺脉法。《刺齐论》中言："刺脉无伤皮。"这种刺法的操作要点是紧贴着血管而进针治疗血管病。例如用人宗、地宗能调节血液循环，可用于治疗心脏病及血管硬化等疾病。传统针灸太渊穴定为八会穴之脉会，用于治疗血管疾病，这一理论运用就是以脉治脉的具体体现。

体应针法在董氏针灸中形成了系统性理论，在取穴中运用独到，强调穴位以贴筋、贴骨、贴脉而治，掌握这一取穴原则，则能明确董氏针灸取穴之内涵，达到灵活取穴用穴之目的。

（四）对应取穴法在董氏针灸的运用

《灵枢·官针》记载："巨刺者，左取右，右取左。"《素问·缪刺论》曰："盖左病刺右，右病刺左，交错其处，故名缪刺。"指出了一种远端取穴的操作方法，两种方法均是左病刺右、右病刺左、左右交叉取穴施治方法。这是因为经络气血内外左右相倾移，有病时或左盛右虚，或右盛左虚；经与络之间又会有经盛络虚或经虚络盛。采用交叉取穴是为了调整左右气血的偏盛偏衰。这种针法均源于《黄帝内经》中，是针灸学中的重要针刺法。在《标幽赋》又言："交经缪刺，左有病而右畔取；泻络远针，头有病而脚上针。"所以两种刺法后来演变为远端取穴的一种针刺法。董氏针灸在取穴方面非常重视这一方面的运用原理，一般不在病变局部用穴，而远离病患处取穴，现代临床就常用这种对应取穴方法，这种取穴具有取穴少、疗效高、见效快、安全而并易于操作的优势特点。

在董氏针灸中常用的对应取穴法有以下九种方法，对此详细述之。

1. 等高对应取穴

这一取穴方法主要根据经络具有对称性的原理而用，经脉左右相同，因此左有病针右侧的穴位，右边有病而用左侧部位的穴位来治疗，如左侧肩痛，可针刺右边的肩中穴，同理右侧肩痛就针左肩中穴。在传统针灸中经常以此原理来取穴，如左肘关节痛针右侧的曲池，右侧的肘关节部位痛针左曲池，也就是一侧的某个部位有病，就可以针对侧的对应部位，这种取穴法最常用于痛证的治疗，是对应取穴法中最为简单最基本也最为常用的一种有效方法。这种取穴原理早在古代医学中记载非常详细全面，在《黄帝内经》中被称为"缪刺法"或"巨刺法"，如《素问·调经论》云："病在于左，而右脉病者，巨刺之。""身形有痛，九候莫病，则缪刺之。"《灵枢·官针》曰："八曰巨刺，巨刺者，左取右，右取左。"《素问·缪刺论》云："夫邪客于大络者，左注右，右注左，上下左右与经相干，而布于四末，其气无常处，不入于经俞，命曰缪刺。"

2. 手足顺对

这一对应方法就是将上肢与下肢顺向并列，以肘对膝为中心对应点，可有下列部位对应：即肩对髋、上臂对大腿、肘对膝、下臂对小腿、手对脚相互之对应。如当某一个部位有病，就可以在其对应的部位用针，当膝痛的时候，就可以选择其相对应部位的肘关节处穴位来用之。董氏针灸在这一对应取穴具体运用有很多，如髋关节部位疼痛，就可以在肩中穴取穴治疗；脚踝痛时，常在小节穴上施针获得显著疗效。这些穴位的临床取用，均有手足顺对的用穴原理在其中。

3. 手足逆对

这一对应方法是将上肢与下肢呈逆向排列，将会出现以下的相互对应：即肩与足、上臂与小腿、肘与膝、小臂与大腿、手与髋关节之相互对应。董氏针灸在这一对应取穴具体运用也有很多，如足踝部有病可取肩部穴位治疗，反之肩部有病可取足部的穴位来治疗。大腿有病可取下臂穴位治疗，反之下臂有病可取大腿的穴位治疗。如用灵骨、腕顺一、二等手部穴位治疗大腿部位的疼痛，皆有显著的疗效。这些取穴的运用均包含着手足逆对的运用原理在其中。

4. 手躯顺对

人身不仅有上下肢的对应关系，更重要的是与躯干的对应关系，将上肢自然下垂与躯干呈顺向并列对置，则会出现以下对应关系：上臂与胸脘及背部对应，肘对腰，下臂与下腹及腰骶对应，手与阴部对应。在临床可以取其相对应的部位施以治疗，董氏针灸在这一对应中也有具体运用，如用五间穴治疗生殖系统疾病，妇科、还巢治疗妇科疾病均有其中的含义。

5. 手躯逆对

这一对应法就是将上肢与躯干呈逆向并列的对应关系，可有以下相对应的关系：即手对头，手腕对颈项，前臂与胸脘及背部对应，肘对腰，上臂对下腹及腰骶，肩对阴部。临床可取其相对应的部位施以治疗，董氏针灸在这一对应中有以下具体运用，如胸脘部位有病可取前臂的穴位治疗，用小臂部位的火串、火陵治疗心悸、胸闷等胸部疾病，反之前臂有病可取用胸脘部位的穴位治疗。如董氏针灸穴位肩部的天宗、云白等穴治疗妇科病、生殖病，就是这一理论的运用。

6. 足躯顺对

不仅上肢与躯干有对应关系，下肢与躯干也有一定对应关系，将下肢与躯干顺向并列对应，就有以下的对应关系：即大腿与胸脘及背的对应，膝与腰，小腿与下腹及腰骶，足与阴部对应。临床可取其相对应的部位施以治疗，董氏针灸在这一对应具体运用也有很多实例，如胸脘部有病可取其大腿部位的穴位来治疗，董氏针灸穴位之足驷马能治疗肺病就与此相关，阴部有病取足部的穴位治疗。如董氏针灸穴中的木妇、火硬、火主治疗妇科疾病，就有其中的相关理论。

7. 足躯逆对

有手躯逆对，也有足躯逆对，足躯逆对就是将下肢与躯干部呈逆向排列，可有下列对应关系：即足对头、踝与颈项部、小腿与胸脘与背对应、膝与脐及腰对应、大腿与下腹及腰骶部对应，临床可取其相对应的部位施以治疗，董氏针灸也有这一对应具体运用，如用正筋、正宗治疗颈项部疾病就是这一对应法的具体运用。

8. 头骶对应

这是将头面部与尾骶形成的一种对应关系，董氏针灸也有这一对应具体运用，例如董氏针灸穴中的冲霄穴治疗头痛，传统针灸中长强治疗癫痫病等，就是这一方法的具体运用。

9. 头足对应

这一对应就是传统针灸所言的头有病而脚上针的具体运用，如歌赋中的"腿脚有疾风府寻"也是这一其用原理，指的人体最高之头部与人体最低处足的对应，最典型的当是头顶之百会与脚底之涌泉形成对应关系，董氏针灸在这一对应具体运用也有实例，如董氏针灸穴中的上瘤穴治疗头部疾病也就是以此相关运用。

上述对应取穴法在临床应灵活合理地运用，临床中应以同名经关节部位对应关系用之最多、功效最确切，在临床具体运用时最主要的要抓住这一点，是获取疗效的关键。当非关节部位对应取穴时，应结合其他相关理论，一般不应以孤立的对应取穴思维选穴，若是一味地运用对应取穴法，往往收效不佳，所以在运用对应取穴法时应全方位地考虑选穴原则，才是获得疗效的保障。如用正筋、正宗治疗颈项部疾病，这一取穴的运用主要是根据足躯逆对选穴，但这又不是唯一的选穴理论，又因其二穴处于筋上，根据以筋治筋的原理，所以可治疗筋病；其二穴从穴位所在的位置来看，处于足太阳经脉上，颈项部也为足太阳所行，所用还有经络所行之理，故用此二穴治疗颈项部疾病疗效甚佳。再如传统针灸中之长强穴治疗癫狂痫，这一取穴的运用主要是根据头骶对应取穴思想，但非唯一理由，因长强穴是督脉之穴，督脉入脑，有镇静安神作用，由此发挥了治疗本病的功效。有时这种对应运用也可不用直接取固定穴，可以在对应的部位找反应点，在临床中，可以根据病变部位之对应部位找敏感反应点，以此方法用之，往往可获得显著的疗效，特别对某些痛证或束手无策的疾病可有意想不到的疗效。如在小臂某一部位出现疼痛，可以在小腿部位按压寻找反应点，若在小腿部位找到其反应点，就此针之，就可以获得显著疗效。如笔者曾治一名患者，因整个上肢麻木，从西医学检查尚不能确定原因，曾于多家医疗机构运用多种方法治疗1年余而不能解决，而来就诊，笔者就此以对应取穴的方法在髋关节、膝关节及踝关节3个部位各针刺1针，1次而获显效，5次治疗症状全部消失。这样的例子不胜枚举，以举其例，领会其内涵。只有掌握其内涵，才能融会贯通，以此原理灵活应用更能挥洒自如。

第二节　董氏针灸之针法

自古有"扎针不灵，补泻不明"之说，这说明补泻之用非常重要，这一说法确有其理，这也和用药一样，病重药轻，病轻药重，不及与太过都是错误的。传统针灸中极为重视补泻手法，这是获效的关键，这对针灸初学者来说最难掌握，也是最头痛的事。但补泻手法目前还尚不统一，历代补泻手法各有不同，名目繁多，据不完全统计，历代针灸补泻手法多达四十余种，这些手法难以掌握，所以对针灸的临床使用增加了难度。董师根据董氏针灸取穴思想研究创出了一套平补平泻的特殊针法，简单实用，操作非常简单明了，既减轻了患者之痛苦，从而减少了晕针的情况，更重要的是提高了临床疗效。这一套实用之针法被称为董氏针灸针法。

董氏针灸普及广、传播快、作用强、疗效高的一个重要原因就是有其独到的针法。董氏针法具有易学、易操作的特点，无须复杂的补泻手法，即可达到应有的疗效。若能正确地运用这些针法，则能立起沉疴，不但对常见病有确切的疗效，而且对久治不愈的顽症痼疾依然有针下立效之功。董氏针法别具一格，自成一派，具有鲜明独特的理论体系，具有生机勃勃的活力，成为针灸之林的一朵奇葩。这些针法不但在董氏针灸中有重要的作用，而且在传统针灸中也具有确切的疗效，在传统针灸中也被广泛运用，因此董氏针法在针灸临床中已成为时下特效新针法。

董氏针法主要有4种，分别是：动气针法、倒马针法、牵引针法、刺血针法。

一、动气针法

动气针法是董氏针灸针法中应用最广的一种针法，此针法不仅是董氏针灸中的重要针法，而且也是目前传统针灸中的一种重要手法。这一针法由杨维杰医师于1975年在《针灸经纬》一书中最早提出，并得到了董师之认可，一直沿用至今。在传统针灸中对这一针法也给予了肯定，较早的被运用到临床中，早在1985年山西科学技术出版社出版的吕景山《针灸对穴临床经验集》已引用了本疗法，自此之后，在临床逐渐被广泛运用，成为时下非常重要的针刺针法。特别是在一针疗法中治疗各种痛证，更为广用，一针疗法若离开了动气针法（在传统针灸中，这一针法又被称为运动针法），其疗效则会大大地降低，甚至没有疗效。目前一些新发展的针法，如平衡针法、浮针疗法、手诊疗法、对应取穴等，均需配合这一针法，否则难以彰显其效。

那么什么是动气针法呢？动气针法就是针刺得气后，立动患处牵引其气的一种操作针法，动引其气之意，就是在某个穴位进针得气后，边行针边令患者活动患处的方法，使病痛立即缓解，表示所选之穴已发挥应有效能。动气针法的具体操作如下。

（1）首先决定针刺穴位。

（2）针刺得气后，一边行针（捻转或提插），一边嘱患者配合活动患处。根据患者实际疗效决定留针还是出针，当病痛完全消失了即可出针；当病痛未完全好转，或病情严重及病程时间较长的患者，根据情况决定留针时间，在留针期间内必须行针数次以提气，并让患者同时配合患处的活动。

（3）动气针法不仅仅适用于肢体的痛证，而且可适用于全身各类疾病中。当病患处于难以活动的部位，如在胸腹、鼻子、眼睛、耳朵等特殊部位，可采用特殊的动气针法。当病在胸腹部时，针刺后让患者用力深呼吸的方法以行动气针法；当病在鼻子时，针刺后让患者用鼻子喘气的方法以行动气针法；当病在眼睛时，针刺后让患者用力睁闭眼的动作以行动气针法；当病在耳朵时，针刺后让患者用力鼓耳的方法以行动气针法；就是某些神志的病证，让患者配合意念引导法而发挥特殊的动气疗法，犹如气功的意念，这是治神的运用，中医非常强调治神的作用，尤其是针灸中更注重安神、调神、养神法的运用，当患者神志专注于患处时，有牵引其气的功效，穴位的治疗作用就会向患处集中，所以效果强大。

可见，动气针法具有广泛的实效性，这一针法简单而实用，作用强大，故是提高针刺疗法的一种有效手段。但用好这一疗法必须注意具体的操作方法，以下几点是用好本疗法的关键点，必须有效掌握。

（1）针刺的穴位尽量不能选在患处（特殊部位除外），否则难以进行活动，一般多为远端健侧选穴。

（2）嘱患者配合活动时，先从小幅度的动作逐渐开始，由轻到重，逐渐加大力度，不可突然用暴力。

（3）运用动气针法一定取穴要少，如果选穴过多，反而不利于疗效的发挥，穴位越少越好，尤其是一针疗法作用更佳。

（4）动气针法能够即时观察取穴作用的好坏，当针刺得气后，运用动气针法，一般就可发挥出有效的作用，若症状改善或消失，说明选穴正确，如果经患处的活动感觉治疗效果不佳或没有疗效，说明处方不对或取穴不准确，需要重新思考辨证选穴。

二、倒马针法

倒马针法是董氏针灸的特色针法，也是董氏针灸经典内容之一，有异于传统针灸，具有鲜明的特点和特色。

那么什么是倒马针法呢？倒马针法即利用两针或三针并列的方式（临近的两针或三针相并列针刺），以加强疗效的一种特殊针法。这种倒马针法的运用，较之散列的多针效果强大，具有联合、协同、强化效应，是提高针刺疗效的有效方法。二针联用被称为小倒马针，如灵骨穴与大白穴的连用、腕顺一穴与腕顺二穴、中白穴与下白穴等相互连用，均为小倒马针法；三针并用为大倒马针，是董氏针灸的特色之一，在临床广用，董氏针灸重要穴位均为三针并用的大倒马针，这是董氏针灸突出的特点之一。如三其穴（其门、其角、其正）、上三黄穴（明黄、天黄、其黄）、足三重穴（一重、二重、三重）、足驷马穴（驷马中、驷马上、驷马下）等，均是董氏针灸之要穴，作用非常广泛，功效非常强大，是独具特色的理论之一，若能掌握其内涵，在临床能够灵活的运用这一针法，则大病、重病顽疾往往能霍然而愈，有立起沉疴之效。倒马针法具体操作如下。

（1）首先选定某一穴位（如灵骨穴）。

（2）然后取同经临近穴位（或同一部位，董氏针灸是按部而言）再刺一针（如大白），这样就形成了所谓的倒马针法。在董氏针灸中，这种取穴多已完全搭配成组穴，如上面所列举的各倒马穴组，在学习时明确各穴组的功效即可。

（3）在倒马针法的基础上可用补泻法（传统针灸补泻手法），也可以与动气针法配合运用，以提高疗效。

这种倒马针法而较之散列的多针效果好，功效确实疗效强大，尤其是三针并用，是全息法的一个具体体现，则是天、地、人三针，上针代表上焦、中针代表中焦、下针代表下焦，所以三针并用是董氏针灸的真正倒马针法。

临床两针或三针并用，其作用功效并不是单单每穴作用功效的相加，其作用功效远远大于两穴相加的功效，就是一加一大于二的情况，两穴或三穴倒马的运用，可使局部治疗范围扩大，而且发挥持续性的作用增强，有相辅相成、相得益彰的功效，所以这种倒马针法具有强大确实的作用功效。在临床使用时要注意，一般多数穴位不需要两边同取，多为健侧取穴，有时也不是一穴组3个穴点或2个穴点都必须取用，临床根据患者实际需求，若没有必要同取的时候就尽量少取，以减少患者针刺痛苦。如通关、通山、通天治疗高血压、心脏病，有时仅取一穴或两穴即可，再如下三皇，也不一定三穴同取。

三、牵引针法

牵引针法也为董氏针灸的特色内容之一，这一理论是由著名董氏传人杨维杰医师根据董师的传承与自己长期实践经验而提出，经过临床实际运用，确具取穴少、疗效高、作用强、操作简单之优势，是临床值得推广的一种实效针法。

那么什么是牵引针法呢？牵引针法就是在病患处两端选穴相互牵引之意。牵引针法具体操作如下。

（1）一般先于健侧远端取穴为治疗针。如右侧的太阳经型坐骨神经痛，先取左侧的腕顺一穴为治疗针。

（2）再于患侧远端选取相关穴位为牵引针。如上所举患者，再在患侧取一相关穴位。

（3）当两针针刺得气后，再在两端同时捻针，或让患者配合动气针法，使两针相互感应，这样病患部位在两穴之间，彼此两穴相互牵引，其气相通，病痛自然会迅速而解。

（4）当收效后根据患者情况决定出针还是留针，当留针时，中间仍同时捻针相互牵引，动引其气，发挥其作用。

这种针法仍然是一种简单有效的好方法，在临床中具有很强的实效性。如左侧的肘痛，取右侧的犊鼻穴为治疗针，再取患侧的灵骨为牵引针；再如一侧少阳经型坐骨神经痛，先取用健侧的中白、下白，再取患侧的足临泣为牵引针，有很好的实效功能。这种牵引针法具有疏导（上有病而下取之）和平衡（左有病而右取之）的作用。这种取穴是以远端对侧与患侧远端相结合的方法而用，具有相互牵引之意，这样痛点一定会在所用两穴位之间，两穴相引，必然经过痛点，起到了强有力的疏通作用。这个健侧的治疗针相当于推车之人，这个患侧的牵引针就如同这个推车之拉车人，两人具有同心协力，劲往一处用的功效，所以作用强大，效力专一。

牵引针法不仅仅用于肢端与远处选穴，也可用于头面部病的治疗，如耳鸣、耳聋，常选用听宫、听会做牵引针；如鼻炎时，常选用迎香为牵引针；牙痛时选用颊车或下关为牵引针等，这也是一种特殊的牵引针法。如能理解其内涵，则可运用挥洒自如。

在临床中经常三种针法共同运用，这样疗效更加满意，如一个太阳经型坐骨神经痛的患者，先取其健侧的腕顺一穴及腕顺二穴（倒马针法的运用），当得气后，边行针便让患者活动患肢（动气针法的运用），然后再在患侧加用牵引针束骨（牵引针法的运用），再将腕顺一、腕顺二穴和束骨穴同时行针，以牵引其气，这就是三种针法相互同用的情况，这在临床非常广用，并是董氏针灸核心经典内容之一。

四、刺血针法

刺血针法自古有之，并非董氏针灸所独有，但董氏针灸所用有别于传统刺血疗法，运用独到，对此多有发挥，实乃董氏针法之绝妙处，为当今刺血疗法的普及与推广起到了重要作用，以将濒临灭绝的刺血疗法挽救而回，这要深深感谢董师及为董氏针灸传承做出贡献的所有同道，以使这一简单实用奇效之法又有了新生命力。

刺血疗法早在汉书帛书《足臂十一脉灸经》和《阴阳十一脉灸经》成书时，刺血疗法已有运用。《黄帝内经》一书的问世标志着刺血疗法理论体系已基本形成。《黄帝内经》全书 162 篇，论及刺血疗法的就有 40 多篇，可见刺血疗法在当时已广为运用。随着临床的普及运用，其理论不断完善，运用逐渐拓宽。但由于多方面因素影响，刺血疗法在近代临床运用逐渐减少，这一古老、独特、优异的方法受到了冷落，用之减少，甚至到了濒临失传的地步。因董氏针灸在临床的推广普及，使这一沉埋已久的优势疗法重现昔日之生机，可喜可贺。董氏刺血针法乃董氏针法之精妙处，董师在秉承家传绝学基础上，又广泛涉猎各家文献，厚积薄发，独出机杼，将董氏刺血针法运用得出神入化。使一些大病、重病顽疾而以刺血疗法立起沉疴，因此刺血针法是董氏针灸不可分割的重要内容，要想做好董氏针灸就一定要做好刺血疗法。

董氏针灸根据"久病必瘀""重病必瘀""痛证必瘀""难症必瘀""怪症必瘀"等相关理论用于临床，治疗各类疑难杂症，将刺血疗法和毫针疗法完美结合，达到了"邪有出路"和"气至病所"的祛邪与扶正目的。使恶血邪气尽去而立起沉疴痼疾。

董氏刺血针法有别于传统刺血疗法，董氏刺血针法有以下几个方面的特点。

（1）董氏针灸刺血针法强调的是辨证用穴。董氏刺血针法多以远离患处施针为主，如在头部太阳之刺血用以祛风活血；在耳背刺血用以泻热活血；在背部（阳之所在）刺血用以温阳活血；在委中刺血用以祛瘀活血；在四花中、外刺血用以化痰活血；在十二井刺血用以开窍活血。这些部位的取穴均是以辨证而用，并多离开患处，传统刺血主要以病患处刺血，这样的治疗多有一时之效，起不到治本的功效。董氏刺血针法甚合"泻络远针"之古义，取穴多远离病患处，这种取穴不但效果卓著，而且能有治本的作用，这是董氏刺血针法特点之一。

（2）董氏针灸刺血针法注重瘀络刺血。《针灸甲乙经》言："经脉者盛，坚横以赤，上下无常处，小者如针，大者如筋，刺而泻之万全。"言明了刺血的方法及重要性。

当有疾病时常于一定部位出现瘀络之反应，尤其是久病者，所以有"久病必瘀""瘀病必有瘀络"之说，久病者一般都会出现相关的瘀络。痛证更会出现瘀络之反应，这早在《黄帝内经》中有载："久痹不去身者，视其血络，尽出其血。"意思是说，如果痹证久治不愈，应该找其相关的瘀络，就其出现的瘀络点刺出血，络脉通了，疼痛也就自然好了。说得非常明确。我们学针灸的人都知道经络系统是由经脉和络脉所组成，病在经应调其经，病在络应调之络。经脉系统我们是看不到的，但是在临床中有时我们会看到一部分络脉，所看到的这些络脉就是所称的浮络，所刺的就是在人身某些部位而出现的浮络。浮络就是小的静脉，这些血管在没有病变时不甚显著，但当有某些病变时，就会出现，有的是红血丝，也有是发青的"青筋"，这些均为所刺之瘀络。董氏针法的这些刺血才真正符合《黄帝内经》刺络之要求，这些瘀络多见于肘中、腘窝中、耳背、四肢外侧及四肢末端。如在四花上及四花中瘀络刺血可治疗胃病、肠胃炎、肺病等；在委中至承山处瘀络刺血治疗痔疾有特效；中耳炎于外踝找瘀络刺血可有速效；口唇生疮在阴陵泉与血海部位找瘀络刺之则有奇效等，均为刺络的临床实际运用。所以用董氏针灸就要掌握瘀络刺血之用，这是董氏刺血针法要点之二。

（3）董氏针灸刺血针法注重胸背部的运用。传统针灸刺血较少选用胸背部位，而董氏针法却恰恰重视这两个部位刺血运用，董氏针灸在胸背部不用毫针，在这两个部位均以刺血运用，首先降低了针灸临床针刺风险性，便于针灸临床的普及。因为"背部薄似饼"，所以用毫针很易发生风险，以刺血为用既避免了风险，又提高了临床疗效，可见董师之针法高明。如用背部五岭穴刺血治疗高血压、手脚麻木、血管硬化、重感冒等；用背部三金穴刺血治疗顽固性膝盖痛；背部精枝穴刺血治疗小腿发胀及小腿痛；用胸部的喉蛾九穴治疗咽喉及甲状腺疾病；胸部的胃毛七穴刺血治疗羊毛痧、胃病及霍乱等。以上列举这些部位的刺血在传统针灸中较少用之，但在民间经常会见到相关之用，一些大病在这些相关部位刺血，往往则能立起沉疴，这说明董氏针灸来源于生活实践中，是董师经验之集结，这有别于传统刺血之法，乃是董氏针法之精髓，应当领悟，活学活用。

（4）董氏针灸刺血针法不苛求大量放血，以合理的刺血量为目的。现在临床刺血多走入了求出血量的误区，认为刺血量越多越好，一般患者刺血量都非常多，这种思想认识是完全错误的，过多的刺血会耗伤人体正气，董师在临床刺血量一般不会太多，应以合理为主，否则适得其反，一定根据患者实际病情决定刺血量之多少，而非片面地求出血量，这说明董氏针灸刺血非常合理科学。这一点在临床中务必重视。

（5）董氏针灸刺血针法有一定的规律性可循，便于临床掌握。董氏刺血部位可遍及全身，但是有一定的规律可循，董师根据临床经验以病变划分出某些特效刺血区，以脏腑系统和具体疾病确定病变部位，形成了较为固定的脏腑系统对应刺血部位，确定出了许多固定特效刺血区，如心肺区、肝胆区、肾区等，如小腿正前方为肝区、心区；解溪周围为胃区；足背为前头区；大腿下半部及小腿上半部正后方为后头区；小腿膝盖侧边为口齿区；小腿外侧边为肺区；外踝四周为耳区；足背外侧边及内侧边为偏头区；小腿内侧边为肾区及膀胱区等。这种脏腑固定对应部位刺血法的运用为董氏刺血所独有，临床运用既非常有效而且又方便，确为实用之法。另外，某些疾病也有特定的刺血部位，如伤口感染可在拇指背瘀络刺血；在足部然谷区瘀络刺血可治疗脑震荡；在掌缘后溪至腕骨区刺血可治疗荨麻疹；在舌下部相当于金津、玉液部位刺血，可治疗语言障碍性疾病等，这种刺血部位可遍及全身，临床应当注意对此观察及运用。

以上五点是董氏刺血针法独具特点，若能正确的运用于临床，则能立起沉疴。这正如临床所言"祛一分瘀血，存一分生机"。

董氏针法是构成董氏针灸的重要内容之一，每个针法均独具特色，虽然说奇穴有奇用，但是董氏针法也是不可忽视的重要环节，奇穴配特效针法，才达到了董氏针灸取穴少、疗效高的治疗效果。董氏针法具有易学、易操作的优势特点，无须复杂的补泻手法，即可达到效如桴鼓的治疗作用。这些针法不仅用于常见病，而且对于顽症痼疾也有非常好的疗效，若能正确地运用这些特殊针法，依然能使临床疑难之疾立起沉疴。

第三节 董氏针灸针刺特点

一、重视针刺深浅

针刺深浅是针灸针刺操作中非常重要的一个环节，针刺深度的不同在临床中至关重要，既关乎着临床疗效好坏，又对临床安全性起到直接作用，所以历代针灸临床对此极为重视。董氏针灸对此更为重视，不仅在临床操作中要严格规范操作，而且在许多穴位中即已明确提出了不同针刺深度主治不同，这是传统针灸所没有引起重视的一点，由此可见董师针刺之严谨，穴位运用之细腻。在董氏针灸中常提及针刺深浅不同主治有别的运用，例如大间穴、小间穴，大间穴正下 1 分为心脏分支神经，正下 2 分至 2.5 分则为大小肠神经；小间穴正下 1 分治心脏，2 至 2.5 分为肺分支神经；大白穴针 4 至 6 分深，治坐骨神经痛，用三棱针治小儿气喘、发高热及急性肺炎；人士穴针 5 分深治疗气喘、手掌及手指痛、肩臂痛、背痛，针深 1 寸治疗心脏病、心跳；地士穴针深 1 寸治疗气喘、感冒、头疼、肾亏，针深 1.5 寸治疗心脏病。这样的临床运用在董氏针灸中则处处可见，仅举其例，而探其之内涵。在实际临床运用时，虽然许多穴位中没有明确其针刺深浅的区别，但是在临床运用时则应当注意，根据疾病之需求恰到好处的针入到相应深度。可以说，董氏针灸穴位无不贯彻针刺深浅之理。那么在临床中如何做到合理的针刺深度呢？只要掌握好以下原则，便能有效合理地掌握好针刺应有深度。

（一）依据疾病性质定深浅

热证、虚证需要浅刺，寒证、实证需要深刺。新病宜浅刺，久病宜深刺。如《灵枢·终始》言："脉实者，深刺之，以泄其气，脉虚者，浅刺之，使经气无得出。"新病病浅故宜浅刺，当久病入里则宜深刺。董氏针灸常常以此为用，当某些热证常选择较浅穴位（背部或井穴）刺血为用，寒证久病多选择肌肉深厚的部位（大腿、肘部）深刺久留针。

（二）依据疾病部位定深浅

一般病在表、在肌肤浅刺以宣散，不可深刺，深刺则引邪入内；病在里、在筋骨、在脏腑宜深刺，浅刺则如蜻蜓点水，难以发挥功效。如外感表证宜刺血治疗，就同一个穴位之深浅主治亦有别，如上面所举的大间、小间穴等。再如董师在临床中足三里的运用，针 0.5~1 寸深可治腿部疾病，针 1~1.5 寸深可治疗肠胃疾病，针 1.5~2 寸深治疗心脏病，当针刺到 2 寸深以上，用于治疗头面疾病。早在《素问·刺齐论》中言："刺骨者，无伤筋；刺筋者，无伤肉；刺肉者，无伤脉；刺脉者，无伤皮；刺皮者，无伤肉；刺肉者，无伤筋；刺筋者，无伤骨。"

（三）依据体质、体格定深浅

一般肥胖、强壮、肌肉发达者，宜深刺；消瘦、虚弱、肌肉脆薄者，宜浅刺。成人深刺，婴幼儿浅刺。所以《灵枢·终始》中言："凡刺之法，必察其形气。"

（四）依据季节、时令定深浅

《灵枢·终始》中言："春气在毛，夏气在皮肤，秋气在分肉，冬气在筋骨，刺此病者，各以其时为齐。故刺肥人者以秋冬之齐，刺瘦人者以春夏之齐。"一般是春夏宜刺浅，秋冬宜刺深。

二、注重合理的留针

留针就是当针刺后，将针留置于穴位内，以加强及持续发挥作用，从而达到应有治疗目的。由此可见留针是针灸治病发挥作用的重要因素，合理的留针则关乎着临床疗效好坏。在临床治疗时，是否留针，留针时间的长短，必须因效、因病、因人、因时、因穴等多种情况而定。

（一）因效而定

针刺根本目的就是解决患者之病痛，当针刺后若病痛已解，就没有必要再继续留针，若患者还没有达到治疗需求，那么根据患者的基本情况（年龄、病情、穴位等因素）决定是否留针，并确定留针时间的长短。如一些重症顽疾，痛证剧烈的患者，一般需要达到一定疗效之后方可出针。

（二）因病而定

《灵枢·经脉》言："热则疾之，寒则留之。"这就是说，对表热证，宜疾出针；对里证和虚寒证，一般宜留针。《灵枢·终始》言："刺热厥者，留针反为寒；刺寒厥者，留针反为热。"《灵枢·根结》说："气滑即出疾，其气涩则出迟；气悍则针小而入浅，气涩则针大而入深，深则欲留，浅则欲疾。"这就是说彪悍滑利，其人易脱于气，不宜久留；相反，气涩迟钝，则宜久留以致气。

（三）因人而定

中医强调的是针对性，要针对不同个体确定留针时间的长短，不是千篇一律，这就是中医之辨证法则。要根据年龄、性别、体质、病情综合因素来确定。一般来说，婴幼儿不留针；老年人、体质虚弱及儿童留针时间宜短；青壮年则需要留针时间长；轻证留针时间短，重证留针时间长。

（四）因时而定

《灵枢·终始》说："春气在毛，夏气在皮肤，秋气在分肉，冬气在筋骨。刺此病者，各以其时为齐。故刺肥人者，以秋冬之齐；刺瘦人者，以春夏之齐。"春夏人之阳气在表，宜浅刺少留或不留针；秋冬阳气在里，应深刺而久留。

一般留针为多久最为适宜呢？对此有两种学说可指导留针时间的长短：一是根据《灵枢·五十营》中的理论："二十八脉，……漏水下百刻，以分昼夜。……气行十六丈二尺……一周于身，下水二刻。"指出气血运行一周，需时二刻，一昼一夜为一百刻，则二刻为 0.48 小时，为 28 分钟 40 秒。二是根据《灵枢·营卫生会》的记载："营在脉中，卫在脉外，营周不休，五十而复大会，阴阳相贯，如环无端。"营卫一昼一夜在人体运行 50 周，以 24 小时 1440 分钟计算，即 28 分钟 48 秒循环一周。

因此从上述两点来看，留针时间一般不能低于 28 分钟 48 秒的时间，所以脏腑病一般都在 30 分钟以上。在临床中，经络病一般为 20~30 分钟左右，脏腑病时间稍长，留针时间多在 40 分钟左右。

三、一般不在患处用针

时下针灸多以患处及阿是穴用针，这种取穴不适用于所有疾病治疗，而仅适用于极少数某些疾病，主要针对经筋病，对经络病或脏腑病而言就不是取穴的主要方法了，如果所有的疾病仅用局部取穴，就与西医的头痛医头、脚痛医脚没有什么区别了，局部取穴一般有痛苦大、用穴多、见效缓慢、作用低、风险性高等问题。董氏针灸一般远离病患处，在远端选穴，这是董氏针灸之特色，具有用穴少、痛苦小、见效速、作用强等众多优势特点。在临证时应仔细辨证的前提下，于远端选择适宜的穴位。

四、针刺用穴有先后之分

董氏针灸一大特色就是组穴运用，一组穴中有主穴与配穴，如灵骨、大白穴，灵骨穴则是主穴，在针刺时，一般先针灵骨穴、后针大白穴。当三穴组合时，一般先针中间一穴，再上下取穴，如足驷马穴，先针中驷马穴，再分别针上下驷马穴。如上三黄穴，也是先针中间之明黄穴，再分别针天黄、其黄穴。

另外也常根据"先针无病为之主，后针有病为之应"的针法原则，临床用穴时先针健侧之穴为主穴，再针患侧的穴位为相应之穴，具有相辅相成、相得益彰之效。董氏针法中的牵引针法就是根据这一理论而确立。

第四节　董氏针灸与经络

　　董氏针灸自推广以来即迅速传遍了世界各地，这是因为董氏针灸具有确实的实效性和完整的理论体系。有了完整的理论体系既能够正确地指导临床，更能研究推广。董氏针灸功效性不可否认，正因为其确实作用，才得以被针灸界肯定，也才有今天欣欣向荣的局面。但是学习董氏针灸绝不可否认传统针灸学作用，可以说没有传统针灸之存在，也就没有董氏针灸之诞生，因此要想学好董氏针灸，就必须首先掌握好传统针灸学的理论，董氏针灸的形成没有离开传统的针灸学，这一点毋庸置疑，最有说服力的是董师在世所编写的《董氏针灸正经奇穴学》为证，董师非常明确地指出了为"正经之奇穴"，奇穴的发现，补充了传统针灸之不足，可见，董氏奇穴是十四经穴的一部分，确实如此，董氏针灸中一些穴位的发现及许多穴位的临床运用皆离不开传统针灸的相关理论。但是现在很多传承董氏针灸的人，完全否认董氏针灸与传统针灸的关系，而将董氏针灸完全孤立开来，纯以奇穴为用，这完全是错误的，这不是实实在在的传承董氏针灸，而是扼杀董氏针灸之发展。做学问就要本着实事求是的态度，客观的评价问题，并不是承认了董氏针灸与传统针灸之紧密联系，就降低了董氏针灸的价值，相反更体现出了董氏针灸之重要性和董师对针灸博大精深的研究。只有了解了传统针灸的内容，才能有效地学习董氏针灸，对传统针灸学习越深入，那么对董氏针灸的学习也会更明确，所以要学习董氏针灸的同道最好先把传统针灸基础打好再来学习董氏针灸，这样不但学习起来快，更重要的是能够深入学习，明确其理，做到真正掌握，灵活运用于临床。

　　由此可见，董氏针灸与经络关系非常密切，在各个方面都有千丝万缕的联系，明确经络与董氏针灸间的关系对学习董氏针灸是不可缺少的内容，从以下几个主要方面简谈二者之间的关系。

一、董氏针灸设穴思想与经络之关系

　　在前面的董氏针灸穴位取用章节已谈及了关于董氏针灸穴位设穴的取用理论，正是基于以上理论之认识，董师才逐渐创立了这些奇穴，但这些取穴的理论并不是孤立之下而产生，多是以经络理论指导为前提。通过穴位的临床运用就可以完全明确这一特点。如治疗急性肝病的肝门穴，其穴处于小肠经脉循行线上，中医认为肝病多湿，小肠为分水之官，所以有利湿退黄的作用，肝门穴位于手臂小肠经中央，既合经络，又合全息治中焦肝病之理，所以此穴的取用就是以经络理论为指导。正筋、正宗治疗颈项部两筋拘急疼痛有特效，这一组穴完全在足太阳膀胱经脉上，颈项部两筋归属于足太阳所过，因此用之就是经脉所过的理论。其门、其角、其正能治疗便秘及痔疾，其组穴均处于手阳明大肠经脉上，根据经络所行的理论，所以本穴组的取用也是在经络理论指导下而产生。人士、地士、天士主要用于气喘及感冒，其穴组处于肺经循行线之故，也是以经络理论为指导。用火主、火硬治疗张口不灵、妇科病、尿道炎等病症，所用也是根据经络理论而用，因为二穴在肝经循行线上，足厥阴肝经"循股阴，入毛中，环阴器，抵小腹……"其支者"从目系下颊里，环唇内"均是在经络理论指导下有了相关运用。董师将补肾要穴皆定于足太阴脾经之脉上，这说明了董师既深入中医思想之内涵，又重视经络之间的相互关系，以补后天而来滋养先天，所以将补肾的穴位设在后天之本的脾经之上，若没有经络理论的运用也就没有这些补肾穴位之出现；用土水穴治疗久年胃病，用驷马穴治疗肺病，皆与经脉循行有关。手太阴肺经"起于中焦，下络大肠，还循胃口"。因肺经与胃经有直接的联系，所以用在肺经土水穴可以治疗胃病，用在胃经的驷马穴治疗肺病等，也均是根据经脉之关系确立出这些穴位。这样的例子举不胜举，通过这些列举就可以足见董氏针灸与经络之密切关系，因此要想学好董氏针灸就必须熟悉经络，否则只能是断章取义，难以深入，不能真正掌握穴位所用之内涵。

二、表里经、同名经与董氏针灸的密切关系

表里经及同名经取穴法是传统针灸取穴的重要理论，尤其是远端取穴的左病取右，右病取左，上病下取、下病上取的运用，更需要这两种辨证法的取穴理论。在董氏针灸中也常常有其相关理论的运用。如用腕顺一、二穴治疗足太阳膀胱经之腰腿痛，二穴在手太阳小肠经脉上，用之就是同名经原理；用中白、下白治疗少阳经脉坐骨神经痛，其穴处于手少阳经上，也是同名经作用原理；用火膝治疗心绞痛，其穴就是传统针灸的少泽穴，为手太阳小肠经脉之穴，手太阳与手少阴相表里，所用就是表里经取穴思想；火菊穴治疗前头

痛作用特效，其穴近于脾经之公孙，前额部为阳明经头痛，所以本穴所治也为表里经取穴理论。可见，董氏针灸与传统针灸有着千丝万缕的关系，处处隐含着经络的思想，这一点不可否认，当引起学习董氏针灸同道之重视。

三、脏腑别通论（别通经理论）

辨经论治是针灸治疗的基础，传统针灸辨经主要以循经辨证、表里经辨证及同名经辨证为用。通过以上的分析发现，董氏针灸在实际临床运用中不但没有离开这些传统的经络辨证，并且还进一步强化了辨经论治在针灸中的治疗作用，使经络辨证更为深入周到。董氏针灸在原有的辨经论治的基础上，又确立了以脏腑别通论为理论的经络辨证体系。脏腑别通论又称脏腑通治，这是董氏针灸特色理论之一。

脏腑别通论首见于明代李梴《医学入门》，引自《脏腑穿凿论》。清朝唐宗海《医学精义》则有较深入的解释。五脏别通系由六经之开合枢变化发展而来。《灵枢·根结》说："太阳为开，阳明为合，少阳为枢"，又说："太阴为开，厥阴为合，少阴为枢。"以三阴三阳同气相求。董氏针灸传人杨维杰医师根据以上相关理论，并结合董氏针灸临床治疗，补充了"心包与胃通"的六脏别通治疗原则，从而使脏腑通治的内容更为完善，并引入了董氏针灸的运用理论中。虽然董师在书中从未提及这方面的理论，但临床运用则处处与之相合。运用这一理论来探索董氏针灸之原理及应用，使之无法释疑的理论与临证顽疾便可迎刃而解。因此这一理论的提出，对研究董氏针灸的发展具有重要价值。

根据《灵枢·根结》所载："太阳为开，阳明为合，少阳为枢"及"太阴为开、厥阴为合、少阴为枢"之理论，作阴与阳对，手与足对的配合表如下：

三阳	太阳（开）	少阳（枢）	阳明（合）
三阴	太阴（开）	少阴（枢）	厥阴（合）

这样就构成了肺与膀胱通，心与胆通，肾与三焦通，肝与大肠通，脾与小肠通，杨维杰医师又发展了心包与胃通，从而确定了六脏的别通理论。

（一）肺与膀胱通

金元四大家之一的朱丹溪曾言："肺为上焦，膀胱为下焦，上焦闭而下焦塞。"膀胱的不利与不约，在于肺的调控，肺气宣肃功能障碍，调控失利，膀胱之功能也就失调。吴鞠通说"启上闸，化肺气，宣上即利下。"皆言肺与膀胱疾病传变关系和调治方法。在临床非常实用，如久咳患者经常会见小便遗溺的情况，早在《金匮·肺痿肺痈咳嗽上气病脉证治第七》就有相关记载："肺痿吐涎沫而不咳者，其人不咳，必遗尿，小便数，所以然者，以上虚不能治下故也，此为肺中冷，必眩，多涎唾，甘草干姜汤以温之。"的条文，这是"肺不能制约膀胱"的小便遗溺不禁症。

在针灸临床中经常会有肺与膀胱互治的情况，如有小便异常者可针肺经的列缺，在《灵枢·经脉》中有"气盛有余……小便数而欠"之病候记载。董氏针灸中的重子、重仙穴处于肺经之中，可以治疗膀胱经脉之背痛；妇科穴在手太阴肺经上，用以治疗妇科病特效，尤其对子宫疾患的治疗具有特效，就是以此理论为用。

（二）脾与小肠通

对于做中医的人几乎没有不知脾与小肠之间的重要关系，腹泻在中医中一般均归属于脾的问题，治疗各种腹泻皆从脾而治，如人参健脾丸、参苓白术丸、补脾益肠丸等，均是以治脾来治疗腹泻问题。其重要的理论就与二者相通有关。脾主升清喜燥恶湿，湿邪易伤脾阳，小肠主降喜暖恶寒，寒邪易伤小肠阳气，因此二者相互协同，关系紧密。自《内经》至今，小肠病与脾胃病二者多是互治并调。不仅中药方面如此，针灸治疗也是如此，如传统针灸中腕骨穴，是历代治疗黄疸之要穴，因为腕骨是小肠经之原穴，利湿的作用较强，以利湿退黄发挥有效的治疗作用。如肩背部高发的五十肩之疾，其病多在小肠经，所以针肾关（在脾经上）具有特效，这也是脾与小肠通之运用。

（三）心与胆通

在平时经常会说的一个成语就是"心虚胆怯"，这个成语就是心胆相通之意，二者关系密切。《素问·灵兰秘典论》："心者，君主之官，神明出焉……胆者，中正之官，决断出焉。"胆与情志有关，一般一个人恐惧害怕，心悸不安时，一般都会说这个人胆小，没有人会说这个人心小。所以在临床经常以这个理论用于治疗心胆疾病，如常以小柴胡汤治疗胸闷、心悸等心中疾病，用温胆汤治疗失眠，用瓜蒌薤白半夏汤治疗胁肋疼痛、胀满不适、口苦心烦等胆病。这个理论不仅用于中药的治疗，也常在针灸中运用，如传统针灸用风市治疗失眠，董氏针灸中的眼黄穴在心经上，以心胆相通的理论，用于治疗眼睛发黄就是这一理论的具体体现。

（四）肝与大肠通

肝主疏泄，有协调二便的作用，大肠的传导有赖于肝气的疏泄，肝郁则致大便失调，前阴则为肝经所行，其多种疾病皆从肝而论治。如大间、小间、中间、外间、浮间皆在大肠经脉上，是治疗疝气、生殖系统疾病之特效穴。传统针灸的曲池穴是手阳明大肠经脉之穴，能用于肝阳上亢之高血压特效，也有其中之理的运用。

（五）肾与三焦通

三焦有通行诸气的作用，肾为三焦气化之本源，三焦之气有赖于肾气的化生；三焦有通行水液的作用，肾主水，由此可见，三焦与肾之间关系极为密切，相互联系相互影响。通过三焦的穴位之名称就能非常明确三焦与肾的关系紧密性，三焦经中的关冲、液门、中渚、阳池、支沟、天井，皆与水有关，肾主水，可见两者确有直接的联系。董氏针灸中的中白穴、下白穴处于三焦经脉上，是补肾气之要穴，三焦经脉之还巢穴治疗不孕症特效，其治疗原理也是根据脏腑别通论以补肾气而发挥治疗作用。

（六）心包与胃通

杨维杰医师根据开合枢学说的理论，并根据前人的相关经验，发展了五脏之别通论，并对此补足了心包与胃通的别通运用，由此一脏对一腑的别通理论体系形成，这一理论至此得以完备。这一理论的形成加强了脏腑之间的关系，拓宽了针灸治疗思路，进一步提高了针灸的治疗水平。

通关、通山、通天均在胃经上，但是为治疗心脏疾病之要穴，并且作用迅速而强大，其治疗理论就是心包与胃通的作用。传统针灸的内关穴是治疗消化系统疾病之常用主穴，其穴就在心包经脉之上，其原理也从这一方面能够得到解释。

在临床中经常会见到因饱餐之后引起胃气上冲，而导致心肌梗死的发生，通过这一理论也能够非常明确其发病的原因。还有很多心脏病人往往会有明显消化道症状，特别是冠心病及心绞痛患者更易出现相关的临床表现，这些临床实际现象就可以从这一理论中得以明确。

脏腑别通论的提出，进一步完善了董氏针灸的发展，这是董氏针灸应用最突出、最广泛及最精华的部分，这对董氏针灸进一步发展有巨大贡献。临床应细心体会，全面总结，合理有效的灵活运用于临床。

第五节　董氏针灸与中医理论

一、五行学说与脏象学说在董氏针灸中的运用

五行学说是中医学的哲学基础，脏象学说是中医学认识人体的基础。由此可见，二者是中医之核心，在中药及传统针灸中的重要性不言而喻，在董氏针法中处处也无不与此相关，对此彰显了董氏针法也是来源于传统的中医学，归属于中医学的内容，对此不需要争辩。其临床运用主要表现在以下几个方面。

首先在董氏针灸穴位命名中就深入的体现出了这一特性，其穴位以五行及脏象命名者，就是相关之治疗效用。例如水金穴就有金水相通之义，能治疗肺不肃降、肾不受纳之金水不通的病变，诸如咳嗽、气喘、打嗝、腹胀、呕吐、干霍乱等皆有特效。

又如足驷马中、上、下三穴作用于肺，中医理论肺主气，又主皮毛，开窍于鼻，所以用本穴组能治疗鼻炎、皮肤病具有特效的作用；上三黄作用于肝，肝开窍于目，肝主风，所以用上三黄穴能治疗眼疾，用于帕金森病、舞蹈病、癫痫病等属风之症极具特效；通肾、通胃、通背穴作用于肾脏，用于治疗肾气亏虚而致诸症，并能治疗肾水不足而致的口干、喉痛。这些运用皆从脏象理论为出发点的有效运用。

足驷马穴作用于肺脏，并可用于眼疾（火不克金）。天黄、明黄、其黄穴作用于肝脏，能治疗肝脏疾病，同时治疗心脏病也极具特效（木能生火）。在中医理论中五行存在着一定的生克制化关系，一旦出现了变化，就会有相应的病理变化，此时就可以根据五行相克理论选用相关穴位。以此理论还可用于疾病的传变之预防治疗，如咳喘的患者，当疾病发作期，以治疗肺为主（如用三士、水金及曲陵穴），当疾病缓解期，则以治疗肾为主（用下三皇穴）。由此可见，董氏针灸穴位的运用处处包含着五行生克制化之间的运用，这是临床精穴疏针、治疗疑难顽疾的重要方法。

二、脾胃学说在董氏针灸中的运用

中医历来重视脾胃，认为脾胃为后天之本，气血生化之源，凡久治不愈、气血不足、顽症痼疾多以脾胃为治疗，这是中医治病的基本思想。脾胃派中则以李东垣为代表，被称为补土派的代表人物，在中医临床中影响深远。董氏针法对此极为重视，强调了脾胃的重要性，对此运用的出神入化，处处彰显这一理念。如董氏针灸中的设穴思想就非常明确表现了这一思想观念，董氏穴位中的补肾要穴均在脾经之脉上，如下三皇、通肾、通胃、通背等穴，为补肾之要穴，均在脾经上，这一思想的运用既有理论性又有实效性。肾为先天之本，当肾气亏虚之后，若仅从补肾中去调理，就很难达到有效治疗，因为肾气则为父母所给予，肾气不足，只有从后天来改善。通过临床实践运用来看，其疗效确实远远有效于直接补肾经；再如足驷马穴处于足阳明胃经之脉上，却用于肺病的治疗（补土生金之理），并是治疗肺病的特效穴位，这就是中医的优势性，治病必求于本；通关、通山、通天穴也在足阳明胃经之脉上，却用于心脏病的治疗（胃属土，心属火，这是实子补母之理）十分特效，对此运用也是根据这一理论特性发挥运用。这些穴位用于临床有确实的疗效，这也充分明确了董师的创穴思想，完全符合了中医之根本大法。

三、络病理论在董氏针灸中的运用

经络系统是由经脉和络脉组成的，所以经络辨证包括两个方面，一是经脉，二是络脉，所以在针灸治疗疾病时，应当首先明确病在经还是在络，还是经与络皆病，在经调其经脉，在络就调其络脉。这是针灸治病最基本也是最核心的问题，可是在近些年的针灸治疗中，临床治疗却忽视了络脉系统的辨证，而一味地强调经脉。而董氏针法对此考虑的非常全面，非常重视络脉的针刺治疗。络脉系统理论的出现由来已久，其理论首见于中国医学巨著《黄帝内经》中，并且较为全面地论述了络脉的治疗，全书有四十多个篇章论述了刺血的治疗，如《灵枢·寿夭刚柔》记载："有刺营者，有刺卫者，有刺寒痹之留经者……久痹不去身者视其血络，尽出其血。"就是对络脉治疗的应用记载。董氏针法对此运用的出神入化，极为重视，处处运用刺血治疗，而有专门的刺血治疗区，并将背部、胸部完全用于刺血的治疗，不主张毫针刺，由此可见董氏针灸刺血的重要性。对其具体的运用已在董氏针法中详述，并属于董氏针法的一大特点，在此不再赘述，对其具体运用可参考这一章节。

第六节　董氏针灸掌诊学

掌诊学自古有之，并且流派较多，各有所异，皆有自己之特色。董氏掌诊的运用理论也来自于传统中医学，在中医诊断学有"盖诸内者，必行诸外""视其外应，以知其内脏，则知其所病矣"的望诊理论。通过在掌区相应的外在反应表现，即可察知疾病之病情。为何独以手掌而用之呢？从经络来看，各脏腑皆由经络到达手掌，根据标本根结之理论，手掌为本、为根之在，说明了手掌与人身各个部位的联系及其重要性，当脏腑有病，便会反应到手掌上。

董师诊病尤善用掌诊，每遇患者，则察看掌诊反应，根据掌诊之变化，选其相关穴位，多能速见其效，可见董氏掌诊其独特功效。

董氏掌诊的具体方法是察看手掌青筋或红筋分布的部位，从而能够察知病因之所在而据以用穴治病。董氏掌诊所用有其独到的理论，独有特色。其理论之一是因为各脏腑皆由经络到达手掌部，当某一脏腑有病时，便会反应到手掌上；董氏针灸每一穴皆有相关的神经对应，这个所言的神经具有与该脏该腑或该部位的相应关系（并不是西医学所言的解剖神经，这里是一种特指）。透过这种脏腑、手掌及脏腑、穴道的联系关系便成为一种诊断与治疗的关系。如某人患有西医所言的坐骨神经痛疾病，若在掌上肺区出现青筋反应，即可断知乃肺虚所致，而灵骨穴、大白穴正是有肺神经通过，能够调理肺功能而治疗肺虚，所以针这两穴就能起到很好的治疗功效，并且多有立竿见影的作用，这是董氏针灸发挥出的一种诊断与治疗关系。

但首先要明确董氏掌诊是一种病机的辨证，并非指的是患者所患的何病，按照心、肺、脾、肝、肾五大脏腑系统，将其辨证结果归类（也即脏腑辨证），然后据此选穴施治（如：肺气不足、肝虚、心弱之坐骨神经痛、肾病之腰痛等）。这是董氏掌诊最大特色之处，根据掌诊的诊断，将辨证与辨病有效结合的一套特殊诊断体系。

再如在手掌第二、三尖瓣部位或心区有青筋出现，其处理疾病时就可以选其有心神经所过的穴位。如董师所治一患者，患有消化不良症下利清谷，百治不效从云林到台北求医，经董师针通关、通山、通天穴组只针八次便愈，当时董师选穴的理论就在患者掌上心区见青筋明显，断定为心弱所致，故用有心总神经通过的上述穴组，以补火生土而治愈。总之，董氏针灸穴位言某脏腑神经通过的穴道，即指可治疗该脏腑的疾病；而欲知病在何脏腑，透过掌诊即可以辨知。具体运用可参见以下董氏掌诊图（见图1-6-1）。

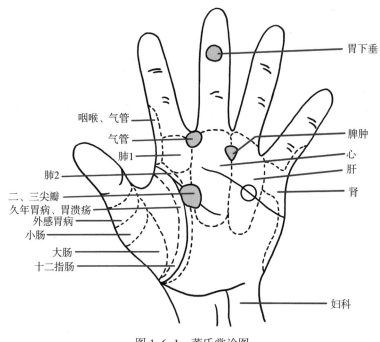

图 1-6-1　董氏掌诊图

1. 察看内容

所要察看的是掌上浮起之静脉管（筋脉）所在的部位。

2. 作用意义

（1）色青者主寒、主虚；青黑愈甚，病越重；颜色红者主热、主发炎，颜色越紫病情越重。

（2）肉软内陷者属虚。

（3）有光泽者则无病；色浮者主新病；色沉者主久病。

3. 掌诊部位变化代表意义

（1）于掌背三焦经上，中白、下白一段诊脾，凹陷者为脾虚。

（2）于掌外侧缘（尺侧）小肠经上（小指本节手心部及其外侧）现青筋或肉软内陷为肾虚。

（3）靠鱼际侧（生命线）线上段，青黑变化者主内伤久年胃病、胃溃疡；下段青黑主十二指肠溃疡。

（4）于大指指掌连接处附近诊外感胃病。

（5）生命线靠手心侧缘属肺（食指至鱼际穴）；青筋浮起主肺虚。

（6）中指至掌心劳宫穴为心经。

（7）无名指本节手心部为肝经。

（8）虎口色青主妇人白带；色紫为慢性炎症。

（9）手腕内侧为妇科病，出现红筋是代表炎症；色青是主寒证或血虚。

（10）胃下垂区出现青筋浮起则诊为胃下垂，颜色越青下垂就越重。

（11）脾肿区见青筋出现则是脾肿腹胀。

（12）二、三尖瓣至肝区（标有○记号附近），同时出现深青黑色为死诊；董师名之曰"生死关"。

第七节　董氏针灸的特点与注意事项

一、董氏针灸优势特点

（1）董氏针灸的取穴主要在四肢部，其次在头部、耳朵部位用针，足可以治疗全身诸病，一般不会用到胸腹及腰背部，如必须用到腰背部及胸腹背部，亦仅以点刺放血为用，一般不直接用毫针针刺，所以具有了取用方便之优势特点；又因不在胸腹背部针刺，古言"背部薄似饼"，这样就避开了风险性，因此董氏针法是具有取穴简便而无风险的针刺疗法。

（2）董氏针灸是以十二个具体部位定穴，不以传统针灸经络方法取穴，因此具有易学、易记、宜掌握的优势特点。

（3）董氏针灸多为"奇穴倒马组穴"，所有的重要穴位均是以此方法来定穴，所以说，只要疾病诊断正确，取穴得当，手法精准，则功效就强大，奏效迅速，多能立除沉疴，具有标本兼治作用迅速之优势特点。其治效之宏非一般所传之针术可比矣，故有神奇之术之称。

（4）董氏针法不强调各种繁琐的补泻手法，临床注重董氏针灸所独有的动气针法、倒马针法、牵引针法、刺血针法运用，这些针法易学易用，具有操作既简单，临床疗效又确实的优势，形成了独具一格的实用针灸体系。

（5）董氏针法一般不采用强刺激手法，仅以"正刺""斜刺""皮下刺"即可，这样能有效地减轻患者之痛苦，减少了患者对针刺畏惧和晕针的发生。

（6）董氏针灸治疗疾病极为广泛，不但对常见病、多发病有良效，而且对疑难杂症、顽症痼疾也具有很好的治疗效果，无论经络病还是脏腑病均具有作用广泛的特点。

总之，董氏针灸具有取穴少，见效快，疗效高，无风险，治疗范围广等优势特点。

二、董氏针灸的适应证

任何一种疗法都有自己的适应范围，没有任何一种疗法是万能的，董氏针灸也不例外，虽然董氏针灸有良好的作用功效，但也不是万能的，也有其自己的适应证，首先明确其适应证是我们有效治疗的前提。

凡能用十四经穴所能治疗的疾病，均可能用董氏针灸来治疗，且对一些顽症痼疾有很好的治疗作用。根据临床所用，将董氏针灸所治疗效果较好的疾病归结如下，供大家学习时参考。

（一）头部、颈项及颜面部疾病

各种头痛、眩晕、面瘫、面肌痉挛、面痛、张口不灵、颈项强痛。

（二）五官科疾病

咽喉肿痛、瘿瘤瘰疬、眼红肿疼痛、流泪、眼痒、眼干、偷针眼、视物模糊、近视、色盲、耳鸣、耳聋、中耳炎、过敏性鼻炎、鼻窦炎、鼻出血、牙痛、牙龈出血。

（三）肺病

肺炎、肺肿瘤、肺气肿、肺癌、支气管炎、咳嗽、气喘、感冒。

（四）心脏病

心脏衰弱、心悸、怔忡、心跳慢、心跳快、心痛、心气不足。

（五）肝胆疾病

肝火旺、肝肿大硬化、口苦、慢性黄疸、急性黄疸、胆痛、胆结石、急性肝炎、慢性肝炎。

（六）脾胃肠病

胃痛、久年胃病、腹痛、呕吐、恶心、呃逆、倒食症、泛酸、胃肿瘤、肠肿瘤、胃出血、肠出血、小腹胀、上吐下泻、便秘、便溏、脾大、消渴病。

（七）肾脏病、膀胱病

尿频、尿急、尿痛、小便出血、小便不利、尿浊、输尿管结石、膀胱结石、肾结石、蛋白尿、肾脏炎、肾脏肿瘤、肾脏衰竭。

（八）四肢及躯干部疾病

手指痛、手腕痛、手麻、手不能屈伸、手抽筋、肘痛、臂痛、肩痛、肩冷、肩臂痛、肩臂不举、缺盆上下痛、足跟痛、足冷、趾麻、足趾痛、足踝痛、足背痛、小腿痛、腿抽筋、膝痛、膝冷、膝无力、大腿痛、腰骶痛、腰痛、背痛、下肢无力、下肢麻木。

（九）妇科病

月经不调、经痛、经闭、崩漏、赤白带下、安胎、下腹包块（卵巢囊肿、子宫肌瘤、子宫癌、卵巢癌）、妊娠恶阻、不孕、产后风、难产、胎衣不下、回乳、乳汁不足、乳肿大、乳癖、乳房包块（乳腺结节、乳腺癌）、阴痒、阴痛、阴门发肿、女性性冷感、输卵管不通。

（十）男科病

阳痿、早泄、睾丸炎、前列腺疾病、性欲减退、不育症。

（十一）皮肤病

皮肤瘙痒、瘾疹（荨麻疹）、湿疹、皮炎、风疹、牛皮癣、鹅掌风、白癜风、雀斑、肝斑、面色不光泽、酒渣鼻。

（十二）其他疾病

半身不遂、肌肉萎缩、震颤、失眠、癫痫、痿证、痹证及多种疑难杂症。

三、注意事项

（1）任何一种疗法都不是万能的，董氏针灸也不例外，所以首先要掌握好临床适应证及禁忌证，在传统针灸属于禁刺范围的患者，董氏针灸也属于禁刺，对于优势性疾病应积极选择董氏针灸治疗。

（2）董氏针灸之重要穴位多在四肢部，因此针刺时多较敏感，针感较强，所以在针刺时应尽可能地少选穴，操作宜轻柔。为避免晕针发生，在针刺时应让患者采取卧位，尤其是首次针刺、年老体弱及惧针者，更应注意，以防晕针发生。

（3）董氏针灸多为倒马组穴，在治疗时，能用一侧即可解决的疾患，就不应选择两边取穴，能用一针解决的就不用两针，这是董师极为强调的用穴问题，所以在许多穴位下标有禁忌双侧用穴之说明，以求尽量达到精穴疏针目的，有效地减轻患者痛苦，这是每一个针灸医师所应具备的最基本素质，而时下，则有用穴越来越多临床现象，对此应当引起高度重视，翻看董师之医案，多为二三穴，很少超过五穴者，对此杨维杰医师也以从少用穴方面来评价医师水平之高低，这是时下针灸医师应值得深思的问题。

（4）董氏针灸重视刺血疗法，主张背部及胸部均以刺血方法为用，不在胸背部用毫针的治疗原则，这是用好董氏针灸非常重要的一点。许多疾病均需用刺血疗法，尤其是顽症痼疾，一般先刺血再配合毫针针刺，注意刺血量，不可过，也不可不及。掌握好其适应证、禁忌证及注意事项，并与毫针紧密结合。刺血具有疏局部之瘀作用，毫针有疏通经络之功效，二者有效结合由此达到了相得益彰的作用。

（5）取得疗效之关键还要掌握好董氏针灸取穴方法，董氏针灸取穴方法独特，具有多样性和灵活性，讲究治病无定穴，取穴无定处，往往不拘泥于固定的穴位点，注重疾病的外在感应。结合暗影青筋、全息理论及董氏掌诊等理论选穴用穴，若能有效地掌握其取穴思想，无论疾病多么复杂，皆可找到有效的治法和有效穴位。

（6）随着董氏针灸的传承发展，董氏针灸穴位也越来越多，在近几年中迅速发展了许多新穴，这使得本来就较多的奇穴越来越难以掌握，走入了穴位之战，这应特别注意。因为当年董师写书时就已经提出了700余穴，这些穴位已完全能够应对临床，没有必要发展更多的新穴。就如传统针灸自明代以来，仅发展了2个新穴。针灸学的发展不是靠着新穴的出现而发展，而是对原有穴位更深入更全面的研究总结，这样便于学习，能够合理有效的运用，因此在学习董氏针灸时应有这个理念，多研究这些穴位特性，掌握合理的针刺手法，全面理解治疗原理是关键，不要走入穴位之战，否则针灸就变成了单纯的针刺术。

（7）董氏针法非常重视掌诊的运用，这是董氏针灸特色内容之一，无论在诊断疾病方面还是治疗方面，董氏掌诊皆有独到的作用，所以对此应有所了解，正确的运用，对诊断疾病和治疗都起着极为重要的作用。

（8）董氏针灸的学习与治疗必须与传统针灸有效结合，方能更好的发挥好董氏针灸治疗作用。董氏针灸功效性不可否认，正是因为有效的作用，才得以被针灸界肯定。但是董氏针灸与传统针灸是紧密结合于一起地，可以说，没有传统针灸的存在也就没有董氏针灸的诞生，所以学习董氏针灸时，首先要学好传统针灸，则会更深入的理解董氏针灸之内涵，在运用时，只有与传统针灸相互为用，才能将董氏针灸用到极致。

第八节　浅谈董氏针灸进一步发展思路

董氏针灸自董师公之于世，因其操作方便、功效强大、疗效迅速、作用确实等优势特点，迅速传遍世界各地，为现代中医针灸学的推广发展做出了不可磨灭的贡献，成为针灸学中的宝贵遗产。董氏针灸既有其自己的理论体系，又有自己专属穴位。董氏针灸是董氏绍衍祖学，研究发展，自成一派的一家之学，是一种疗效高、针刺方便的针灸之学。董氏针灸是传统针灸之外理论体系最全、穴位最完整的一套针灸学，故成了新一派可靠实用独立针灸体系。

董氏针灸公开至今虽然仅仅 40 余年，但是已被迅速传遍世界各地，得到了针灸界及世界各地患者的青睐，这是可喜可贺的事，尤其董师的众多弟子，继承了董师发扬光大的精神，不私密、不保守、勇于奉献、勇于创新，才使得董氏针灸长盛不衰。但是在这欣欣向荣发展的同时也出现了众多问题，我们应该清醒地看到，更应当引起重视，否则董氏针灸将走向一个不归路，将董氏针灸误入歧途。这不是危言耸听，也不是杞人忧天，而是实实在在的现实。目前董氏针灸发展中存在着几方面急需要解决的现实问题，应当引起业内之重视。笔者根据目前发展情况谈谈自己的观点，以起抛砖引玉的作用，让更多关心董氏针灸的老师、业内大家及业内人士参与其中，厘定好董氏针灸健康有序发展思路。

一、合理规范基本理论

目前董氏针灸发展存在着非常混乱的现象，首先是董氏针灸穴位的问题，当前最主要最突出也需要首先解决的问题有以下几个方面。

（一）在穴位方面需要规范的内容

1.穴位数量的规范

董氏针灸随着临床迅速推广，董氏针灸新穴也越来越多，这种无限制发展新穴之风有欲刮欲猛之趋势，其态势难以让人招架。当年董师就已提出了700 余穴，这些穴位已基本满足临床之需求，没想到的是董氏针灸在推广以来，穴位迅速增长，增长之快、增加之多难以让人置信，就在这短短的几年增长到千余穴，且呈有增无减之趋势，让学习董氏针灸者目不暇接。这种境况真是达到了人身处处皆是穴之现状，此种现象不仅不值得乐观，更值得担忧，使初学针灸者望而却步，已学习董氏针灸者无法适从。笔者在临床中发现很多学习董氏针灸的同道，对董师所记载的原有穴位记不得几个，反而所谓的一些新穴位记得不少，当临床实践时疗效就不言而喻了，所以这些人就怀疑董氏针灸的疗效性，这种现象不但不能推广董氏针灸的传承，反而有损于董氏针灸的发展，如果不坚决抵制这种不良现象，董氏针灸的前途将不堪设想。

慎重而又积极发展新穴位，是实属必要的，时代在前进，社会在发展，相应的各种技术水平也要进一步提高，针灸学技术当然也要提高进步，董氏针灸也不例外，其中新穴的确立也是必不可少的，但是真正新穴的确立是需要一定时间的，需要一定的理论依据，且必须通过较长时间的临床运用及观察，积累相当数量的病案，确实成熟后方可推广应用，不要不经过临床验证，随心所欲乱增新穴。既是推广之后的穴位，也应通过临床进一步反复验证，必须得到众多临床医师实用认可，如传统针灸之经外奇穴方式列入其中，这才是科学严肃的治学态度。我们传统针灸穴位是经过了几千年的长期实践，从无到有陆续发展而来，每一个穴位的发现到确定都经过了一定的实践过程、经大量临床实践结果才确立下来。在晋代《针灸甲乙经》中载穴 349 个，到了宋代王惟一所著的《铜人腧穴针灸图经》中所载穴位有 354 个，仅增加了 5 穴，到了明代的《针灸大成》中也只增加了 5 穴，成为 359 穴，李学川于 1822 年撰写了《针灸逢源》一书，增加新穴 2 个，成为 361 个穴位，再一直到现在除了将经外奇穴印堂归入督脉外而无变化。通过这个发展过程来看，针灸穴位的确立是非常慎重的，非至成熟阶段，绝不轻易肯定，这是一种认真严肃的治学态度。除了在"文化大革命"期间之外就是经外奇穴的发展也是非常慎重的，"文化大革命"期间是一个特殊时期，那时针灸不讲手法，不讲辨证，只求穴位针刺，故大量发展了稀奇古怪的新穴，有人统计，在那一时期发展的新穴达到上千个，可是到了今天那些曾发展出的新穴又有几个有生命力而存活下来的呢？现在董氏针灸新穴的增添就犹如"文化大革命"期间发展新穴的那种境况，这一点必须清楚，防止重蹈覆辙，而将董氏针灸带入到一个不归之路。针灸学的发展并不是靠着新穴的出现而发展，反而是对原有穴位深入研究、明确穴性、知穴之属、辨穴之长、熟穴之伍、明穴之用，以穴尽其用，充分发挥好每个穴位应有的作用。

所以必须明确规范董氏针灸应有穴位，首先应在董师所著的《董氏针灸正经奇穴学》为基础下确立应有的穴位。董师在其所著的《董氏针灸正经奇穴学》中言有 740 穴，但通过后来杨维杰医师及王全民医师所统计，应总计 206 穴名，672 穴位。这就是董氏针灸基本穴位，就如同传统针灸之经穴，然后再将以公认的新穴，作为补遗穴位来明确规定，加以研究和探索，能够让大家真正明确应有的穴位，这是学习董氏针灸最基本的前提，也是学好董氏针灸的保障。

2.穴位治疗作用的规范

针灸用穴最基本的选穴原则是根据穴位的治疗作用，因此穴位治疗效用是穴位的核心内容，明确穴位的功效是临床选穴之基础，早在董师所编著的《董氏针灸正经奇穴学》一书中，董师将每个穴位临床功效标注的非常明确，经临床运用多能获得非常好的实际疗效。而现在董氏针灸穴位的治疗功效存在着非常混乱的现象，有的完全歪曲了董师所标注的原有主治作用，派生出了许多奇特功效，大加宣传，渲染其特效性，所谓的这些新功效经临床使用却没有多少作用。在临床中应深入剖析穴位新的功效，进一步理清穴位之特性，这应是非常必要的事，并是穴位有效运用的前提，但是不能脱离科学性及实效性，这必须在明确的理论下或是有效的实用前提下来发展拓宽运用。为了能够便于学习，正确合理的运用穴位，应将穴位之作用统一规范化，实属必要，就如同传统针灸穴位一样，其穴下的作用不得随便添加，除非其新的功效得到了临床确实认证，或得到了临床工作者的一致肯定，可以增加其新的功效。

研究穴位的作用，必须研究穴位的特性、五行的属性、功用的普遍性和特异性。若不能明辨腧穴应有的特性，对穴位主治就辨析不清，临证用穴就会茫然不知所措，配穴也就会杂乱无章，难见理法，缺少对穴位的灵活运用，临床难见疗效。所以首先将董氏针灸之穴位统一规范其基本作用，应再逐步探索、总结、归纳各个穴位的基本特性和其规律性，首先重点挖掘董师所言治疗作用的原有意义，明确各穴临床治疗原理，然后再在其基础上拓宽应有的临床功效，由此可做到有章可循、有法可依的治疗规律。

3. 定穴、取穴方法的规范

董氏针灸穴位多是有由几个穴点组成，这正是与传统针灸很大区别的地方，也是董氏针灸穴位之特色，所有穴点的确立则是董师在董氏针灸相关理论指导下结合长期临床实践而定出的，所以这些穴点也不是随心所欲而更改的。但是目前在董氏针灸推广中，就产生了穴点定位较为混乱的现象。如木穴董师原定为2个穴点，现在临床中有定为3个穴点，止涎穴在《董氏针灸正经奇穴学》原著（以下简称原著）中定为2个穴点，后有人定为5个穴点，手解穴在原著中仅有1穴，后有人又加上手解二穴，木火穴原著中仅在中指上1穴，后有人调为4个木火穴，这样的现象已在临床中非常普及，成了董氏针灸的一个发展常态，这些取穴方法既完全违背了董师的取穴思想，又给患者增加了不必要的痛苦，这种取穴方法通过临床实践观察，疗效并不增加，穴点的增加，只会给患者增加了不必要的痛苦，完全违背了董师少取穴思想之初衷，这只能叫画蛇添足，多此一举，所以这种定穴取穴法的错误理念必须遏制，不能让其任意发展，毁坏了董氏针灸的推广运用。

（二）董氏针法的规范

董氏针灸非一方一法，一穴一术，乃自成针灸体系的针灸流派，所以董氏针法是构成董氏针灸的核心内容之一，因此将董氏针法合理规范化是发展董氏针灸的重要基础。首先明确董氏针法的基本内容，将各种针法名称确立下来，并将各种针法具体操作内容规范化，各种针法的具体特点、临床运用及其作用意义都要详细解析。然后再将各种针法与董氏针灸穴位的运用有效结合起来，形成完善的系统理论，做到有法可依，有章可循，非用穴而单纯用穴，形成一个具有独立体系的针灸流派。能让学习董氏针灸者明白各种针法的实际操作及其意义，正确有效地运用到临床实践中。

（三）制定统一规范教材

要想做到健康有序的发展董氏针灸，必须有一套规范的教材，将董氏针灸穴位统一规范，完善董氏针灸系统性理论，以防将董氏针法沦为一种经验医学，或仅仅将董氏针法变为了一种经验用穴。那样董氏针灸就会越走越窄，最后走入死胡同，所以规范的教材出版实属必要。首先成立董氏针灸教材编委会，以董氏针灸德高望重的老前辈为编写人员，如聘请杨维杰医师、袁国本医师、王全民医师、左常波医师、刘毅医师等董氏传承人，参编人员一定做到最专业，参与人员至少达到 10 人以上的编写委员会。将各部分内容达到合理、科学、完善、标准、统一、规范的目的。

二、必须加强临床实践与理论相结合的发展形势

针灸学是理论与实践高度相结合的一门学科，二者之间密不可分，理论是指导临床实践的依据，实践是验证理论最直接的方式，并是完善和推进理论进一步制定的基本方法，所以二者相互依存，并重发展。董氏针灸也不例外，也必须遵从这一基本规律。可是近些年董氏针灸发展歪曲了这一最基本发展定律。现在传承董氏针灸者可谓五花八门，有的传承者从来没有涉足过医学，更谈不上中医或是针灸之经验，从没有实际临床工作经验，甚至有些传承董氏针灸数年的"大师"还从没有真正地为患者治疗过疾病，把理论讲得神乎其神，冠冕堂皇，头头是道，但其理论不伦不类，穴位被"肢解"的支离破碎，既不符合传统针灸，也不符合董氏针灸之思想。将董氏针灸理论弄得不伦不类，完全违背了中医之基本思想，所以这是非常值得重视的问题，必须做到理论实践统一性。应在有效实践的基础上发展传承董氏针灸，成立更多的研究实习基地，让实践来验证董氏针灸的科学性和实效性。

三、正确客观评价董氏针灸的临床功效

董氏针灸的疗效毋庸置疑，正是因为其可靠疗效性才得到了针灸界的青睐，也在短时间内被迅速传遍了世界各地。其可靠的疗效来源于疾病正确的诊断、合理的处方、准确的取穴、正确的操作，不是任意针刺就可以能发挥出疗效。董氏针灸不是万能的，而不是无所不治，依旧有其临床适应证和禁忌证，所以这一点必须明确，不可过大宣传，包治百病，无所不治，犹如江湖之骗术，这一点在近些年的董氏针灸传承中非常突出明显，这完全是对董氏针灸的扼杀，不可不察。

再就是将穴位的治疗作用疗效夸大或是治疗范围无限扩大，对一些穴位治疗某些疾病总冠以特效、大效、奇效、神效、速效等众多名称；或将某些穴位的治疗范围无限扩大，其治疗内容无所不包，治疗作用非常混乱。如灵骨穴、大白穴能治疗坐骨神经痛，但并不是所有的坐骨神经痛都适宜用灵骨穴、大白穴来治疗能获得疗效，董师对此言明的非常明确，仅对肺气不足型坐骨

神经痛有殊效，没有说坐骨神经痛就用灵骨穴、大白穴，但是在现代董氏针灸传承中就变成了灵骨穴、大白穴治疗一切坐骨神经痛了，这种情况就没有中医辨证可言了，纯变为了一种经验医学，实际临床疗效也就可想而知了。如这种现象在临床中甚为常见，再如用灵骨穴、大白穴用于所有的中风偏瘫后遗症，这也是不合理的，应当明确。合理客观评价穴位的作用，实事求是的评价董氏针灸所应具有的治疗功效，只有这样才能真正有利于董氏针灸深入发展壮大，否则，董氏针灸之绝学将被我们推入到深渊中，完全违背了当年董师将董氏针灸发扬光大之初衷。做学问就应本着实事求是、严谨科学的思想态度来对待，这既是做人也是做事的首要条件。

在此仅起抛砖引玉的作用，乃让董氏针灸各位前辈、各位老师来关注董氏针灸健康有序的发展，使董氏针灸走上一个正规的发展之路，为人类更好的服务。笔者水平所限，谬误不妥之处敬请前辈及诸位老师海涵，并渴望前辈及各位同仁不吝指教。

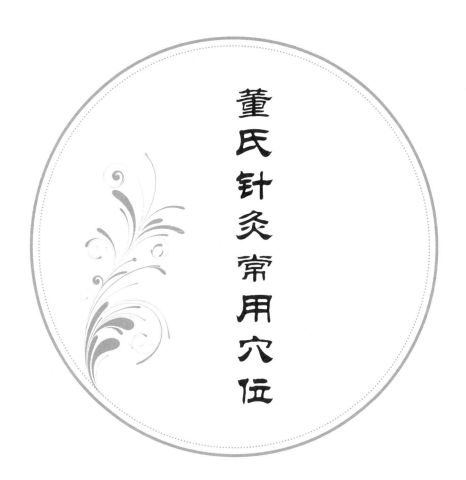

董氏针灸常用穴位

第一节 ——部位（手指部位）

◦ 大间穴 ◦

【部位】食指掌面第 1 节正中央偏向桡侧（大指）外开 3 分。

【解剖】桡骨神经之皮下支，心脏及六腑分支神经。

【主治】心脏病、膝盖痛、小肠气、疝气（尤具特效）、眼角痛。

【取穴】平卧、手心向上，当食指第一节中央偏向桡侧（大指）3 分处取穴。（见图 2-1-1）

【操作】5 分针，正下 1 分属心脏分支神经，正下 2~2.5 分为大小肠神经。

【注意】忌双手同时取穴。

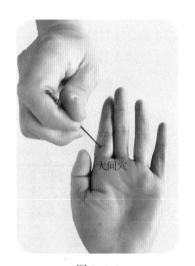

大间穴

图 2-1-1

◦ 小间穴 ◦

【部位】食指掌面掌面第 1 节外上方，距大间穴高 2 分。

【解剖】桡骨神经之皮下支，肺分支神经，心脏及六腑分支神经。

【主治】支气管炎、吐黄痰、胸部发闷、心跳、膝盖痛、小肠气、疝气、眼角痛。

【取穴】平卧，手心向上，当食指第 1 节外上方，距大间穴上 2 分处取穴。（见图 2-1-2）

【操作】5 分针，针下 1 分治心脏，针下 2~2.5 分为肺分支神经。

【注意】忌双手同时取穴。

◎ 浮间穴 ◎

【部位】食指掌面第 2 节中央外开（桡侧）2 分，距第 3 节横纹三分三。

【解剖】桡骨神经之皮下支，心脏及六腑分支神经。

【主治】疝气、尿道炎、小肠气、牙痛、胃痛。

【取穴】当食指第 2 节正中央线外开（偏向桡侧）2 分，距第 3 节横纹三分三处取穴。（见图 2-1-3）

【操作】针深 1~2 分。

【注意】忌双手同时取穴。

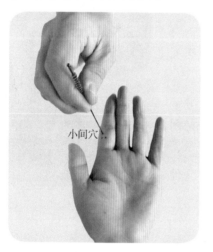

图 2-1-2

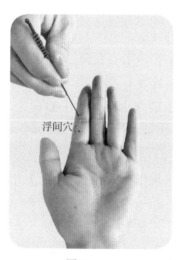

图 2-1-3

◎ 外间穴 ◎

【部位】食指掌面第 2 节正中线外开（桡侧）2 分，距第 3 节横纹六分六。

【解剖】桡骨神经之皮下支、心脏及六腑分支神经。

【主治】疝气、尿道炎、小肠气、牙痛、胃痛。

【取穴】当食指第 2 节正中央线外开 2 分，距第 3 节横纹六分六处取穴。（见图 2-1-4）

【操作】5 分针，针深 1~2 分。

【注意】忌双手同时取穴。

◎ 中间穴 ◎

【部位】食指掌面第 1 节正中央。

【解剖】桡骨神经之皮下支、肺分支神经、心脏及六腑神经。

【主治】心跳、胸部发闷、膝盖痛、头晕、眼昏、疝气。

【取穴】当食指第 1 节正中央处取穴。（见图 2-1-5）

【操作】5 分针，针深 1~2 分。

【注意】忌双手同时取穴。

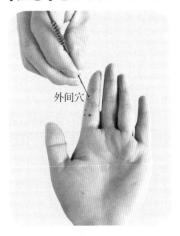
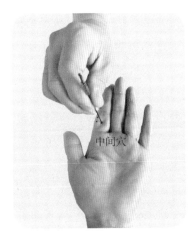

图 2-1-4　　　　　　　　　　　图 2-1-5

【临床运用及说明】

大间穴：具有清心泻火，行气血、利湿热的作用。

小间穴：具有清肺热、利咽喉、消肿止痛的作用。

浮间穴：具有理肠胃、利下焦的作用。

外间穴：与浮间穴作用特性相近。

中间穴：具有宽胸通络、调气降逆的作用。

1. 原著运用：治疝气成方——外间、大间、小间、中间四穴同时用针，为主治疝气之特效针。这是董师原著所用之经验，五穴均有治疗疝气之功效，各穴作用中皆有这一功用记载。要求单手取穴。在五穴中皆言禁忌双手取穴，这是董师从以少取穴的理念而考虑，要求尽量减少用穴，反观时下的针灸，多与此相反，多把患者扎的满身是针，其实多针并不一定增加疗效，反而可能会影响到治疗效果，造成耗气的情况，并且给患者造成不必要的痛苦，这应是时下针灸医生所要自我反省的问题。造成这一情况的原因有多个方面，首先最重要的一点是专业知识的不足，不能做到合理的辨证，合理的处方；还有的是为了多针便于收取费用的思想；再就是素质的低下，缺乏应有的同情心，所以造成了时下针灸多用穴的现实。董师对此特别重视，在很多穴位中都有禁忌双手取穴的记载，这并不是双手取穴会有什么危害，而是从尽量少取穴考虑，这一点应该引起我们的重视和思考。

其治疗理论，杨维杰医师从别通经理论而考虑，五穴在食指上，从经络来看，应归属于手阳明大肠，"肝与大肠通"，足厥阴肝经"循股阴，入毛中，环阴器，抵小腹……"，从经络来看应为肝经之病，所以能治疗疝气。传统针灸中治疗疝气也多从肝经而治，如常用大敦、行间、太冲、蠡沟、曲泉等穴治疗，以暖肝疏肝为治。同理五间穴也能治疗睾丸坠痛、会阴部痛、尿道炎之生殖系统疾病。通过临床观察发现，凡用本穴组治疗能获取疗效者，多能在此处找到瘀络反应，也就是说，若是本穴的适应证，就会在此处有相应的反应，可见本穴处应是生殖系统的一个反映部位。记得在1年前曾治疗了笔者学生所接诊的一名慢性附睾炎患者，就是以大间穴、小间穴、浮间穴为主穴治疗（当时察看患者此处有瘀络反应），1次症状缓解，3次症状消失，长达几年难言之隐就仅用几穴而解决，患者对此连连称赞针灸之神奇。可见此穴组对生殖系统疾病有确实的作用。

赖金雄医师曾指出，本穴组治疗疝气应针对中医辨证为寒疝的患者，或是在此部位有瘀络反应点者用之有效，所以临证时应当明确，这是符合中医辨证思维的运用。

2. 在五穴解剖中，仅有小间穴和中间穴含有肺分支神经，因此二穴还能作用于肺，能治疗咳嗽、咳痰之呼吸系统疾病，所以在小间穴功用中有吐黄痰的功效，其穴下有心肺神经，对心肺之疾有殊效，所以有心脏之疾并有咳嗽时，其穴有显著的疗效，其功效性已得到了临床的有效验证。中间穴有治疗胸部发闷的作用，笔者对此有所用。如曾治疗一青年男性患者，因感冒后咳吐黄痰重，用药效不佳，仅针小间穴一次立见大效。笔者针对吐痰的不同情况有针对性处理：咳吐黄痰用小间穴；咳痰不畅者用重子、重仙穴；痰多者用传统针灸丰隆穴。

3. 大间穴、小间穴及中间穴治疗功用中均有治疗膝痛的记载，董师强调心与膝之间有重要的关系，认为治疗心脏的穴位都能治疗膝痛之疾，如大、小及中间穴，尤其是中间穴，还有心膝穴、心门穴、通关穴、通山穴、通天穴等。杨维杰医师乃从别通经理论来解释这一作用原理，认为膝关节乃主要由足阳明胃经所过，胃与心包相别通，如内关治疗膝痛极具特效。各穴所治疗的膝痛不同，将在以下相关穴位对此解释。

4. 赖金雄医师有用大间穴治疗手指麻木的经验，治手指麻木时先针对侧的金门及束骨，再针本穴，其治疗原理笔者尚未其解；本穴组还能治疗心脏病，其五穴均有心脏神经所过，大间、小间及中间穴作用最效，若心脏有病者，在此处若见瘀络而刺血，可速见其效，中间穴浅刺 2 分则治疗心绞痛。

5. 笔者针手指部之穴皆以 13mm 长度的针用之，针体细小，痛苦极小，患者易于接受。

6. 当代针灸对经络最重要的发现：认为经络是一个多层次的空间结构，也就是说经络因不同的深度控制着人体的不同部位，这一点对临床针刺治疗极为重要，而恰恰却被多数临床者所忽视。董师较早对此就有这一认识，并且极为灵活的运用于临床，在董氏针灸穴位中第一个穴位大间穴就强调了针刺深度的不同而效用不同。大间穴 5 分针，正下 1 分属心脏分支神经，正下 2~2.5 分为大小肠神经。小间穴用 5 分针，针下 1 分治心脏，针下 2~2.5 分为肺分支神经。在董氏针灸中还有诸多穴位皆是强调了针刺深度的具体运用。

针刺的深度对治疗起着至关重要的作用，所以在临床中必须明确。决定针刺深浅的因素是多方面的，病情是决定针刺深浅的关键，穴位所在是决定针刺深浅的基础，患者年龄、体质是决定针刺深浅的重要条件。在掌握针刺深浅时要因病、因穴、因人灵活运用。如足三里浅刺可治疗下肢疾病，中刺深可治疗消化系统疾病，深刺可治疗心肺疾患。治疗外感表证时刺风池宜浅，进针 7~12mm 即可，当治疗中风疾病之里证则需要深刺到 20~30mm。请读者在临床中不断体悟运用。

◎ 还巢穴 ◎

【部位】在无名指中节外侧（靠近小指之侧）正中央。

【解剖】肝副神经、肾副神经。

【主治】子宫痛、子宫瘤、子宫炎、月经不调、赤白带下、输卵管不通、子宫不正、小便过多、阴门发肿、安胎。

【取穴】当无名指外侧（偏向小指侧）正中央点取穴。（见图2-1-6）

【操作】针深一分至三分。

【注意】忌双手取穴。

【临床运用及说明】

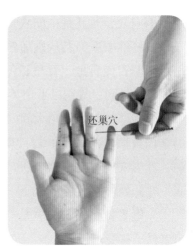

还巢穴

图2-1-6

还巢穴作用特性：具有通胞宫、调经血、理下焦、温下元的作用特性。

1. 本穴自董师传承以来，均配妇科穴用以治疗妇科病，是公认的妇科病之特效穴。杨维杰医师和赖金雄医师均称本穴组为送子观音穴，言之本穴组治疗不孕症特效，笔者也长期用本穴组治疗不孕之疾，临床以本穴组为主穴，结合辨证治疗数例相关患者，作用确具特效，笔者曾治疗数例不孕症患者，而经治疗后不但能受孕，且在治疗的患者中有8对为双胞胎患者，可见本穴乃有促进排卵功效。本穴对妇科病治疗已是临床之共识，所以无须多言。杨维杰医师对本穴的解释仍从别通经理论而探析。本穴位于无名指，处于三焦，以三焦与肾相别通理论而用，肾主生殖，透过理三焦、疏肝胆之作用，由此而发挥良好的治疗功效，对此可以参考理解。

2. 本穴有人又称为凰巢穴，赖金雄医师认为，有凰巢穴就有凤巢穴，凤与凰同在才符合自然之规律，只有如此才能达到中医阴阳平衡之理论。故而有了凤巢和凰巢之分，关于凤巢穴的具体运用在其相关补遗穴之章节进行讨论。

3. 还巢穴、妇科穴配通肾、通胃之穴组用于保胎预防流产作用极效，可用于滑胎、先兆流产、胎动不安等情况。

4. 笔者曾用本穴治疗一名小腹隐痛数年的患者，患者女性，45岁，小腹隐痛数年未愈，曾做西医各种检查，未查出明显的器质性疾病，也服用中药汤剂数次，一直未解决，病情时轻时重。来诊后查见在本穴周围明显的瘀络青筋，就此点刺放血，并针妇科穴、人皇穴和水晶穴，针后立感小腹舒适，疼痛消失，患者连喊"神奇"之术，共针3次未见复发。后带多名不同患者来诊，并由此喜欢上中医。

◦ 指驷马 ◦

【部位】食指背第 2 节外侧（偏小指侧），中央线外开 2 分之直线上。

【解剖】桡神经、正中神经、肺分支神经。

【主治】肋膜炎、肋膜痛、皮肤病、颜面黑斑、鼻炎、耳鸣、耳炎。

【取穴】当食指背第 2 节中央线外开（偏向小指侧）二分之中点一穴，其上三分一穴，其下三分一穴，共 3 穴。（见图 2-1-7）

【操作】针深半分。

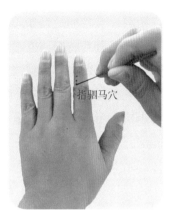

指驷马穴

图 2-1-7

【临床运用及说明】

指驷马穴作用特性：具有理肺气、通皮毛、舒胸胁的作用特性。

1.在手指上有指驷马，在下肢有足驷马，在上下肢存在相同之穴组，这表明了董氏针灸取穴注重全息理论运用，在人身不同部位有相同的穴组出现，这是对全息理论最好的诠释。其穴在食指区，食指是董师所定的肺、气管反应区，并且本穴有肺分支神经所过，其功效作用于肺，所以针刺此穴组有调肺气的功能，肺主皮毛，所以能治疗皮肤病，对颜面的黑斑有特殊的疗效，常配用上三黄穴同用调理面部黑斑。对手皮肤病之富贵手极具特效，杨维杰医师有用本穴配木穴治疗本病特效经验。笔者常结合十宣刺血治疗本病。笔者在 3 年前治疗一位常达 5 年之久的顽固性富贵手患者，针用本穴配木穴而未愈，后以十宣刺血，针刺劳宫、八邪、曲池而愈。所以在临床治疗时还应考虑辨证的问题，不是一个穴位一定治疗哪种疾病，否则就会陷入单纯效穴或经验取穴的治疗模式。

2.根据肺开窍于鼻的原理，用本穴还能治疗各种鼻疾，这一作用原理也经许多临床所验证，以达成临床之共识，可用于鼻炎、鼻窦炎、鼻塞、流涕等情况。

3.赖金雄医师所著的《董氏针灸奇穴经验录》中所载董师用本穴治疗的一病案：有一妇人哺乳后，其子已 12 岁，早已不吃奶，但看遍台北中西医，竟无法回奶，经董师针刺本穴 3 次，竟将 12 年乳水不退之疾治愈，实在令人叹为观止。董师所治其病案已久，也尚无记载所治的取穴理由，很难考虑董师所选穴的依据，据考虑其理由可有两点，一是或许应在此处有瘀络之反应来取穴，二是根据藏象理论之运用，驷马穴作用于肺，乳房处于胸部，或许两点皆有之，是否如此尚不得知。通过董师所治这一病案记载，继后都认为本穴能退乳回奶。笔者也曾治疗过十几例回乳者，多是以传统针灸穴位而用，主要以光明配足临泣为法，然后让患者每日配合喝大剂量的麦芽（至少120g）水，疗效非常好，一般二三日可止，后有4例加用本穴组临床试用，因未单独用本穴，所以笔者尚不能确定这一实际功效如何，有待以后进一步验证。

◎ 指五金、指千金 ◎

【部位】食指背第 1 节中央外开（偏向小指侧）2 分直线上。

【解剖】桡神经、肺分支神经。

【主治】肠炎、腹痛、鱼刺梗喉。

【取穴】当食指背第一节中央线向外开 2 分直线上，距第 2 节横纹三分三为指五金，六分六为指千金。（见图 2-1-8）

【操作】针深半分。

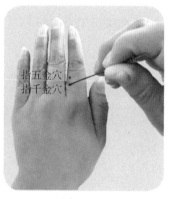

指五金穴
指千金穴

图 2-1-8

【临床运用及说明】

指五金、指千金穴作用特性：具有利咽喉、调肠腑的作用特性。

1. 五金、千金则有指五金、手五金、足五金、足千金之分，其功用既有相同之处，也有不同之处，手指中的五金及千金用之最少。考虑其穴名中的五或千，可言其功效广泛的意思，金则代表肺气之意，可调其肺脏。赖金雄医师言本穴可治疗一般的气痛有效，对器质性的痛效不佳。

2. 本穴有治疗鱼刺梗喉的作用，本穴组在 3 个不同部位的穴组均有这一功效。笔者在开始学习董氏针法时从不在意这一功效运用，后来在讲课时也很少谈及这一效用，能对本穴引起重视还是笔者亲试之后。4 年前笔者在一次吃午饭时，因工作非常繁忙，吃饭特别仓促，在吃酸菜鱼时被鱼刺卡住喉咙，用各种方法不能将其咳出，最后到附近县级中医院耳鼻喉科去取，经医师反复检查未能看到鱼刺，只得无奈返回，此时想起了本穴组，就此抱着试一试的心态针刺了本穴组，针后约三五分钟之时，因咽喉部刺激难受，和先前那样不经意咳之，没想到这次顺利地咳出 3 根如发一样的鱼刺，顿感咽喉轻松，内心无以言表的激动和惊叹，可见董师所言及的治疗功效并不徒设，应当深入领悟各穴之功效，自此对董氏奇穴更增加了厚爱之心和对董师的敬佩之情。

◎ 心膝穴 ◎

【部位】在中指背第 2 节中央两侧。

【解剖】正中神经、心脏分支神经。

【主治】膝盖痛、肩胛痛。

【取穴】当中指背第 2 节两侧之中央点，共两穴。（见图 2-1-9）

【操作】针深半分。

【临床运用及说明】

心膝穴作用特性：具有通经络、活气血、止痹痛的作用特性。

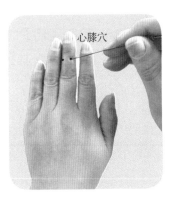

图 2-1-9

1. 本穴原著中治疗非常明确，以治疗膝痛和肩胛痛为用，治疗膝关节疼痛一直是本穴在临床最主要的作用，其穴有心脏分支神经，凡董氏针灸中有心脏神经者，均能治疗膝关节疼痛，本穴其共识以治膝关节增生为要，多常配用胆穴。赖金雄医师由此发展为治疗膝关节无力及曲泉穴一带的疼痛。

2. 本穴下有正中神经（所指的是脊椎神经），所以可治疗脊椎痛，这是对应取穴之意，中指在中间，对应于脊椎，其穴点在指背两侧，有类似脊背上之夹脊穴，所以用之有较好的功效，主要用于胸椎部位的疼痛，因其穴在中指背之上端，仍是对应之用，可配用传统针灸印堂穴、后溪穴治疗，这一功效笔者在临床常常用之，获效满意。

◎ 木火穴 ◎

【部位】在中指背第 3 节横纹中央。

【解剖】正中神经，心脏及肝分支神经。

【主治】半身不遂（此穴曾用于治疗柬埔寨龙诺之半身不遂，有奇效）。

【取穴】当中指背第3节横纹中央点是穴。（见图2-1-10）

【操作】横指皮下半分（针尖朝向尺侧）。

【注意】第1次限用5分钟，5日后限用3分钟，又5日后限用1分钟。时间及次数均不可多用。

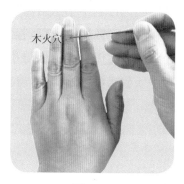

图2-1-10

【临床运用及说明】

木火穴作用特性：具有通经络、活气血、调元气的作用特性。

1. 本穴是董师治疗柬埔寨总统龙诺之中风后遗症发现之新穴，当时董师在本穴位置发现了明显的瘀络，所以就以此而用，针刺后，龙诺冰冷的下肢顿时有了温热之感觉，并且有了力量。因其使冰冷的下肢增加了热量，有火之效，且治疗疗效迅速，还有解郁之作用，所以取其为木火，应先有实际功效，后董师根据其功用命其名。自此本穴成为董氏针灸要穴之一，是治疗中风偏瘫后遗症之主穴，这一临床运用已达成临床之共识。针刺本穴要讲究方法，一般应先单独针刺本穴，同时要配合动气针法，不用动气针法疗效则大大降低，甚或没有疗效。起针之后再运用其他治疗方案，且每次严格控制时间，一般首次5~7分钟时间，最长不能超过10分钟，每次所用的时间相递减，逐渐减至1分钟后而停用，一般连用7日为1疗程，经休息几日后，可以再行下一个疗程的治疗。

本穴以调动身体的元气而发挥作用，当机体非常虚弱之时运用效果不佳，也不宜运用，若用时间较长，就会耗伤人体正气，所以不可多用。而在董氏针灸传承中有人主张除了中指背上之外，其余4指均有相关穴位，要求同用，这一理论显然不符合董师的设穴思想，因为本穴是调动人身之元气，而不是调和人身元气的作用，这样不但起不到治疗作用，反而会伤到人体之正气。可以根据瘀络在不同手指上的出现确定穴位点，而不能在4个手指上同时定穴，更不能几穴同用，在临床应当注意这种董氏针灸乱设穴的不良现象，以免将董氏针灸误入歧途。

本穴也是笔者非常喜用的穴位，确有很好的实效性，记得4年前治疗一名58岁女性患者，中风偏瘫近2年，患侧肢体不能运动，一直卧床不起，经人介绍来诊，即以针刺本穴，当针刺行针时嘱患者活动患肢，患者言肢体一点不能动，便鼓励患者尝试有意识的抬肢体，当3分钟后第2次行针时，患者完全没想到的而将患肢抬起了十余厘米之高度，此时患者号啕大哭，笔者甚是不解为何而哭，原来是因喜极而泣，因近2年来不能活动肢体，没想到突然就能动了，过于激动而致。再次验证了董氏针灸神奇之功效。

2. 本穴常用于治疗四肢发凉的患者，通过运用来看，本穴对下肢治疗效果好，对上肢作用差。一般为健侧取穴，针尖向小指方向横刺，横针皮下半分。取穴仍以瘀络出现为最效，是本穴用穴指征，不仅可以毫针刺，刺血也是本穴用穴的重要途径，以瘀络而刺。

3. 赖金雄医师还用于小腿胀痛及曲泉穴一带筋紧的治疗；杨维杰医师还用于膝内侧痛及小腿酸痛的治疗。小腿如果为冷痛则作用好，若是仅酸痛，则疗效不佳，笔者常以火腑海穴而解之。

◎ 肺心穴 ◎

【部位】在中指背第2节中央线。

【解剖】正中神经、心脏及肺分支神经。

【主治】脊椎痛、颈痛、小腿胀痛。

【取穴】当中指背第2节中央线上，距上下横纹三分三各一穴，共2穴。（见图2-1-11）

【操作】横针皮下半分。

【临床运用及说明】

肺心穴作用特性：具有通督、宣通气血的作用特性。

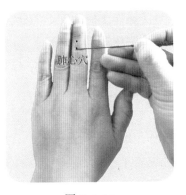

图 2-1-11

1. 本穴名顾名思义，作用于心肺，调治在上焦，因此能治疗脊椎痛（胸椎痛），其穴下有正中神经（为脊椎神经），故作用于脊椎治疗，还有心脏和肺分支神经通过，其穴在手指上部，对应于胸椎，所以对上焦治疗特别有效。笔者治疗一名胸闷日久的患者，曾多次服用中成药及中药，一直未愈，就此针本穴组配膻中，一次而解，所以本穴具有很好的宽胸理气、通调气血作用。

2. 赖金雄医师根据临床经验还常用于尾椎（第十六椎）以下至尾椎骨尖端痛、髂骨后上棘两侧痛、足跟痛，均具特效，这是赖医师之临床运用经验，其运用理论可能以调督脉之气血有关，通过这些临床效用来看，本穴治疗范围和传统经穴的昆仑穴十分相近，其穴善治疗两头痛（颈椎和腰骶部），肺心穴也具有这一作用特性，临床两穴常相互配用治疗颈部及腰骶部疾病，笔者在临床治疗上述疾病，常相互配用发挥良好的作用，是治疗颈项部和腰骶部之有效配用。

◎ 二角明穴 ◎

【部位】在中指背第 1 节中央线上。

【解剖】桡尺交叉神经、肾神经。

【主治】闪腰岔气、肾痛、眉棱骨痛、鼻骨痛。

【取穴】当中指背第 1 节中央线上，距第 2 节横纹三分三一穴，六分六一穴，共 2 穴。（见图 2-1-12）

【操作】横针皮下半分。

【临床运用及说明】

二角明穴作用特性：具有补肾气、通经络、止痹痛的作用特性。

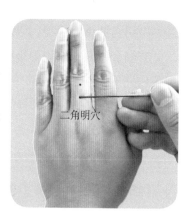

二角明穴

图 2-1-12

1. 本穴所用的核心理论就是以调肾为用，其穴下为肾神经所过，董师原著作用以治疗闪腰岔气、肾痛为主。这里所言的闪腰岔气主要以肾虚而致者，如笔者 1 年前治一患者，女性，56 岁，以反复闪腰岔气来诊，此次发作腰痛明显，难以活动，经查掌外缘（尺侧）小肠经上青筋明显，患者有明显腰酸症状，故诊为肾虚之闪腰岔气，经用本穴配腕顺穴针刺，一次症状基本消失。临床所用发挥也多是以调肾为用，如赖金雄医师所言的腰眼痛及肾的募穴京门穴处疼痛，均是以此理论发挥所得，均是以调肾为用。

2. 本穴还能用于眉棱骨、前头痛、鼻炎、鼻骨痛的治疗。其作用机制尚不清楚，笔者曾用本穴以治疗眉棱骨痛，临床治疗效果确实。针刺时向小指方向沿皮刺。有人主张一针透两穴之用，这一针刺法失去了穴位原有的意义，笔者主张原有的操作方法。

3. 目前在临床常以本穴治疗眼疾，言之有良效，并成为本穴主要的治疗功能，根据眼疾的不同配用相关穴位，笔者在临床对此尚无可靠的应用经验，有心读者可试用其效如何。

◎ 胆穴 ◎

【部位】在中指第 1 节两侧中点。

【解剖】桡尺神经皮下支、胆神经。

【主治】心惊、小儿夜哭。

【取穴】当中指第 1 节两侧之中点，共 2 穴。（见图 2-1-13）

【操作】以三棱针点刺出血。

【临床运用及说明】

胆穴作用特性：具有养心安神、和胃利胆的作用特性。

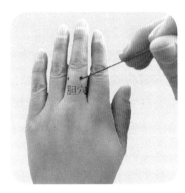

图 2-1-13

1. 本穴以治疗小儿夜哭为其主要的作用，这也是董师取名为胆穴的原因。本穴作用疗效非常肯定，笔者及笔者学生经常以此穴用于小儿夜哭的治疗，效果卓著，在小儿运用时常以指掐法用之，所以笔者在临床将其穴直接称之为"夜哭穴"。

2. 本穴还常用于膝痛的治疗，多与心膝穴同用，也可以单独用之，尤适宜于膝关节增生性疾病。

3. 赖金雄医师还将本穴用于外踝痛、足跟腱痛、手大指痛；与肺心穴相配用于头痛，笔者对这一作用尚无临床运用经验。

◎ 指三重穴 ◎

【部位】在无名指中节之外侧（即小指侧）。

【解剖】尺神经、肝副神经、肾副神经。

【主治】祛风，治颜面神经麻痹、乳肿大、肌肉萎缩。

【取穴】当无名指中节中央线外开（偏向小指侧）2 分中点一穴，其上 1/3 一穴，其下 1/3 一穴，共 3 穴。（见图 2-1-14）

【操作】针深半分。

【临床运用及说明】

指三重穴作用特性：具有理三焦、活气血、健脾气的作用特性。

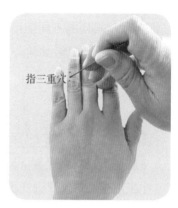

1. 三重穴在手和足上各有一组穴，本穴组处于手少阳经脉上、足三重处于足少阳经脉中，均与少阳经脉有关，因此其治疗主要以活血化瘀、偏于少阳经脉循行之病证为主用。二个部位穴组功效相近，但同中有异，本穴组因在上焦，其用以治上焦之少阳病为主，其治偏于人

图 2-1-14

身上部疾病，如颜面神经麻痹、头痛、乳房肿大等，尤其是偏头痛极具特效，对此，无论杨维杰医师还是赖金雄医师临床经验，均言本穴治疗偏头痛具有极佳的效验。本部位活血化瘀功效稍逊于足部穴组，但本穴取穴更加方便。本穴组所用有其明确的规律性，与经络所行密切相关。

2. 赖金雄医师还有以本穴配人皇穴治疗后头痛、后项痛之经验，其原理难以考究。

3. 本穴组治疗乳房疾病确具良效，笔者对此有许多临床治验，验证了本穴组对此良好的功效性，无论是乳腺增生还是结节包块皆有较好的效验，常与足三重交替用，笔者常配水曲穴、足三里、膻中穴组合运用，作用迅速，功效好，确值得推广运用。

◎ 指肾穴 ◎

【部位】在无名指背第 1 节之外侧（偏向小指侧）。

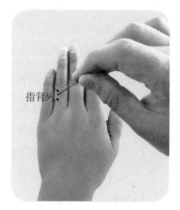

【解剖】尺神经、肝副神经、肾副神经。

【主治】口干、肾亏、心脏衰弱、背痛。

【取穴】当无名指背第 1 节中央线外开 1/2 中点一穴，其上 1/3 一穴，其下 1/3 一穴，共 3 穴。（见图 2-1-15）

【操作】针深半分。

【运用】治背痛宜三针同下。

图 2-1-15

【临床运用及说明】

指肾穴作用特性：具有补肾益精、滋阴泻火的作用特性。

1. 本穴名为指肾穴，其下有肾副神经所过，其作用也主要与肾有关，作用主治与下肢的通肾、通胃、通背之穴组非常相近，本穴组处于三焦经脉上，三焦与肾相别通，故能用于肾病的治疗，本穴组重点以滋阴为用，用于肾阴亏虚之疾，如口干之津液不足之疾，其功效稍逊于下肢通肾、通胃、通背三穴，本穴组应用时必须 3 点同用，下肢三穴可据情况灵活运用，不一定要 3 点同用，这是运用中的一个区别。

2. 赖金雄医师和杨维杰医师均言本穴组治疗阔背肌（膏肓穴附近）处疼痛较好，赖医师还强调三穴点同用，下肢通背穴单用即可治疗背痛，这又是其中的一个区别。

◎ 火膝穴 ◎

【部位】在小指甲外侧角后 2 分。

【解剖】尺神经、心脏神经。

【主治】膝盖痛、关节炎、心脏性之风湿病。因生气而痰迷心窍之即精神病，两边同时用针。

【取穴】当小指甲外侧角之后 2 分处取穴。（见图 2-1-16）

【操作】针深半分。

【临床运用及说明】

火膝穴作用特性：具有疏肝解郁、涌吐痰涎、行气活血的作用特性。

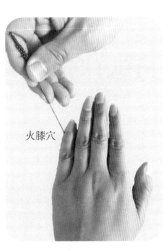

火膝穴

图 2-1-16

1. 本穴与传统针灸少泽穴相近，但是临床所用则与少泽穴完全不同，董师是根据其功用和其特性而命名，因为其穴点在小肠经，小肠与心相表里，故名为火，因对膝关节疾病有显著疗效，所以有火膝穴之称。

2. 对于本穴的临床运用，董师有相关医案之记载：有一女性患者，因与丈夫吵架，而得急性精神分裂症，董师针双火膝穴，当时吐痰涎约 2 碗余，其病立愈。通过其医案之记载，可见董师针术之绝妙，本穴之灵验。通过其治疗结果来看，本穴有涌吐痰涎、催吐之功，通过中医理论分析，精神之疾，多为痰迷心窍而致，本穴为小肠之井穴，小肠与心相表里，所以能有其特效。根据董师所治这一病案，本穴在治疗急性发作之痰迷心窍成为临床一个重要作用，根据这一特性，还常用于痰迷心窍之神志性疾病，对此笔者在临床所用，确具其效。

3. 其穴处于与心经相表里的小肠经脉上，其下有心脏神经，故可用于心脏疾病的治疗，常用于急性心痛。董师所设能治心脏疾病的穴位皆能治疗膝痛，本穴也不例外，但本穴在临床治疗膝痛方面用之较少，翻阅董氏针灸一些书籍资料，很少见到用本穴治疗膝痛的病案，笔者在临床也较少用之；本穴还能用于小肠经脉循行线上之肩痛，这是经络所行之用；赖金雄医师还用本穴治疗二尖瓣阻塞引起的曲泉至阴陵泉一带筋急、耻骨至大腿足阳明胃经一带酸痛、膝盖痛之经验。这些功用在临床笔者较少用之，尚无相关运用经验。有待读者进一步临床验证。

◎ 木穴（又名手感冒穴）◎

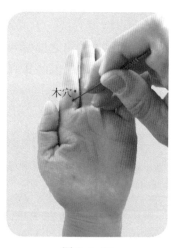

木穴·

图 2-1-17

【部位】在掌面食指内侧（偏向小指侧）。

【解剖】正中神经、指掌侧固有神经、肝神经、肺神经。

【主治】肝火旺、脾气急。眼发干、流泪、发汗、止汗、感冒、发寒热、皮肤病、手掌皮肤硬化（鹅掌风）、角化不全（手掌心脱皮）。

【取穴】当掌面食指内侧，距中央线 2 分之直线上，上穴距第 2 节横纹三分三，下穴距第 2 节横纹六分六，共 2 穴（男左女右或右以穴为主）。（见图 2-1-17）

【操作】针深半分。

【临床运用及说明】

木穴作用特性：具有平肝调肝、潜阳息风的作用特性。

1. 本穴关于解剖方面记载有所不同，在董师原著中无肺神经之记载，赖金雄医师所著的《董氏针灸奇穴经验录》中去掉了肝神经，加上了肺神经，所以董氏针灸相关书籍中对本穴的解剖不一致，对此，刘毅医师在《董氏针灸注疏》中曾记载："杨师将木穴的解剖修正为肺神经，并言之本穴是以金制燥木为用。"大家可以参考领悟。也有将本穴定为三个穴点，上下 1/3 各一穴点，中点一点，但笔者在临床仍遵从原著所言的定穴方法而用。

2. 本穴在董师原著中治疗作用仅有肝火旺、脾气急一句话，或许有读者感觉本穴治疗功用较窄，其实不然，本穴治疗用途极广，凡肝火旺及肝郁之症皆能处理，有太冲、行间两穴之效用，具有双向调节作用，其疗效更为迅速。时下，因社会发展速度较快，社会节奏也快，所以肝郁或肝火旺盛的人特别多，是当前致病之首要因素，所以需要疏肝解郁的人特别多，本穴大有用处。笔者在 3 年前治疗一女性患者，因脸面肝斑、脾气特别暴躁而来诊，以木穴配指驷马、木炎穴、足三里治疗，肝斑消失，脾气变得温顺，其老公乃与笔者玩笑曰"无意中给换了一个新媳妇，甚是感谢笔者"。

3. 本穴又名为手感冒穴，用于感冒的治疗极具特效。最适宜于鼻塞、流涕的患者，杨维杰医师及赖金雄医师均言本穴治疗流涕在顷刻之间，所言极是。如笔者所治一患者，从不信针灸，因感冒之后流涕不断，因巧合遇到笔者，以半信半疑的心态试之，针本穴配迎香，5 分钟之后鼻涕症状立缓解，留针 15 分钟，症状明显缓解，自此对针灸深信不疑，并成了笔者的忠实患者，后让其女儿跟随笔者学习针灸之术。

4. 本穴对手皮肤病作用好，可治疗手出汗、手干燥、手发痒、手皮发硬、手掌裂纹等，常配用指驷马并用，以取患侧用穴，这是本穴的一个较为理想的作用，在临床对此多有发挥，在指驷马穴中已言之，故不再赘述。

5. 透过肝开窍于目的理论，本穴常用于眼疾的治疗，作用具有特效，常用于迎风流泪、眼睛干涩、眼痒、目赤肿痛、视物模糊、近视等具有确实的疗效，所用原理仍是根据中医藏象中的肝开窍于目。临床常配用二角明、光明穴、肾关穴、中白穴运用。这证明了董氏针灸与藏象理论之间的重要关系，所以学习董氏针灸仍要以中医理论为核心，不可偏离，这是学好用好董氏针灸的要点之一。

◎ 脾肿穴 ◎

【部位】在掌面中指第 2 节中央线。

【解剖】正中神经，脾神经。

【主治】脾肿大、脾炎、脾硬化。

【取穴】当掌面中指第 2 节中央线上，距第 3 节横纹三分三一穴，六分六一穴，共 2 穴。（见图 2-1-18）

【操作】针深半分。

【临床运用及说明】

脾肿穴作用特性：具有疏肝健脾、利湿消肿的作用特性。

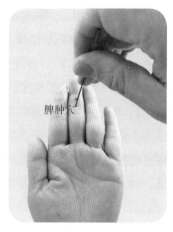

图 2-1-18

1.本穴名为脾肿穴，其穴下有脾神经通过，其治也是关于脾病，并治疗脾脏肿大，是对症处理用穴。临床治疗脾脏肿大常配木斗、木留、三重等穴同用。

2.赖金雄医师根据脾主运化的理论（笔者认为），配用通关、通山治疗消化不良；配足三里、内关、中脘，并温灸神阙、气海、关元等穴，治疗胃下垂有殊效。通过这一治疗原理来看，本穴有健脾胃之效，可用于脾胃虚弱相关疾病的治疗。

3.刘毅医师用本穴治疗脂肪肝之用，言对早期脂肪肝、早期酒精肝有较好的作用，笔者目前尚无运用这一经验，读者可对此临床验证。

◎ 心常穴 ◎

【部位】在掌面中指第 1 节之中央线外开（偏向尺侧）2 分处。

【解剖】正中神经、心脏神经、指掌侧固有神经。

【主治】心悸、心脏病、心脏性之风湿病。

【取穴】当掌面中指第 1 节中线外开（偏向尺侧）2 分，距第 2 节横纹三分三一穴，六分六一穴，共 2 穴。（见图 2-1-19）

【操作】针深半分。

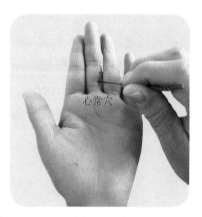

图 2-1-19

【临床运用及说明】

心常穴作用特性：具有宁心泻火、祛邪安神的作用特性。

1. 其穴名根据功用而定，因能使不规律的心跳而恢复正常，故名为心常，用于心悸及心律失常之疾患，可用于西医中的心动过速、早搏等疾病，尤其心动过速作用好。笔者用本穴曾治疗多例心悸不安（心动过速、心动过缓及心律不齐等）的患者，治疗疗效较为突出，如笔者于半年前治疗一名女性患者，因生气急躁等因素而致心悸不安，曾口服多种药物，疗效不佳，前来针灸治疗，即针刺本穴组配木炎穴，一次治疗明显缓解，经 3 次治疗症状消失。

2. 赖金雄医师、杨维杰医师均言本穴治疗心脏扩大有良效，杨维杰医师运用本穴多配用背部穴位点刺放血，如三金穴等，先点刺放血再配本穴治疗。笔者多配用传统针灸的内关穴、足三里并用，疗效仍然极为突出。

3. 胡文智医师在其所著书中言："心常穴配灵骨、大白治疗肺癌、肺气肿特效。"并有大量相关病案之记载，笔者尚无运用之经验，读者可对此验证其效。丘雅昌医师言本穴配小间穴能治疗咳嗽且有心脏病的患者，有确实疗效。

◎ 木炎穴 ◎

【部位】在掌面无名指第 2 节中央线外开（偏向尺侧）2 分，距第 2 节横纹三分三一穴，六分六一穴，共 2 穴。

【解剖】尺神经、肝神经、指掌侧固有神经。

【主治】肝炎、肝肿大、肝硬化。

【取穴】在掌面无名指第 2 节中央线外开（偏向尺侧）2 分，距第 2 节横纹三分三一穴，六分六一穴，共 2 穴。（见图 2-1-20）

【操作】针深半分。

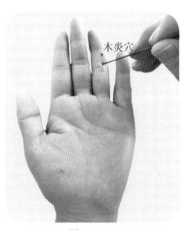

图 2-1-20

【临床运用及说明】

木炎穴作用特性：具有清肝泻火、疏肝理气的作用特性。

火性炎上，木炎乃肝木之火之意，以清肝火为用，其功效犹如行间穴之效，行间穴有平肝风之作用，但本穴这一作用不明显，但清肝热、息肝火作用较强，对肝火而致的口苦、易怒、烦躁、胁肋胀痛等症状有殊效。适宜于脉弦数者，凡见弦数之脉皆可取用本穴来处理。

◎ 三眼穴 ◎

【部位】在掌面无名指第 1 节内侧（桡侧）。

【解剖】正中神经、指掌侧固有神经。

【主治】补针，功同足三里穴。

【取穴】当掌面无名指第 1 节中央线内开 2 分（桡侧），距第 2 节横纹 2 分处是穴。（见图 2-1-21）

【操作】针深半分。

【临床运用及说明】

三眼穴作用特性：具有健脾和胃、调补气血的作用特性。

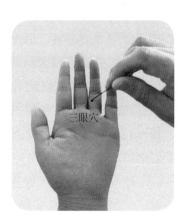

图 2-1-21

本穴定位偏手指桡侧缘，在手指以偏桡侧定位穴极少。其功用言之等同足三里，其临床疗效远远逊于足三里之效，所以此穴临床用之较少，各医家也尚未见到临床运用发挥，笔者若需要补法，就用足三里而针或灸，所以对此穴也无经验可谈。

◎ 复原穴 ◎

【部位】在掌面无名指第 1 节中线外开（偏向尺侧）2 分处。

【解剖】尺神经、肝神经、指掌侧固有神经。

【主治】消骨头胀大。

【取穴】当掌面无名指第 1 节中央线外开（偏向尺侧）2 分直线之中点一穴，其上 3 分一穴，其下 3 分一穴，共 3 穴。（见图 2-1-22）

【操作】针深半分。

【临床运用及说明】

复原穴作用特性：具有通经活络、消肿止痛

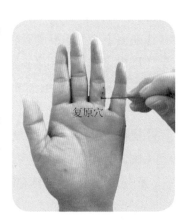

图 2-1-22

的作用特性。

　　本穴的主治作用较为明确，董师言本穴消骨头之胀大，临床一般均认为本穴以治疗骨质增生为用。笔者认为本穴乃治疗各关节无名原因的肿胀或风湿等原因而致的关节之肿胀，并非是关节增生而致的疾病。笔者曾治疗一名65岁的男性患者，中指关节无名原因肿大4个月余，微红微痛，曾到本地医院放射性检查，未查明原因，未采取治疗措施，经笔者学生介绍来诊，先于制污穴处点刺刺血，再以本穴针刺治疗，经针3次后恢复如常。对这一临床运用（制污穴刺血，配本穴毫针刺），笔者的学生也有多例相关治疗经验，获效均理想，对此考虑治症应为肿胀而非骨质增生。其理论到底是否可靠，还需要进一步大量的相关临床来验证。

◦ 眼黄穴 ◦

　　【部位】在掌面小指第2节之中央点。

　　【解剖】尺神经、胆神经。

　　【主治】眼发黄。

　　【取穴】当掌面小指第2节之中央点是穴。（见图2-1-23）

　　【操作】针深半分。

　　【临床运用及说明】

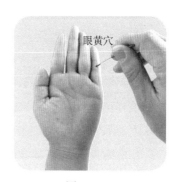

图 2-1-23

　　眼黄穴作用特性：具有利湿退黄的作用特性。

　　本穴在心经与小肠经脉上，手少阴经脉病候中有"主心所生病者，目黄……"之病证；手太阳小肠经病候中也有"主液所生病者，耳聋，目黄……"之运用，尤其手太阳小肠经与眼睛联系密切。其支者"从缺盆上颈，上颊，至目锐眦，却入耳中"，其支者"别颊上拙，抵鼻，至目内眦"，本经既联系了目内眦，又联系了目外眦，与眼睛关系密切。小肠经主液，与津液有主要关系，腕骨穴为小肠经原穴，小肠为分水之官，能泌别清浊祛湿，是临床用于治疗黄疸之要穴，笔者从以上的相关理论思考本穴也是此原理而发生治疗作用，而能用于目黄疾病的治疗，适用于心经与小肠经脉所言的眼发黄。

◎ 妇科穴 ◎

【部位】在大指（背）第 1 节之外侧（即尺侧）。

【解剖】桡神经、正中神经、子宫神经。

【主治】子宫炎、子宫痛（急、慢均可）、子宫瘤、小腹胀、妇人久年不孕、月经不调、经痛、月经过多或过少。

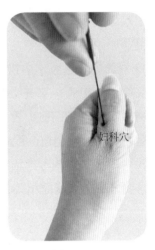

图 2-1-24

【取穴】当大指（背）第 1 节之中央线外开（偏向尺侧）3 分，距前横纹 1/3 处一穴，距该横纹 2/3 处一穴，共 2 穴。（见图 2-1-24）

【操作】5 分针，针深 2 分，一用两针。

【临床运用及说明】

妇科穴作用特性：具有理胞宫、通下焦、温下元、调经血的作用特性。

1. 本穴是董氏针灸常用重要穴位之一，治疗妇科之疾作用广泛，可用于多种妇科病，犹如传统针灸三阴交治疗妇科病之广泛，一般均配用还巢穴，较少单独用之，一般两穴左右交替用针。本穴取穴方便，疗效肯定，故在董氏针灸中本穴有妇科病第一穴之称。

2. 本穴尤善治不孕症，所以在董氏针灸中，又被誉为"送子观音穴"，所言不虚。杨维杰医师记载以本穴为主穴治疗不孕症多达一百多例。笔者在临床以本穴治疗数例不孕症患者，疗效确实，并常配大赫、关元、三阴交、水晶穴治疗。笔者曾治疗一患者结婚 12 年未孕，通过现代医学检查未查出任何器质性疾病，曾服用中药汤剂数年，也一直未孕，后行针灸治疗 3 个月经周期而孕，并顺利生下一女婴。一般是于每次月经结束后立即行针刺，针刺到排卵期结束。

3. 本穴不仅对不孕症具有特效，另对痛经、子宫位置不正、月经不调之妇科病也具特效。笔者治疗痛经时常配太冲、地机为常用；治疗子宫异常配阳池、子宫为常用；治疗带下症常配木妇、行间、三阴交为常用；治疗月经不调常配姐妹穴、人皇穴为常用。

◎ 止涎穴 ◎

【部位】大指背第 1 节内侧（即桡侧）。

【解剖】桡神经，指掌侧固有神经。

【主治】小儿流口水。

【取穴】当大指背第 1 节之中央线内开（偏向桡侧）2 分，距前横纹 1/3 处一穴，又距该横纹 2/3 处一穴，共 2 穴。（见图 2-1-25）

【操作】针深 2 分。

【临床运用及说明】

止涎穴作用特性：具有调脾司津液的作用特性。

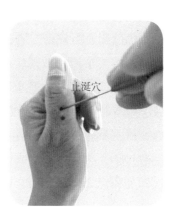

图 2-1-25

流涎俗称"流口水"，是指涎液经常不自觉地从口中流出的一种病症。中医称之为"滞颐"。中医认为，涎为脾之液，脾胃虚弱，失于调摄，故而流涎。正如《幼科释迷》所言："小儿多涎，亦由脾气不足，不能司布津液而成。"可见本穴有调脾司津液的功效，专用于小儿。流涎还有继发者，若因口腔炎症、口疮或长牙而致者，不是本穴所治的范围，应治疗原发疾病。在董氏针灸穴位中有两个穴位专用于小儿，一是本穴，还有胆穴，胆穴用于小儿夜啼的治疗，所以笔者将胆穴直接称之为小儿夜哭穴，犹如本穴之穴名，针对作用而定名。

◎ 制污穴 ◎

【部位】在大指背第 1 节中央线。

【解剖】桡神经浅支。

【主治】久年恶疮、恶瘤开刀后流水不止、不结口。

【取穴】当大指背第 1 节中央线。（见图 2-1-26）

【操作】以三棱针扎出黑血者当时见效。

【临床运用及说明】

制污穴作用特性：具有消肿止痛、收敛生肌

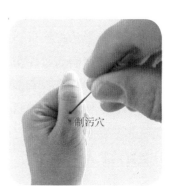

图 2-1-26

的作用特性。

1. 本穴在董师原著中不分穴点，以指背瘀络刺血为用，如有相关疾病，就在大指背处充分点刺放血。后有人将此穴分为3个穴点，以毫针扎之。但临床仍以刺血为常用，笔者所用均以刺血方法而用，尚无毫针针刺经验。

2. 本穴主治功效很明确，以治疗伤口不易愈合为主要治疗作用，其疗效也非常确实，作用功效也得到了董氏后人之验证。早在《董氏针灸奇穴经验录》中有载董师用本穴治疗病案：某师兄之女臀部长瘤，经医院开刀，久不收口，流水不止，董师为其在本穴放血，一次即愈。杨维杰医师也有相关病案记载：曾治一厨师，不慎切伤食指，历数月而不收口，仅以患侧制污穴点两次即见痊愈。笔者也有多例相关治疗病案，如治1例中风偏瘫患者，因在他院针刺治疗时并行远红外线，不慎烤伤患侧一部位，造成一栗子核大小伤口，经治疗4周而不愈合，且伤口不断加深。来诊后察看患侧大指背处有较多明显瘀络，即让笔者学生给以点刺患侧本穴之瘀络，经刺血后第2天伤口红肿就明显减轻，流水已减少，变得干燥，跟随学习的学生皆连连称奇，赞叹董氏针灸之神奇，共经点刺本穴3次而愈。再一次验证了董氏针灸之神奇性，大大增强了学生对针灸学习的兴趣和动力。

3. 本穴不仅对一般伤口有很好的作用，另对化脓性中耳炎、带状疱疹、牙龈脓肿破溃、手蜕皮、甲沟炎、青春痘等均有一定的治疗作用，根据不同的疾病再配以适宜的穴位。王全民医师还有用本穴治疗膝关节肿痛的临床经验，读者对此可通过临床试用其效。

4. 本穴对一般的伤口具有特殊作用，有针到病除之效，但对糖尿病而致的伤口感染，本穴也无很好的功效，所以在临证时应当明确这一点。本穴点刺放血后，再配以针刺外三关，可有事半功倍之效，这是董氏针灸研究者之共识。而笔者治疗伤口不愈合除了针刺外，常在伤口患处加用灸法，疗效更快捷，对糖尿病而致的伤口虽然用本穴针刺不佳，但用艾灸则有很好的治疗功效，笔者在临床曾有多例因糖尿病而致伤口不愈的患者，用艾灸方法治疗而愈。董氏针灸疗效固然很好，但也不是万能的，所以在临床应以多一些思路，多一些包容，吸取更多的优势方法，尽可能多掌握一些治疗手段，为临床更好的服务。

○ 五虎穴 ○

【部位】在大指掌面第1节外侧（即桡侧）。

【解剖】桡神经浅支，正中神经，指掌侧固有神经，脾神经。

【主治】治全身骨肿，踝扭伤且肿、脚跟痛、手指痛、头顶痛、膝后痛。

【取穴】大指掌骨第1节外侧，每2分一穴，共5穴。（见图2-1-27）

【操作】针深2分。

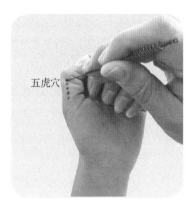

图 2-1-27

【临床运用及说明】

五虎穴作用特性：具有通经活络、消肿止痛的作用特性。

1.本穴以治疗手足关节疼痛麻木为特效，取穴思想以全息之法来对应，五虎穴的5个穴点分别对应于手指、脚趾、脚掌、脚跟。自第1掌骨至指间横纹共5穴，确立方法是自大拇指骨第1节上下两髁点画一条连线，由指尖向手掌，依序为五虎一、五虎二、五虎三、五虎四、五虎五。在针刺时首先定好其中点五虎三穴，这样取穴更加准确。

2.五虎穴其分别功效是：五虎一治疗手指痛、手掌痛及腱鞘炎；五虎三用于治疗脚趾痛；五虎二用于五虎一或五虎三之倒马针，加强二穴之作用；五虎四用于脚背痛；五虎五用于治疗脚跟痛。

3.赖金雄医师对本穴运用经验：足跟痛以五虎四、五配小节穴治疗；内外踝痛五虎四、五穴配中、下白穴甚效；治膝痛五虎四、五配肩中穴。

4.杨维杰医师言之以本穴组用于治疗脚背痛、脚跟痛、腱鞘炎的患者达数百例之多，所治患者中有很多经各种方法治疗乏效者，均能收到立竿见影之效果，且疗效持久。

5.五穴在临床确有很强的实效性，对四肢关节治疗均具特效，对类风湿关节炎所致的关节疼痛也有很好的作用，一般左右两侧交替用穴。笔者在临床以本穴组曾治疗数例相关患者，均取得了显著疗效。如5年前所治的笔者一名学生，食指无名原因的出现疼痛2周余，曾用它法治疗，无效告终。在笔者上课前就诊，立针刺五虎一、五虎二，针刺5分后立缓解，留针20分钟告愈。

❧ 本节小结 ❧

本部分为手指部位，又称为——部。本部分总计 27 穴名，104 个穴点。

本部分根据临床运用情况可将穴位分为一、二、三级来掌握，一级穴位为最常用穴位，是必须深入全面掌握穴位，二级穴位则为次常用穴位，为系统性掌握穴位，三级穴位为了解穴位。这一分类法可供读者在学习时参考。

一级穴位：妇科穴，还巢穴，制污穴，心膝穴，木火穴，肺心穴，二角明穴，胆穴，指三重穴，指肾穴，木穴，心常穴，五虎穴，指驷马穴，木炎穴。

二级穴位：大间穴，小间穴，浮间穴，外间穴，中间穴，止涎穴，脾肿穴。

三级穴位：眼黄穴，指五金穴、指千金穴，火膝穴，三眼穴，复原穴。

本部分取穴要点

——部位为手指部位，手指部穴位较多，临床功效较好，临床功用也非常多，所以——部穴位是临床极为重要的一部分，通过各穴位的取穴来看，感觉取穴比较复杂，但若能掌握了其取穴规律，则取穴就能迎刃而解。

凡在手指背及掌面手指的左右（手指宽度）取穴时，不论在中线外开还是内开多少，所有穴位取穴时紧贴着指骨边缘下针即可，这是简单可靠的方法，也是董氏针灸取穴的一大特点，为贴骨进针法。现代研究表明，针刺效应与骨膜传导有关，因此本部位的针刺多贴骨进针，收效显著。在手指部上下长度的定穴则依据穴位点多少而平均确定：如当一个穴点时，也就是在两指纹间仅有一穴者，采用二分点法，均在两指纹间中点处取穴。如眼黄穴、中间穴、还巢穴等；如当二个穴点时，也就是在两指纹间若有两穴，采用二穴三分点法，就将这一部位平均分为 3 个等份，那么就在两指节间距离之上下 1/3 处各取一穴。如木炎穴、木穴、妇科穴等；如当三个穴点时，也就是两指节间若有三穴，采用四分点法，就是将两指间分成 4 等份，在上下 1/4 处及中点各取一穴。在临床实际操作中，先将两指纹之中点取一穴，然后再以此中点穴距两边之中点各取一穴，这样简单实用。如指驷马穴、指三重穴、指肾穴等；如当五个穴点时，也就是两指节间若有五穴，采用六分点法，就是将两指纹间分成 6 等份，在六分之一处各取一穴。在实际临床中，先取两指纹之中点一穴，然后在此穴点上下纹各 1/3 处取一穴，计五穴。在临床中，连续五穴的穴位仅有五虎穴，因为本穴组在临床运用颇多，学会本穴组正确的取穴方法十分重要。

取穴及针刺注意事项

——部位穴位具有取穴方便，操作安全，见效迅速的优势特点，同时也有针刺疼痛敏感的特点，俗语言"十指连心"。因此在取穴时应注意操作方法，既可取得显著疗效，又能降低患者之痛苦。

——部位为手指部位，肌肉浅薄，神经敏感，因此在选用针具时，宜用细针短针，笔者在临床常以 0.25×13 的针具，这样可有效减轻患者之疼痛。并且一般多为一侧取穴（多为健侧取穴，个别情况也取用患侧，如当富贵手时，就取用患侧的木穴），很少两侧同取，临床应当注意。

手指部位范围较小，因此取穴一定要求准确，所以在针刺前先要准确的定位（对于根据反应点针刺时另当别论），再施以针刺。

手指部位望诊的临床运用

手指部位常是一些疾病的反应点，所以一些疾病常会在手指部位反映出来，此时就以针刺反应点为用，如常用的木火穴、五间穴（大间、小间、中间、外间、浮间）、重子穴、重仙穴等，在针刺时应观察穴位处有无相关反应，这就是董氏针灸的不定穴针法，所以在实施治疗时务必注意这一点。

手指部位也是董氏针灸诊断疾病的重要部分，将其手指各部定为不同的经脉，根据手指色泽（手指青筋暗点）变化来确定病变经脉。

食指至鱼际穴为肺经；中指至掌心劳宫穴为心经；无名指本节手心部为肝脾经；小指本节手心部及其外侧为肾经。

第二节 二二部位（手掌部位）

⚬ 重子穴 ⚬

【部位】虎口下约 1 寸，即大指掌骨与食指掌骨之间。

【解剖】有桡骨神经之分布与桡骨动脉、肺分支神经。

【主治】背痛、肺炎（有特效）、感冒、咳嗽、气喘（小儿最效）。

【取穴】手心向上，在大指掌骨与食指掌骨之间，虎口下约 1 寸处是穴。
（见图 2-2-1）

【操作】1 寸针，针深 3~5 分。

⚬ 重仙穴 ⚬

【部位】在大指骨与食指骨夹缝间，离虎口 2 寸，与手背灵骨穴正对相通。

【解剖】有桡骨神经之分布与桡骨动脉、肺分支神经、心细分支神经。

【主治】背痛、肺炎、高热、心跳、膝盖痛。

【取穴】当大指骨与食指骨之间，距虎口 2 寸处是穴。（见图 2-2-1）

【操作】一寸针，针深 3 分至 5 分。

【应用】重子、重仙两穴同时下针，为治背痛之特效针。

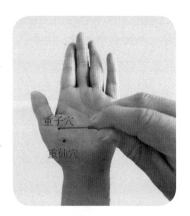

图 2-2-1

【临床运用及说明】

重子、重仙穴作用特性：具有宣肺解表、理筋止痛的作用特性。

1. 重子、重仙穴是董氏针灸重要穴位组，不仅具有作用广、疗效高的特性，且还具有较强的特异性作用，故值得进一步研究的重点穴位。

2. 本穴较为一致的共性作用乃是肩背痛的运用。董师原著中记载重子、重仙穴两针同下，为治疗背痛之特效针，所以其功用一直是本穴组最常用的主治。在临床所用，多以赖金雄医师和杨维杰医师临床经验为主。赖金雄医师言二穴同用是治疗肩胛骨痛之特效针法，并言用此穴组 20 余年治疗肩胛骨痛无不效者，并用于阔背肌痛及颈痛有特效；杨维杰医师记载用二穴治疗膏肓穴部位疼痛之效无其他穴位可比拟，用本穴组配承浆穴治疗上百例的落枕患者均有立竿见影之效。用二穴治疗肩背痛时应当注意以下几个方面，方能发挥出应有的功效。当肩背痛时，在此处若能发现瘀络或有明显压痛反应则能特效，从而也说明本穴区是肩胛区之反应点；能用一穴解决问题就尽量不用两穴；本穴组均适宜急性之病痛，尤对发病急剧、疼痛严重者、疼痛部位深者疗效更为满意，慢性疼痛、疼痛表浅者疗效不佳，临床应用时务必注意。由此可见，本穴组对颈项肩胛等相关部位有广谱特效作用，可用于颈椎病、落枕、背痛、膏肓部位疼痛及胸痛。笔者在临床最常以本穴组配正筋、正宗穴用于颈项肩背部疾病的治疗，具有作用广、疗效高、疗效快的特点。

3. 本穴组若从所处的部位来看，在肺经循行线上，所以可以治疗呼吸系统疾病，能治疗感冒、咳嗽、气喘及西医中所言的肺炎等疾病，尤其善治痰黏稠不易咳出者，利于黏痰的咳出，当咳吐黄痰则配用小间穴，若痰多则配用丰隆穴。

4. 杨维杰医师用本穴治疗手指拘挛不伸则有特效经验，手指拘挛不伸多见于中风偏瘫后遗症中，在传统针灸中则有许多相关穴位有较好的作用，如极泉、尺泽、腕骨等穴，本穴组不仅对手指拘挛不伸有良效，而且对一侧肢体肌肉强直痉挛的改善也确具显效，因此本穴组常用于中风偏瘫后遗症之硬瘫者，软瘫者则用董氏奇穴第一大穴组灵骨、大白穴。这一点应当明确，并非所有的中风偏瘫患者均适应灵骨、大白穴，仍然遵循中医辨证理论。

5. 杨维杰医师根据肺与膀胱相别通的理论，还将本穴组用于子宫诸病、卵巢疾病。笔者根据这一理论特性将此穴组用于小便失禁者获得显著疗效，如所治一女性患者，48 岁，每当咳嗽、剧烈运动时会出现小便失禁近 1 年，曾用多种方法治疗未获效，来诊后针刺本穴组配中极穴、列缺穴 5 次而愈，随访 5 个月未见复发。这一疾病在临床并不少见，一般治疗多较为棘手，运用此穴组能够发挥出显著的疗效，由此可见，杨维杰医师发展出这一别通理论具有很强的实际临床疗效，值得进一步深入研究，逐步深入到临床实用中，为董氏针灸临床开拓出更广的治疗思路。

6. 本穴组在临床也常用于乳腺疾病治疗，包括西医所言的乳腺增生及乳腺炎（考其原因，本穴组作用于肺，其乳房在胸部，如足驷马穴组。笔者按）。笔者治疗乳腺疾病习惯用三重穴及驷马穴，也常加配十四经的局部穴位为用。

◎ 灵骨穴 ◎

【部位】在手背拇指与食指叉骨间，第1掌骨与第2掌骨结合处，与重仙穴相通。

【解剖】第1手背侧骨间筋，有桡骨动脉、桡骨神经、肺支神经。

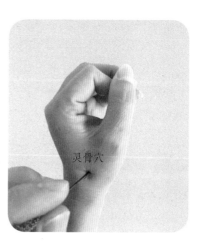

【主治】肺功能不足之坐骨神经痛、腰痛、脚痛、半面神经麻痹、半身不遂、骨骼胀大、妇女经脉不调、难产、经闭、背痛、耳鸣、耳聋、偏头痛、经痛、肠痛、头昏脑胀。

【取穴】拳手立掌取穴，在拇指食指叉骨间，第1掌骨与第2掌骨接合处，距大白穴1.2寸，与重仙穴相通。（见图2-2-2）

【操作】用1.5寸至2寸针，平掌深针可透过重仙穴（过量针）。

图 2-2-2

【注意】孕妇禁针。

◎ 大白穴 ◎

【部位】在手背面，大指与食指叉骨间陷中，即第1掌骨与第2掌骨中间之凹处（应紧贴第2掌骨）。

【解剖】此处为第1手背侧骨间筋，有桡骨动脉、桡骨神经、肺支神经。

【主治】小儿气喘、发高热（特效）、肺机能不够引起之坐骨神经痛。

【取穴】拳手取穴（拇指弯曲抵食指第1节握拳），当虎口底外开5分处取之。（见图2-2-3）

【操作】用1寸针，针4分至6分深，治坐骨神经痛；用三棱针治小儿气喘、发高热及急性肺炎（特效）。

【临床运用及说明】

灵骨穴作用特性：具有温阳补气、益气固脱、肃肺平喘、通经活血的作用特性。

大白穴作用特性：具有宣通上焦、发汗解表、补益肺气的作用特性。

1. 本穴组可谓董氏针灸第一大穴组，临床运用范围极广，大有波及全身之用。通过其主治来看，可波及临床各科，灵骨穴与传统针灸合谷穴位置非常相近，合谷穴本就是传统针灸之重要穴位，有全身治疗的功效，为止痛的要穴，面部疾病之特效穴。而灵骨穴完全贴骨进针，针刺要深，常与大白穴合用，所以本穴的作用超越了合谷穴

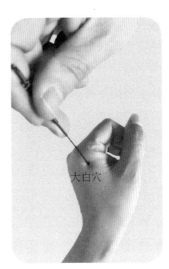

大白穴

图 2-2-3

的功效。灵骨穴为董氏七十二绝针之一，作用广泛，疗效强大。所谓绝针则是说明其穴位的功效强、作用广之意，强调了其重要性。本穴最主要的功效当抓住"肺功能不足"的病理现象运用，凡因肺气不足而致的相关疾病，皆可取用本穴组，肺主气，其穴组处于多气多血的阳明经脉上，所以有补气行气调气温阳的作用，这是本穴组运用之核心。凡患者因肺功能不足而致的问题皆可取用本穴组，如见患者面色苍白、体虚无力、稍活动即见气喘、呼吸不畅、平时易感冒、四肢不温、五劳七伤、骨蒸盗汗、自汗、月水不足、大便无力而下、中气下陷、呼吸困难、肢体痿软无力等属于各种气虚之证皆可以本穴组为主穴。在临床中若以补气行气调气为用，多以灵骨穴配大白穴倒马针运用。

2. 本穴第一主治是用于坐骨神经痛的治疗，所以在董氏针灸传承中均言本穴组为治疗坐骨神经痛的特效穴，这是对本穴组一个不全面的理解运用，本穴组虽然治疗坐骨神经痛极具特效，并非所有的坐骨神经痛用本穴组皆能治疗，董师对此言之非常明确，言之"肺功能不足"而致的坐骨神经痛，仅对肺气虚弱所导致的坐骨神经痛有殊效（董氏针灸以查看手掌肺区有无瘀络而选择），而对其他原因而致的坐骨神经痛当以对症选穴，这才能发挥出穴位的应有效能，不是见坐骨神经痛就用本穴组，当实证而致的坐骨神经痛就不能选用本穴组治疗，这类患者若用本穴组则只有即时疗效，可有迅速见效的

这种短时作用，没有长久疗效的结果，一般当治疗到二三天之后，其疗效往往完全消失，又恢复到在没有治疗状态时，甚或病情反而加重，若不加以辨证考虑用穴，完全以病而治，这是将董氏针灸赶入了死胡同，极不利于董氏针灸的传承发展，也完全不符合中医最基本的辨证原则，所以临证务必注意。而时下传承董氏针灸则往往随意夸大疗效、神化、虚化、随意化，这一点学习董氏针灸要擦亮眼睛，不能被蒙蔽。

3. 因本穴组补气温阳的作用强大，所以治疗中风偏瘫后遗症极具特效，是治疗这类疾病之常用要穴。偏瘫后遗症病情复杂，疾病缠绵难愈，因此临证需要合理辨证配用相关穴位，在临床常以头部正会穴、后会穴、前会穴，下肢的中九里穴、足三重穴、肾关穴为常用，具有活脑部之气血、温阳补气的作用。其治疗效果非常确实，具有见效速，疗效高的特点。本穴组适用于肌力低下的患者（也即软瘫患者），肌张力高（硬瘫痪者）的患者不适宜本穴组，以重子、重仙穴为用，这一点必须明确，仍要回归到辨证用穴上来。许多学习董氏针灸者，常以本穴组治疗各种类型的中风后遗症及坐骨神经痛，这均是不正确的思想理念，务必注意，穴位功效再强大，也有其作用范围，不是万能的，所以应当根据其穴性辨证用于临床。

4. 灵骨穴、大白穴主要针对肺脏，调肺气，因此不仅用于一般肺病治疗，也常用于顽固性肺病的调治，如肺癌、肺气肿、肺积水也有确实的作用，董氏针灸临床中发展出了许多以本穴组为主穴治疗肺癌疾病的方案，也是董师临床常用治疗处方之主穴。

5. 灵骨穴、大白穴二穴虽然常常并用，但非二穴一定联合运用，这在临床运用时也要一定注意，若能用一穴解决问题绝不可用两穴来治疗，这是针灸最基本的治疗原则，也是董氏针灸最为强调的问题。因此二穴在临床也常常单独运用，尤其是灵骨穴常单独运用。灵骨穴独用能治疗许多疾病具有特效，如睑腺炎、头晕、头痛、面瘫、肘痛、肩臂不举、手麻手痛、背痛、膝痛、腰痛、耳鸣、耳聋、脱肛等，大白穴单独运用可用于小儿气喘、高热、肺炎的治疗。

二穴联合运用时常以健侧取穴为用，不以双侧取穴，也可以根据疾病两侧交替取穴用之。

◌ 上白穴 ◌

【部位】手背面，食指与中指叉骨间，距指骨与掌骨结合处下 5 分。

【解剖】肺与心细分支神经交错。

【主治】眼角发红，坐骨神经痛、胸下（心侧）痛。

【取穴】手背向上，距指骨与掌骨结合处下 5 分，食指骨与中指骨之间是穴。（见图 2-2-4）

【操作】1 寸针。针 3~5 分深。

【临床运用及说明】

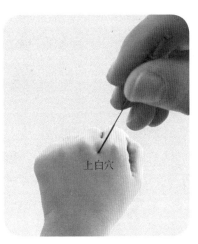

上白穴

图 2-2-4

上白穴作用特性：具有疏风泻火、滋阴明目的作用特性。

1. 本穴能治疗眼疾，在董师原著中能治疗眼角发红，继后以本穴用于治疗眼睛发痒、眼痛之症被广泛运用，杨维杰医师和赖金雄医师均言本穴对眼痒疗效满意，赖金雄医师有用本穴配上三黄治疗眼睛暴痒谓之特效。胡文智医师对此扩展到了各类眼疾的治疗，并言之有特效的作用，在针刺时并主张眼睛闭之，直到取针之后才能睁开眼睛，方能发挥更好的疗效。笔者对此也多次尝试治疗眼疾，确在某些眼疾有较好的治疗作用。笔者治疗眼疾主要以外眼病和内眼病辨证治疗，外眼病主要指的是迎风流泪、目赤肿痛、眼睛干涩等疾病，多从肝经论治，以木穴、上三黄、二角明、火主、火硬穴为主。内眼病以指目视不明、视力减退、眼睛昏花、视神经萎缩等眼疾，这类疾病主要从肾经论治，如肾关、光明、上三黄等，并配用传统针灸局部相关穴位，如睛明穴、攒竹穴、球后穴、承泣穴等，通过临床长期运用疗效看，治疗眼疾局部穴位极为重要，效果确实，这符合针灸临床中头面部的穴位善治疗局部病的基本特点。

2. 赖金雄医师用本穴治疗胆经（丘墟穴处）所处的踝关节扭伤有特效（双侧取穴），笔者用传统针灸取穴多以对应取穴法的思维来选穴，董氏针灸以小节穴最为常用；杨维杰医师用本穴治疗腰连背痛（腰背痛）的经验，还有腕桡侧扭伤之经验。

3. 笔者用本穴治疗西医学中的梨状肌综合征疗效满意，笔者以此穴为主穴治疗 7 例相关患者，取效均满意，临床尚待同道进一步观察总结。

◦ 中白穴（又名鬼门穴）◦

【部位】手背，当小指掌骨与无名指掌骨之间，距指骨与掌骨结合处下 5 分是穴。

【解剖】肾分支神经。

【主治】肾脏病之腰痛、腰酸、背痛、头晕、眼散光、疲劳、肾脏性之坐骨神经痛、足外踝痛、四肢浮肿（脊椎骨痛、腿骨骨骼胀大）。

【取穴】拳手取穴，在小指掌骨与无名指掌骨之间，距指骨与掌骨结合处 5 分是穴。（见图 2-2-5）

【操作】针深 3~5 分。

◦ 下白穴 ◦

【部位】在手背小指掌骨与无名指掌骨之间，距指骨与掌骨结合处 1.5 寸。

【解剖】肾肝分支交错神经。

【主治】牙齿酸、肝微痛，以及中白穴主治各症、近视、腰酸痛。

【取穴】拳手取穴，当小指掌骨与无名指掌骨之间，距指骨与掌骨 1.5 寸（即中白穴后 1 寸）是穴。（见图 2-2-6）

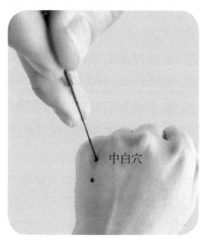

图 2-2-5

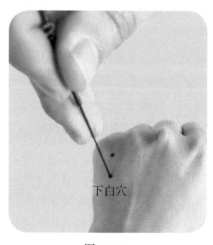

图 2-2-6

【操作】针深 3~5 分。

【临床运用及说明】

中白穴、下白穴作用特性：具有补中益气、功专补肾之作用特性。

1. 此二穴若从传统针灸经络来看，二穴完全处于手少阳三焦经脉上，中白穴近于中渚，在董氏针灸中其功效主要作用于肾，临床实际所用主要以三焦经脉的特点辨证与作用于肾的特性取用。一是根据三焦经脉的特性理论取用本穴：三焦有通行诸气的作用，所以可用本穴组调理三焦之气不通而致的肢体疼痛，正如传统针灸的支沟，有通行诸气的功效；二是根据同名经同气相求的作用：用于足少胆经的病证，尤其是足少阳胆经伴有肾气亏虚的坐骨神经痛有特效的作用；三是根据别通经的理论：用于肾气亏虚的患者，因为三焦与肾相别通，三焦的关系与肾经有密切的联系，用本穴组则有补肾气的作用，如肾气亏虚性腰痛（特别是起坐性腰痛），肾虚性耳鸣、耳聋（三焦经脉与耳的关系最密切，其支者，上项，系耳后，直上出耳上角；其支者，从耳后入耳中，出走耳前）。因此在《足臂十一脉灸经》中，本经脉称之为耳脉，用本穴组治疗耳鸣、耳聋虚实皆可，皆有较好的疗效。

三焦经脉有通行水液的作用，与水的运行关系密切，水就是肾也，三焦来完成肾对水液代谢作用，因此二者关系密切。三焦经脉的穴位也均与水有关，如关冲、液门、中渚、阳池、支沟、天井等，无不与水相应。可见三焦与肾之关系的密切性，这也完全符合了杨维杰医师所提出的肾与三焦相别通的理论。董师所用就是以此为核心理论发挥运用，其解剖也为肾之神经，以补肾气为用。其功效是以肾脏之虚损而致的相关疾病。笔者在临床就是以此为用，凡肾气虚损性疾病均可取用，可获得较为满意的疗效。

2. 赖金雄医师用中白穴治疗肠风下血获效满意，并言痔疾出血，先委中刺血，再针刺本穴之经验，笔者在临床治疗痔疾出血用孔最疗效更满意；并以中白、下白合用治疗足三里至足外踝痛或麻。灵骨、大白、中白、上白合用治一切下肢痛，这一组穴的配伍运用适宜于下肢疼痛部位较为广泛的患者；中白双取治疗前额痛有殊效。这些功用的作用原理依然以肾气虚为治疗前提，否则疗效不佳。

◎ 腕顺一 ◎

【部位】小指掌骨外侧，距手横纹 2.5 寸。

【解剖】此处为小指外转筋，有腕背侧动脉与支脉、尺骨神经、肾分支神经。

【主治】肾亏之头痛、眼花、近视眼、坐骨神经痛、疲劳及肾脏炎、四肢骨肿（女人用之效更显，两手不宜同时用）。

【取穴】当小指掌骨外侧，距手横纹 2.5 寸处是穴。（见图 2-2-7）

【操作】针深 0.5~1.5 寸。

◎ 腕顺二 ◎

【部位】在小指掌骨外侧，距手腕横纹 1.5 寸处。

【解剖】此处为小指外转筋，有腕骨背侧动脉与支脉、尺骨神经、肾分支神经。

【主治】鼻出血以及腕顺一穴主治的各症。

【取穴】当小指掌骨外侧，距手腕横纹 1.5 寸处是穴，亦即在腕顺一穴后 1 寸之处。（见图 2-2-8）

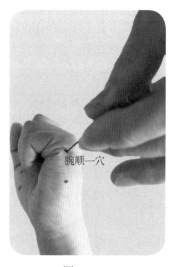

图 2-2-7

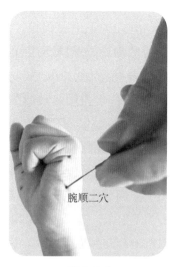

图 2-2-8

【操作】针深 2~4 分。

【注意】腕顺一穴与二穴一次用一穴为宜。

【临床运用及说明】

腕顺一、二穴作用特性：具有补益肾气、强筋壮骨、通督止痛的作用特性。

1. 本穴组就在传统针灸的小肠经脉循行线上，腕顺一穴近于后溪穴、腕顺二近于腕骨穴，其二穴在传统针灸中作用较广，尤其是后溪穴，本穴不仅是输穴，而且还是八脉交会穴之一通督之穴，因此是临床较为重要的穴位，二穴首先具有了小肠经脉的特性，可治疗小肠经脉循行线上之疾病，如手太阳小肠经"上颊，至目锐眦；别颊上颐，抵鼻，至目内眦"，手太阳既与目外眦又与目内眦相联系，因此可以治疗眼疾，尤其是肾气亏虚而致的患者最为适宜，因为这一部位正是董氏针灸之肾区，在此区能察知肾气的强弱情况，针之有较强的补肾气功能，对肾气虚而致的眼病、肾虚牙痛、肾虚性耳鸣、肾虚头痛、肾虚腰痛等则为最对症的治疗运用。这是董氏针灸对本穴组深入发挥运用，临床则有确实的疗效。根据同名经同气相求之原理，也常用于足太阳经脉循行路线之疼痛及麻木之病，尤其是足太阳经坐骨神经痛伴有肾气亏虚最为适宜。

2. 本穴组在原著中主张不宜二穴同用，这是董师强调减少用穴，能用一穴解决的问题就不用二穴，腕顺一、二合用没有不可，没有什么禁忌，在某些疾病，也常二穴倒马同用会有很好的疗效。

3. 根据对应取穴法的思维，本穴组还可以用于治疗脚掌（相当于束骨、京骨部位）不能弯曲。也可以治疗膏肓穴痛、肩胛骨下端痛。

4. 腕顺一、二穴为董氏七十二绝针之一，治症极为广泛，但其治疗的功效仍以肾虚和手太阳小肠经脉之病为主。

◎ 手解穴 ◎

【部位】小指掌骨与无名指掌骨之间，即屈小指，使其指尖触及手掌处。

【解剖】肾脏敏感神经。

【主治】主解晕针与下针后而引起的一切麻木以及气血错乱之刺痛。

【取穴】手心向上，当小指掌骨与无名指掌骨之间，即屈小指，使其指尖触及掌处是穴。（见图 2-2-9）

【**操作**】针深 3~5 分，停针 10~20 分钟即解；或以三棱针出血即解。

【**临床运用及说明**】

手解穴作用特性：具有调和气血、镇静镇痛的作用特性。

1. 本穴位置与手少阴心经少府穴完全一致，但其功用则与传统针灸之效完全不同，董氏针灸主要用于针刺而致的晕针和针刺后一切不良反应。少府在五行中属火，为火经之火穴，是真五行，强心温阳的作用极强，因此可用于针刺而致的晕针。笔者在临床很少遇到晕针的患者，若有晕针的情况一般在征兆期就

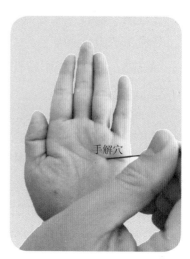

图 2-2-9

被发现，先出针去枕平卧，喝一杯温开水会立即而解，所以较少用本穴治疗晕针的情况。在针灸临床中难免会遇到晕针的情况发生，晕针难以避免，但是能够减少晕针的发生或是不让患者真正晕过去，这完全与操作者能正确操作与否有关，如果按照正确的操作、细心针刺一般不会发生。如《素问·刺禁论》："无刺大醉，令人气乱。无刺大怒，令人气逆。无刺大劳人，无刺新饱人，无刺大饥人，无刺大渴人，无刺大惊人。"若有禁忌证的情况下，应禁刺或慎刺。在针刺时与患者深入交流，减少对针刺的恐惧，正如古医家所言"心不畏惧，晕从何生"？以正确对待针刺。并尽量卧位针刺，这样就有效地避免晕针的发生。并在针刺时密切观察患者的变化，及早发现晕针的产生，及时终止针刺。所谓晕针之后临床效果更好的情况是绝对不可取的，这是对导致晕针之后的自圆其说。

本穴对所针刺后引起患者的麻木、红肿、疼痛及针刺后各种不良现象，用之可解，对于轻症患者，一般用按揉的方法即可解决，笔者对针刺后所致的异常表现常以此方法解决。较为明显的情况发生时用针刺的方法解决，多能立竿见影。

2. 用本穴还可以治疗各种剧烈疼痛及剧烈瘙痒疾病，"诸痛痒疮皆属于心"，主要针对急症，多有立效，有解燃眉之急的作用，对慢性的症状则无效，其作用不能治本，同时需要配合相关穴位运用。

◎ 土水穴 ◎

【部位】在拇指第 1 掌骨之内侧。

【解剖】拇指对掌肌、桡神经、脾分支神经、肾分支神经。

【主治】胃炎、久年胃病。

【取穴】当拇指第 1 掌骨之内侧，距该掌骨小头 1 寸处一穴，后 5 分处一穴，又及 5 分处一穴，共 3 穴。（见图 2-2-10）

【操作】针深 3 分，每用一穴即可。

【临床运用及说明】

土水穴作用特性：具有理中焦、宣肺气的作用特性。

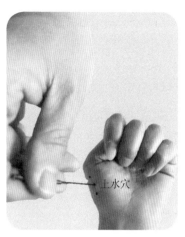

图 2-2-10

本穴组在原著中主要用于治疗胃炎、久年之胃病；赖金雄医师之经验用于治疗急性胃酸过多、胃绞痛、腹胀（配灵骨、大白）；杨维杰医师之经验用于治疗胃病的诊断，诸用皆是从于胃。这一功效所用依然没有离开经络的原理，本穴组所处的位置完全在手太阴肺经之脉上，就其治疗作用是以治疗消化系统疾病为用，这是因为"手太阴肺经起于中焦，下络大肠，还循胃口"。在这里也充分看出了肺与脾胃紧密联系性，古医家将手太阴肺经列为十二经脉中第一条经脉，这是强调了"肺主气"及"肺朝百脉"的重要性，与五脏六腑的关系最为密切。虽然肺重要，但是肺气的来源需要脾胃的营养供给，这就是肺脾紧密联系性。这由此看出了董师对经络的深入透彻理解，对中医学的深入发挥，故才有了如此相关的临床运用。

杨维杰医师在本穴处用于胃病诊断运用，其理论早在《灵枢·经脉》中记载："胃中寒，手鱼之络多青矣；胃中有热，则鱼际络赤。"所以通过在此处的瘀络变化能够得知胃中之寒热，临床具有确切的价值。

本穴在肺经上，其中土水二穴就是传统针灸的鱼际穴，本穴为荥穴，故能治疗肺病，主要以清肺热止咳喘为主。

❧ 本节小结 ❧

本部分为手掌部位，又称为二二部位。本部分总计 11 个穴名，26 个穴点。

本部分穴位虽然不是太多，但穴位分布相对较为集中，这一部位的穴位均非常重要，除了上白穴用之相对较少之外，其余的穴位皆为常用穴，均是临床重要之穴。如灵骨、大白穴，重子、重仙穴，腕顺一、二穴，这些穴位不仅是这一部位之重要穴，也是全身重要穴位，因此二二部位的穴位需要全部掌握，灵活运用。

本部分取穴要点

二二部位为手掌部位，这一部位的穴位临床功效较好，治疗范围非常广泛，所以这一部穴位是董氏针灸穴位学中极为重要的一部分，通过这一部位的取穴来看，本部穴位具有取穴方便，易于定位，取穴简单，治疗范围广泛，并且针刺要比一一部位疼痛小的优势特点，因此这一部位是需要重点掌握部分。

应掌握第 4、5 掌指关节，第 2 掌指关节前后、掌骨间，掌指关节后方等解剖标志。

于第 5 掌指关节后的远侧掌横纹头赤白肉际取腕顺一穴。

于第 4、5 掌指关节后取中白、下白穴。

于第 2 掌指关节后取大白穴，在第 1、2 掌骨结合点取灵骨穴。

于掌指关节后，赤白肉际处取土水穴。

于掌指关节后方取手解穴。

于虎口直下取重子、重仙穴。

本部分穴位主治要点

本部分穴位相对较少，但是这一部位的穴位多为二穴之组合运用，如灵骨穴配大白穴，重子与重仙穴，腕顺一、二穴，中白、下白穴，并主要以调理脏腑气血为用。灵骨、大白穴以温阳补气为用；腕顺一、二及中白、下白穴以补肾气为要；重子、重仙穴有温肺散寒，补气健脾之效；土水穴具有健脾补肾的作用；手解穴以调气血为用。

手掌部位望诊临床运用

二二部是董氏针灸望诊的重要部位，并被称为董氏掌诊。董师诊病，首看掌诊，这一部分为董氏针灸独门诊法，值得重视。

中白、下白一段诊脾，凹陷为脾虚。

掌外缘（尺侧）小肠经上现青筋或肉软内陷诊肾虚。

生命线靠手心侧缘属肺；青筋浮起主肺虚。

虎口色青主妇人白带；色紫诊慢性发炎。

土水穴、重子穴、重仙穴范围诊断胃肠道疾患，本部位发青则为寒，发赤则为热。

第三节 三三部位（前臂部）

◎ 其门穴 ◎

【部位】在桡骨之外侧，手腕横纹后 2 寸处。

【解剖】此处为拇短伸筋，头静脉、桡骨动脉支、后下膊皮下神经、桡骨神经、肺之神经。

【主治】妇科经脉不调、赤白带下、大便脱肛、痔疮痛。

【取穴】当桡骨之外侧，距手腕横纹后 2 寸处是穴。（见图 2-3-1）

【操作】臂侧放，针斜刺约与皮下平行，针入 2~5 分。

◎ 其角穴 ◎

【部位】在桡骨之外侧，手腕横纹后 4 寸处。

【解剖】同其门穴。

【主治】同其门穴。

【取穴】在其门穴后 2 寸处取之。（见图 2-3-2）

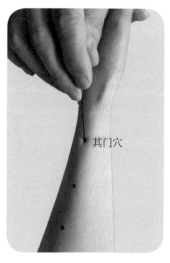

图 2-3-1

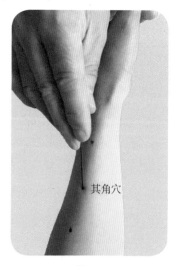

图 2-3-2

【操作】同其门穴。

◦ 其正穴 ◦

【部位】在桡骨之外侧，手腕横纹后 6 寸处。

【解剖】同其门穴。

【主治】同其门穴。

【取穴】在其门穴后 4 寸，即其角穴后 2 寸处取之。（见图 2-3-3）

【操作】同其门穴。

【运用】其门、其角、其正 3 穴同用，即一用 3 针。

【临床运用及说明】

三其穴作用特性：具有调理下焦、清热利肠、通腑安脏的作用特性。

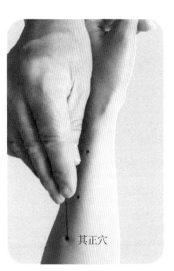

其正穴

图 2-3-3

1. 本穴组在其原著中要求三穴同下，不单独用针，这是董氏针灸中少有的治疗原则，一般皆是要求尽量少用穴，能用一针者，不用两针，而在此处有了明确的规定，可以仅一侧用针，两侧交替用穴，或三针同用。

2. 本穴组在当前较为一致的治疗原则是对便秘的运用，这已成为本穴最主要最基本的功效，不仅对一般的便秘有显著疗效，而且对顽固性便秘也有特效的作用。其治疗功效也是经络之原理，本穴组处于手阳明大肠经脉之循行线上，以清泻手阳明大肠经之火，故能获得显著疗效。针刺方法沿其经脉皮下针刺，一针接着一针。笔者在临床经常以本穴组用于便秘的治疗，取效满意。如笔者在 5 年前所治一患者，女性，42 岁，便秘数年，曾多种方法治疗效不显，经常口服导泻药物解决暂时之症状，甚是痛苦。一般大便每 4~5 日一行，重时需要 1 周以上，舌淡红，苔薄黄腻，脉沉实。治疗：三其穴、火串穴、天枢、照海，隔日 1 次，经治疗 15 次之后大便正常。

3. 赖金雄医师言本穴组治疗痔疮疗效不佳，但笔者通过临床实践运用发现，本穴组对痔疮及肛周其他疾病均有显著疗效，尤其对痔疮疼痛有较好的作用，并能较快地改善疼痛，特别适宜痔疮因便秘而致者，值得进一步研究在痔疮方面的运用。

4.本穴组其中有一功效还用于妇科病治疗，主治项中用于经脉不调、赤白带下的治疗，笔者用本穴组治疗妇科病多用于西医学中所言的炎症性疾病，如下焦湿热而致的带下、小便赤热、尿频、尿急以及阴道炎等疾病。

通过本穴组在大便秘结、痔疮及妇科炎性疾病的临床有效运用，说明本穴组有良好的清热解毒之效，这是本穴组应具有的基本穴性。在治疗妇科病时，主张以本穴透三焦之针刺法，方能达到显著疗效。

5.本穴组对小腹气胀效果好，并有通便之效，所以本穴组有通腑安脏的功能，临床可用于腹胀、肥胖、高血脂等疾病，这说明本穴有除痰饮、化气滞、解瘀血的功效。

◎ 火串穴 ◎

【部位】在背腕横纹后 3 寸，两筋骨间陷中。

【解剖】有总指伸筋、骨间动脉、后下膊皮下神经、桡骨神经、肺分支神经、心之副神经。

【主治】便秘、心悸、手下臂痛。

【取穴】手平伸，掌向下，从手腕横纹中央直后 3 寸处取之；握拳屈肘掌心向下，现凹沟处是穴位。（见图 2-3-4）

【操作】针深 3~5 分。

【运用】左手下臂痛针右手穴，右手下臂痛针左手穴。

【临床运用及说明】

火串穴作用特性：具有调气机、通经络的作用特性。

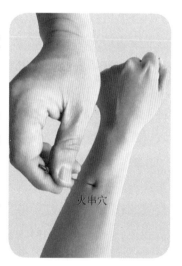

火串穴

图 2-3-4

通过本穴的取穴来看，与传统针灸的支沟穴完全一致，也就是三焦经脉之支沟穴，作用功效也相近，在运用本穴时仍从三焦经脉之经穴的特性来考虑。《难经·六十六难》："三焦者，原气之别使也，主通行三气，经历于五脏六腑。"滑伯仁注曰："三焦，主持诸气，为元气别使者，以原气赖其导引，潜行默运于一身之中无或间断也。"故支沟能调理诸气，凡有关气机不调所致之证，本穴皆能治之。传统针灸在运用支沟穴时，以抓住善"调气"的特点随机施用。《灵枢·刺节真邪》云："用针之类，在于调气。"所以本穴临床运用甚广，是传统针灸中的重要穴位，尤其对便秘作用极具特效。因调气作用好，所以能对心脏病也有较好的作用，三焦与心包相表里，故治疗心悸、胸闷作用明显。可见董氏针灸与传统针灸关系确实密不可分，之间处处存在着关联性，所以董氏针灸从没有孤立开来，只有将传统针灸熟悉掌握，才能合理用好董氏针灸，也只有本着这种态度，才能使董氏针灸真正的发扬光大。那种否认董氏针灸与传统针灸之间相联系的思想是不可取的，完全违背了董氏针灸之思想，也是对董氏针灸的扼杀。

◎ 火陵穴 ◎

【部位】在火串穴后 2 寸。

【解剖】有骨间动脉、桡骨神经之后支、心之副神经。

【主治】胸痛及发闷、发胀，手抽筋、坐骨神经痛。

【取穴】手抚胸取穴，在火串穴后 2 寸处取之。（见图 2-3-5）

【操作】针深 0.5~1 寸。

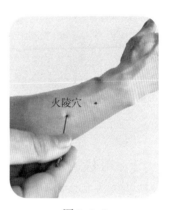

图 2-3-5

◎ 火山穴 ◎

【部位】在火陵穴后 1.5 寸。

【解剖】同火陵穴。

【主治】同火陵穴。

【取穴】手抚胸取穴，在火陵穴后 1.5 寸处取穴。（见图 2-3-6）

【操作】针深 1~1.5 寸。

【运用】左手抽筋取右手穴，右手抽筋取左手穴。胸部痛及发闷、发胀则火陵穴、火山穴两穴同时用针，但注意只宜单手取穴，不可双手同时针。

◎ 火腑海穴 ◎

【部位】在火山穴后 2 寸，按之肉起，锐肉之端。

【解剖】有长屈拇筋、桡骨动脉、中头静脉、外膊皮下神经、桡骨神经、肺分支神经、心之副神经。

【主治】咳嗽、气喘、感冒、鼻炎、坐骨神经痛、腿酸、腰酸、贫血、头晕、眼花、疲劳过度。

【取穴】手抚胸取穴，在火山穴后 2 寸处取之。（见图 2-3-7）

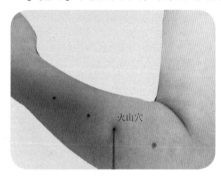

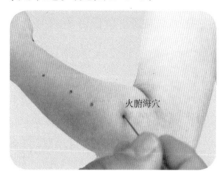

图 2-3-6 图 2-3-7

【操作】针深 0.5~1 寸。

【运用】治贫血、头晕、眼花、腿酸。疲劳过度时，下针 10 分钟后取针，改用垫灸 3~5 壮（不须下针，仅灸 3~5 壮亦可），隔日一灸，灸上 3 个月，可延年益寿。灸至第 5、第 10、第 15 次，下灸 7 壮至 9 壮（大壮），即每月大壮 3 次，小壮 12 次。

【临床运用及说明】

火陵穴、火山穴作用特性：具有通络止痛的作用特性。

火腑海穴作用特性：具有疏风解表、疏经通络、通调气血的作用特性。

1. 火陵穴、火山穴、火腑海穴三穴取穴相同，均为手抚胸取穴。从取穴方法来看，火串穴与此三穴有别，所取的位置应不在同一条线上，火串穴为手平伸，掌向下取穴，所取与支沟相近，其余几穴为抚胸取穴，所取的位置必有一定的差距，其穴线向大肠经脉偏移。但通过董师对穴名的定名及临床效用来看，一般均认为在三焦经脉上，董氏针灸传人多将火串穴、火陵穴、火山穴定位为三焦经脉上，而将火腑海穴定在手阳明大肠经脉上，但若仅从取穴来看，火腑海穴也应近于三焦经脉上才合理。就其临床功用来看，火腑海穴的作用与手三里功效又十分相近，这也是董氏针灸传人将此穴厘定为大肠经脉手三里的原因。

2.通过取穴分析认定，本穴组是在三焦经脉中，其主治也就非常明确，胸部与三焦经脉联系密切，又因三焦与手厥阴相表里（本穴组均为火，作用于心），所以火陵、火山治疗心脏疾病所致的胸痛、胸闷及发胀具有特效作用则是顺理成章的治疗结果。

3.火腑海穴作用极广，主要两大作用，一是作用于肺系疾病，二是具有补虚的功效。在治疗感冒中作用比较突出，临床常配分金穴组成治疗感冒的有效配方。本穴并主张艾灸用之，在董氏针灸中很少谈及艾灸的运用，本穴算是一个特例，强调以艾灸用之，尤其是各种虚证的治疗，贫血、头晕、眼花、疲劳过度的治疗，最宜用艾灸的方法。笔者对此运用，确实能收到极佳的疗效，贫血的患者、头晕及疲劳过度的患者，笔者在临床均以此法治疗，获效明显。

◎ 手五金穴 ◎

【部位】在尺骨外侧，距豌豆骨6.5寸。

【解剖】肝分支神经。

【主治】坐骨神经痛、腹痛、小腿发胀、脚痛、脚麻。

【取穴】手抚胸取穴，当尺骨外侧，距豌豆骨6.5寸，即火山穴外开5分处是穴。（见图2-3-8）

【操作】针深3~5分。

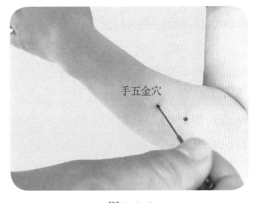

图2-3-8

◎ 手千金穴 ◎

【部位】尺骨外侧，手五金穴后1.5寸。

【解剖】肺分支神经。

【主治】同手五金穴。

【取穴】手抚胸取穴，在尺骨外侧，距豌豆骨8寸，手五金穴后1.5寸处

取之。(见图 2-3-9)

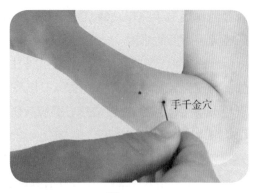

图 2-3-9

【操作】针深 3~5 分。

【运用】手五金穴与手千金穴两穴同用, 惟禁忌双手同时取穴。

【临床运用及说明】

手五金、手千金穴作用特性: 具有活血通络、舒筋止痛的作用特性。

1. 关于五金、千金之穴有 3 组, 其三组穴既有联系性, 又有明显的区别, 手五金、千金与足五金、千金取穴方法相近, 一在上肢的尺骨外缘, 一在下肢的腓骨前缘。指五金、千金穴组之作用与足五金、千金的作用相近, 唯足五金、千金功效强于指五金、千金之效。

2. 本穴组在临床主要治疗下肢小腿疾病, 尤其小腿的酸胀疼痛, 是本穴组用之最多的功效, 其取用原理乃为全息对应之意 (笔者认为)。

3. 手五金为肝分支神经、手千金为肺分支神经, 所以本穴组对木火刑金而致的疾病有特效作用, 如坐骨神经痛, 肝火旺、肺气不足的咳嗽、胸闷皆有较好的作用, 可谓对证治疗。

4. 本穴组言之为董氏三十二解针之一, 言之本穴组能解药物中毒、食物中毒、疮疡毒、各种过敏等, 有讲解董氏奇穴者言其本穴组解针功效强大, 可惜笔者对此尚无临床运用经验, 对此请有心读者加以临床验证功效如何, 能否如相关所言? 穴位的功效唯有长期之实践来验证则最有说服力。

◎ 肠门穴 ◎

【部位】在尺骨之内侧, 距豌豆骨 3 寸。

【解剖】有尺骨动脉之背支及尺骨神经、肝之神经、肾之副神经。

【主治】肝炎之肠炎、头昏眼花。

【取穴】手抚胸取穴, 在尺骨内侧与肌腱之间, 距豌豆骨 3 寸处是穴。(见图 2-3-10)

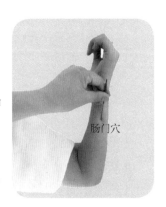

图 2-3-10

【操作】针深 3~5 分。

◎ 肝门穴 ◎

【部位】在尺骨之内侧，距豌豆骨 6 寸。

【解剖】此处为总指伸筋，歧出前膊骨间动脉之分支，肝之神经。

【主治】急性肝炎（特效）。

【取穴】手抚胸取穴，当尺骨内侧中部，距豌豆骨 6 寸处取之。（见图 2-3-11）

【操作】针深 3~5 分。针下后立止肝痛，将针向右旋转，胸闷即解；将针向左旋转，肠痛亦除。

【运用】肠门穴与肝门穴同时使用，可治肝炎引起之肠炎，单用左手穴。

◎ 心门穴 ◎

【部位】在尺骨鹰嘴突起之上端，去肘尖 1.5 寸陷中。

【解剖】在二头膊筋间，有下尺骨副动脉、桡骨神经支、心之分支神经。

【主治】心脏炎、心悸、胸闷、呕吐、干霍乱。

【取穴】手抚胸取穴，在下尺骨内侧陷处，距肘尖 1.5 寸是穴。（见图 2-3-12）

【操作】针深 4~7 分深。

【运用】禁忌双手用穴。

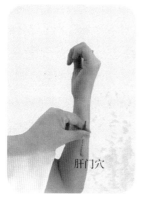

图 2-3-11

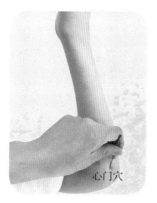

图 2-3-12

【临床运用及说明】

肠门穴作用特性：具有通下焦、理肠道的作用特性。

肝门穴作用特性：具有理中焦、调肝脏、清肝火之作用特性。

心门穴作用特性：具有通上焦、补心气、调气血的作用特性。

1. 此穴组 3 穴均应以手抚胸取穴，紧贴尺骨内缘并以向上斜刺的方法针刺。三穴所设极有韵味，肠门穴在下部，以治疗下焦病为主，肝门穴在中部，以治疗中焦之病为主，心门穴在上部，故用于上焦病为主，本穴组所设完全是根据全息与三焦理论而设，具有很强的整体性和关联性，颇有韵味之穴组。通过这一穴组的定位运用，再一次明证了董氏针灸非常重视全息与三焦理论的运用思想，处处彰显出这些理论观念的深入运用。

2. 在传统针灸中以"门"字命名之穴为最多，有 23 个穴位。凡穴位之曰门者，皆有开阖出纳及直达之意，在董氏针灸中用之"门"字的含义亦相同。肠门穴直通于肠、肝门穴直通于肝、心门穴直通于心，所以皆能调其相应脏腑。肠门穴用于肠道疾病，尤其对急性肠炎最具特效，若肠胃炎伴有疼痛者，常配用门金穴，在临床运用发现慢性肠道疾病疗效不如急性者。肝门穴作用于肝，能调理肝脏疾病，常与肠门穴同用，为治疗急性肝病的特效穴，尤其因肝病所致消化系统紊乱者为特效，对于慢性肝病以上三黄（明黄、天黄、其黄）为主，可配用本穴。心门穴作用于心脏，有提高心脏功能的功效，用于各种心脏疾病的治疗。

3. 肝门穴有清肝热、息肝火、平肝风、泻肝实的作用，有传统针灸行间穴之效，用于肝火旺盛。赖金雄医师对此总结认为，对肝火旺有殊效，如肝脉洪大者针之，其脉立平，口苦之症状立除，其功效远胜于十四经行间穴。时下社会处于快速发展及转型阶段，社会整体具有"躁"性，情绪不稳定人具多，肝火多旺盛，一般需要抑肝火的情况较多，本穴就是首选穴，常配一一部之木炎穴用之，可有效如桴鼓的作用。

4. 心门穴的作用比较广泛，不仅对心脏疾病有殊效，对某些杂症也具有特效作用。本穴治疗尾椎骨尖端痛有特效，笔者在临床曾以本穴治疗数例相关患者，取效快捷迅速，一般在 1 周内而愈。尾椎部位疼痛用肺心穴，二穴也常配合运用；对膝盖内侧痛及胸锁乳突肌处疼痛也有特效作用；本穴治疗丹毒有确实的功效，如笔者所治疗的一下肢丹毒患者，患者女性，慢性下肢丹毒病史 5 年余，经各种方法治疗乏效。来诊后先于患处瘀络及四缝穴点刺出血（交替用之），并针心门穴、四花上穴、血海穴、人皇穴，经治疗 12 次症状消失。

◎ 人士穴 ◎

【部位】在前臂桡骨里侧。去腕横纹 4 寸。

【解剖】此处为桡骨近关节处之上侧，有桡骨动脉支、外膊皮下神经、桡骨神经皮下支、肺之神经、心分支神经。

【主治】气喘、手掌及手指痛、肩臂痛、背痛。

【取穴】手平伸，掌心侧向上，从腕部横纹上行 4 寸，当前臂桡骨内侧是穴。（见图 2-3-13）

【操作】针深 0.5~1 寸。

【运用】针深 5 分治气喘，治手掌及手指痛、肩臂痛、背痛（患右用左穴，患左用右穴）；针深 1 寸治心脏病、心跳。

（附：天士、地士、人士简称三士穴。）

◎ 地士穴 ◎

【部位】在前臂桡骨中部内缘，距人士穴 3 寸。

【解剖】此处为肱桡骨肌内缘，屈拇长肌外缘，正中神经之分支、桡骨神经与后臂神经支分布区，有桡骨动脉、头静脉、肺支神经、心分支神经。

【主治】气喘、感冒、头疼、肾亏、心脏病。

【取穴】手平伸，掌向上，去腕横纹 7 寸，即距人士穴后 3 寸，当前臂桡骨内侧是穴位。（见图 2-3-14）

【操作】针深 1 寸治气喘、感冒、头疼、肾亏。针深 1.5 寸治心脏病。

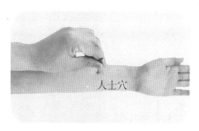

图 2-3-13

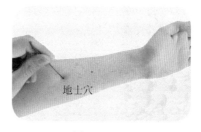

图 2-3-14

◎ 天士穴 ◎

【部位】在前臂桡骨之后部内侧，距地士穴 3 寸。

【解剖】肱桡骨肌外侧，为桡骨神经、后臂神经及正中神经分布区，有桡骨动脉、头静脉、肺支神经、肾之副神经。

【主治】气喘、鼻炎、臂痛、感冒、胸部发胀。

【取穴】在前臂桡骨之后部内侧，距地士穴 3 寸处是穴。（见图 2-3-15）

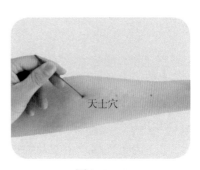

图 2-3-15

【操作】针深 1.5 寸。

【运用】天士、地士、人士三穴配灵骨穴双手同时用针为治哮喘之特效针。

【临床运用及说明】

三士穴作用特性：具有宽胸理气、开郁通经、宣肺疏风的作用特性。

人士、地士、天士穴三穴同用被称为三士穴，"士"为防护之意。心为君主之官；肺，相傅之官，辅佐黄帝之意。本穴组近于肺经与心包经（心包代心受邪），偏于肺经，其解剖主要为肺神经，主要功效作用于肺，在心包外围来起到防护作用之意。三穴常同时配用。通过三穴的取穴来看，本穴组近于肺经经脉上，作用于肺，所以用本穴组治疗肺病极具特效，尤其平喘的功效非常确实。三穴同用配水金、水通治疗慢性支气管炎、肺气肿特效针，配灵骨治疗哮喘。三穴配重子、重仙穴治疗胸背痛，尤其因喘咳加重者用之良效，这些所用均是针对呼吸系统疾病。三士穴对心律不齐、心脏无力、心跳过速具有特效（与本穴组近于心包经有关）。赖金雄医师曾用本穴组治疗一病人心跳每分钟 180 次以上，针后半小时心跳即恢复正常。

◎ 曲陵穴 ◎

【部位】在肘窝横纹上，试摸有一大筋，在筋之外侧。

【解剖】有肱二头肌腱，为后臂皮神经及桡骨神经，及正中神经分布区，有桡骨动脉、头静脉、心之支神经、肺之分支神经。

【主治】抽筋、阳霍乱、气喘、肘关节炎、心悸。

【取穴】平手取穴，在肘窝横纹上，在大筋之外侧以大指按下，肘伸屈时有一大凹陷处是穴。（见图 2-3-16）

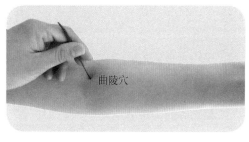

曲陵穴

图 2-3-16

【操作】针深 3~5 分。

【运用】用三棱针刺曲陵穴内侧之静脉血管，使其出血，可治阳霍乱、干霍乱、心脏麻痹。

【临床运用及说明】

曲陵穴作用特性：具有降肺气、疏筋急作用特性。

1. 曲陵穴与传统针灸的尺泽为同一个穴位，位置相同，仅穴名不同而已，其功效与传统针灸的尺泽穴也有相近之意。本穴自古就是治疗急性呕吐的特效穴，作用特效，有立竿见影之效。如笔者所治的一患者，女性，49 岁，突发神经性呕吐 1 小时左右，呕吐 20 余次，来诊后即在本穴处点刺放血，血出立效，症状立即缓解，患者自述针刺后即感觉腹部一股气慢慢下降，随之感觉腹部逐渐舒适。笔者曾治疗数例相关患者，取效均满意，可以说，本穴是治疗急性呕吐之特效穴。

2. 本穴从传统针灸来看为肺经之合穴，乃是肺经之子穴，根据"合主逆气而泄""实则泻其子"等理论，可用于肺经实证，对实喘、咳嗽、咽痛均具特效。

3. 本穴有克制肝木挛急之筋病之象，对强直性痉挛，手足不伸有良好的作用，有肺肾同治、滋水涵木之效，所以还可以治疗臂痛、肩痛等筋病拘急之证。

❧ 本节小结 ❧

本部分为小臂部位，又称为三三部位。本部位总计 16 个穴名，32 个穴点。

这一部位穴位根据临床运用情况也将穴位分为一、二、三级，一级为最常用穴位，是必须深入掌握穴位，二级穴位为次常用穴位，为系统性掌握穴位，三级穴位为了解穴位。这一分类法可供读者学习时参考。

一级穴位：其门穴，其角穴，其正穴，肠门穴，肝门穴，心门穴，人士穴，地士穴，天士穴。

二级穴位：火串穴，火腑海穴，曲陵穴。

三级穴位：火陵穴，火山穴，手五金穴，手千金穴。

本部分取穴要点

三三部位为小臂部位，这一部穴位也是董氏针灸穴位学中较为重要的一部分，通过这一部位的取穴来看，取穴方便，易于定位，取穴简单，治疗范围也较广泛，针刺要比一一和二二部位疼痛均和缓，因此这一部位也是重点要掌握的穴位。

应掌握筋骨间、尺骨、桡骨桡侧腕屈肌腱、尺骨鹰嘴、腕关节、三角骨、肱二头肌腱、肘横纹等解剖标志。

本部分穴位主治要点及针刺注意事项

三其穴处于手阳明之经脉，其治疗作用仍以大肠疾患为主，用于便秘、痔疮、脱肛等大肠疾患，当针刺方向向三焦经脉时，可治疗妇科炎性疾病，以泻三焦之火为用。本穴组是董师强调三穴共用的穴组，这是董氏针灸中少有的特殊规定，在临床运用时尤其要注意这一点；肠门、肝门、心门三穴是董氏针灸中重要穴位，三穴分别直通于肠、肝、心，其治也分别在三脏腑，这是三穴治疗的核心。三穴在针刺时，董师强调以30度角斜刺；三士穴（人士、地士、天士）主要作用于肺、心，浅刺5分主要以调呼吸系统疾患，深刺到1寸以上可治疗心脏疾患，由此再次强调了针刺深浅与疗效的关系；火串、火陵、火山三穴处于三焦经脉上，其治主要以表里经脉的原理用于胸痛发闷、发胀、心悸等心脏病的治疗。火串穴手平伸针刺，火陵穴、火山穴以手抚胸取穴，针刺时务必注意。

第四节　四四部位（大臂部位）

◎ 分金穴 ◎

【部位】在后臂肱骨之前侧，去肘窝横纹
1.5 寸。

【解剖】有肱二头肌，为后臂皮下神经、
正中神经分布区，有肱动脉、头静脉、心之
分支神经、肺之交叉神经。

【主治】感冒、鼻炎及喉炎之特效穴。

【取穴】手抚胸取穴，当后臂肱骨下部
之中央，去肘窝横纹 1.5 寸处是穴。（见图
2-4-1）

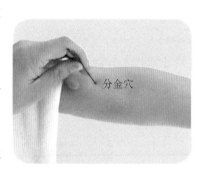

图 2-4-1

【操作】针深 0.5~1 寸。

【临床运用及说明】

分金穴作用特性：具有清热宣肺作用特性。

本穴处于肺经之循行线上，在肺经合穴尺泽上 1.5 寸，所以可用于治疗感
冒、鼻炎的疾病，治疗感冒常配火腑海穴，是临床常用的一组配穴组合。喉
炎先于少商穴点刺放血，再配失音穴、足五金、足千金穴治疗，尤适合急性
咽喉炎。

◎ 后椎穴 ◎

【部位】当后臂肱骨之外侧，去肘窝横纹 2.5 寸。

【解剖】肝副神经、心之交叉神经、直属脊椎骨神经。

【主治】脊椎骨脱臼、脊椎骨胀痛、肾脏炎、腰痛。

【取穴】手臂下垂，当后臂肱骨之外侧，去肘横纹 2.5 寸是穴。（见图
2-4-2）

【操作】针深 3~5 分。

◎ 首英穴 ◎

【部位】当后臂肱骨之外侧，去肘横纹 4.5 寸。

【解剖】肝副神经，心之副交叉神经，直属脊椎骨神经。

【主治】脊椎骨脱臼、脊椎骨胀痛、肾脏炎、腰痛。

【取穴】手臂下垂，当后臂肱骨之外侧，去后椎穴 2 寸处是穴。（见图 2-4-3）

【操作】针深 3~5 分。

【应用】后椎、首英两穴通常同时下针（即所谓回马针），效力迅速而佳。

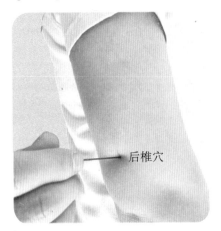

图 2-4-2

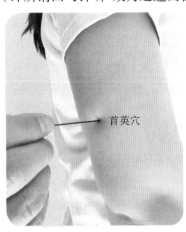

图 2-4-3

◎ 富顶穴 ◎

【部位】当后臂肱骨之外侧，去首英穴 2.5 寸，去肘横纹 7 寸。

【解剖】肝之副支神经、心之分支神经。

【主治】疲劳、肝弱、血压高、头痛、头晕。

【取穴】手臂下垂，当后臂肱骨之外侧，去首英穴 2.5 寸。（见图 2-4-4）

【操作】针深 3~5 分。针浅刺治疲劳、肝弱；深刺治头痛、头昏及血压高。

◌ 后枝穴 ◌

【部位】当肩中与肘之直线上，去富顶穴 1 寸（去肘横纹 8 寸）。

【解剖】心之分支神经。

【主治】血压高、头晕、头痛、皮肤病、血管硬化，杀菌。

【取穴】手臂下垂，当后壁肱骨之外侧，去富顶穴 1 寸是穴。（见图 2-4-5）

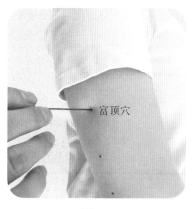

富顶穴

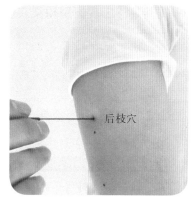

后枝穴

图 2-4-4　　　　　　　　　　　　　　　图 2-4-5

【操作】针深 3~7 分。

【应用】富顶、后枝两穴同时下针，可治颈项疼痛扭转不灵及面部麻痹。

【临床运用及说明】

后椎穴、首英穴作用特性：具有通调督脉化瘀、强筋健骨作用特性。

富顶穴、后枝穴作用特性：具有清肝泻火、活血祛瘀之作用特性。

1.此 4 穴均在后臂肱骨外侧，紧贴肱骨外缘进针，与三宗穴（人宗、地宗、天宗）正相对应（在肱骨内缘）。

2.后椎、首英二穴作用于腰椎，在临床具有很强的实效性，对腰椎小关节紊乱、腰椎轻度滑脱有作用。笔者遇这类疾病，则在二穴针刺，用较粗的针，采用直刺法，当得气后再嘱患者活动腰部，先轻微的活动腰部，根据腰部的灵活度逐渐再较大幅度的旋转动作，当听到"咔咔"的复位音时即达到效果。本穴组有通腰椎气血的作用，所以在治疗时很容易复位。患者症状也就能立即消失。

富顶与后枝两穴作用于颈项部，当颈部椎体小关节紊乱、轻度滑脱时以针刺两穴，当针刺后依然让患者由小动作逐渐再较大幅度的转动颈项部，当听到复位音即可终止治疗，疗效非常确实，笔者在临床曾以此法治疗数例患者，均在即时达到了较为满意的疗效，并且具有长期的稳定性。

3. 富顶、后枝两穴治疗西医学所言的动脉硬化所致的高血压有确实的作用，常配本部位的肩中及支通、落通二穴，尤其对舒张压高、脉压减小的患者有较好的作用。西医对这一类情况的改善很难发挥作用，用本法治疗有较为显著的疗效，所以值得临床推广运用。对轻中度早期高血压治疗较为满意，临证根据其具体表现配用相关穴位，可以有效地调节血压的增高，且有较为稳定的疗效。

◦ 肩中穴 ◦

【部位】当后臂肱骨外侧，去肩骨缝 2.5 寸。

【解剖】此处为三角筋部，头静脉后，有回旋上膊动脉、腋窝神经、心之分支神经。

【主治】膝盖痛（特效穴）、颈项皮肤病有特效、小儿麻痹、半身不遂、血管硬化鼻出血、肩痛。

【取穴】手臂下垂，自肩缝正中央向下 2.5 寸中央是穴。（见图 2-4-6）

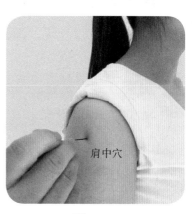

图 2-4-6

【操作】针深 0.5~1 寸。

【运用】左肩痛扎右穴；右肩痛扎左穴，具有特效。

【临床运用及说明】

肩中穴作用特性：具有活血祛瘀、通经活络作用特性。

1. 本穴是这一部位在临床用之最多的一个穴位，并被称为七十二绝针之一，是四四部位最重要的穴位，具有治疗作用广泛，疗效肯定的特点，也是笔者在临床非常善用的穴位。

2. 本穴治疗膝盖痛之效已被公认，在原著中有特效穴之称，说明本穴治疗膝痛具有确切的作用，笔者通过临床实践运用发现，本穴对膝关节韧带、肌腱损伤而致的效果佳，也就是偏于软组织性疾病治疗，对其他原因而致的疼痛疗效并不明显。临床运用以左痛针右穴，右痛针左穴为法。

3. 本穴主治中有颈项皮肤病特效的作用，笔者认为这一作用就是指现代医学所言的局限性神经性皮炎（苔藓样病变），局限性神经性皮炎多数是从颈项部开始，以此部位高发，所以笔者对此考虑应指此病而言。通过临床运用也能得到了验证，如所治笔者一名学生，女性，46 岁，颈项部反复性皮炎数年，本次加重发作 1 个月余，立针刺本穴，经治疗 1 周症状消失，之后几年未再发作，可见本穴对此治疗确有很好的功效。

4. 笔者在临床还将此穴用于关节疾病的治疗，适宜风湿、类风湿而致的关节疼痛。还常用于肩痛，尤其中风后而致的肩痛疗效非常满意，左病右穴，右病左穴。老年人的动脉硬化症及动脉硬化而致的高血压、鼻出血也是本穴的一个特效作用，笔者常以地宗穴、富顶穴、后枝穴配伍运用，获效理想。

◎ 背 面 穴 ◎

【部位】当肩骨缝之中央，举臂有空陷处。

【解剖】丹田神经。

【主治】腹部发闷、发音无力。

【取穴】举臂，当肩骨连接处有空陷处之中央处是穴。（见图 2-4-7）

【操作】针深 3~5 分。

【应用】用三棱针时，可治全身疲劳、两腿发酸、呕吐、干霍乱、肠霍乱、阴阳霍乱。

【临床运用及说明】

背面穴作用特性：具有祛风行血、清热泻火、降逆止呕作用特性。

通过本穴的取穴来看，与十四经穴的肩

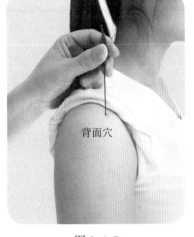

图 2-4-7

髃穴完全一致，实为同一穴位，但是其治疗作用完全不同。传统之肩髃穴主要治疗局部的病证为用，而本穴更重在调理全身疾病。以调阳明气血为主，以补虚为用，针刺较浅，重视刺血为用。本穴刺血量不宜太多，少量出血即可，治疗呕吐、霍乱性疾病与手太阴肺经的合穴尺泽相近，若从经络理论分析，这与同名经有关，治疗全身疲劳、两腿发酸以取手阳明多气多血而用。治疗发音无力、走路无力以刺血为用，再配鼻翼穴、玉火穴针刺。本穴为丹田神经，丹田则有补虚之效，其穴则能补脏气以调腑气，祛风以活血，治在气，故有此效。

本穴对于中暑而致的相关症状非常特效，曾治疗笔者一名学生，每当暑季就有胸闷、心悸之感，曾多方检查，未查出器质性疾病，一直束手无策，当来学习针灸时恰逢暑季，立在本穴浅刺，针后症状即解，每隔1日治疗1次，共治疗4次，未再发作。

◎ 人宗穴 ◎

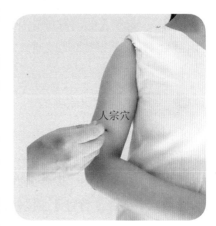

图 2-4-8

【部位】在后臂肱骨内缘与股二头肌腱之凹陷处，去肘窝横纹3寸。

【解剖】在二头膊筋之旁，有桡骨副动脉、头静脉及内膊皮神经、肺之副神经、心之分支神经、肝之副支神经。

【主治】脚痛、手痛、肘臂肿痛难动、面黄（胆病）、四肢浮肿、脾肿大、感冒、气喘。

【取穴】屈肘测量，以手拱胸，在后臂肱骨内缘与肱二头肌间之凹陷处，去肘窝横纹3寸是穴。（见图2-4-8）

【操作】用毫针，针深5分治感冒气喘，针深8分治臂肿，针深1.2寸治肝、胆、脾病。

【注意】下针时，偏外伤肱骨，偏里伤肱二头肌腱，针刺部位应特别准确。

◎ 地宗穴 ◎

【部位】在后臂肱骨内缘与肱二头肌腱间之陷处，去肘窝横纹6寸（去人宗穴3寸）。

【解剖】在头静脉后，有回旋上膊动脉、腋窝神经、心之神经。

【主治】心脏病及血管硬化；能使阳证起死回生。

【取穴】屈肘测量，以手拱胸，当后臂肱骨之中部内缘与肱二头肌腱间之凹陷处，去人宗穴3寸是穴。（见图2-4-9）

【操作】针深1寸治轻病，针深2寸治重病，两臂穴位同时下针。

【注意】下针时，偏外伤肱骨，偏里伤肱二头肌腱，针刺部位应特别准确。

◎ 天宗穴 ◎

【部位】在后臂肱骨内缘与肱二头肌腱后部间之陷处，去地宗穴3寸（距肘窝横纹9寸）。

【解剖】在头静脉后，有回旋上膊动脉、腋窝神经、六腑神经、小腿神经。

【主治】妇科阴道炎、阴道痛、赤白带下（具有速效）、小腿痛、小儿麻痹、狐臭、糖尿病。

【取穴】屈肘测量，以手拱胸，当后臂肱骨内缘与肱二头肌腱后部间之陷处，距地宗穴3寸是穴。（见图2-4-10）

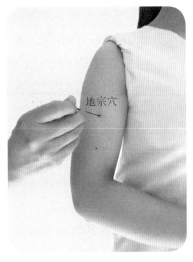

图2-4-9

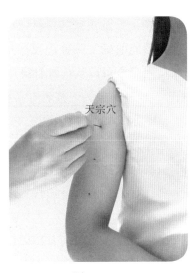

图2-4-10

【操作】针深1~1.5寸。

【注意】下针时，偏外伤肱骨，偏内伤肱二头肌腱，取穴部位应特别准确。

【临床运用及说明】

人宗穴作用特性：具有宣肺利咽、健脾利湿之作用特性。

地宗穴作用特性：具有开窍醒神、回阳救逆作用特性。

天宗穴作用特性：具有理下焦、清湿热之作用特性。

1. 三穴均在同一条线上，处于手阳明大肠经脉上，此处有动脉及神经，因此董师强调取穴准确，以免伤及神经或血管，三穴同用被称为三宗穴。三穴同用可治疗肩胛冈之部位疼痛，具有特效作用，运用原理则是根据手阳明多气多血，如传统针灸用条口治疗五十肩，本组穴位适宜治疗阳明气血不足而致的肩胛痛。根据对应取穴法的思维（根据手足逆对，上臂对小腿）还可以治疗小腿的酸痛及小腿胀痛，如西医中的不安腿综合征等（酸痛为虚证，多为气血不足，本穴组在手阳明，手阳明多气多血）有较好的实际疗效。

2. 人宗穴之特性为宣肺利咽，活血化瘀（如四肢肿胀、疼痛等），健脾舒肝为用。本穴配人士、地士、天士治疗感冒喘憋；配四肢穴治疗四肢痛；配四花穴、上三黄治疗肝脾病。

地宗穴有急救的作用，在原著中言之能使阳证起死回生，笔者对此考虑应指的是闭证之用。人的昏迷、晕厥、休克危重急症分为两种情况，一是闭证（为阳证）、一为脱证（为阴证），所以此指闭证而致的相关疾病，如剧痛而致的晕厥，针刺而致的晕针，心绞痛、胆绞痛而致的休克等，均为阳证而致，这样就能明确了阳证起死回生的真正含义，犹如水沟穴的作用。本穴这一临床运用完全可以从传统针灸中找到相应答案。明代李梴《医学入门》载："针晕者，神气虚也……甚者针手膊上侧，筋骨陷中，即蛤蟆肉上惺惺穴，或足三里，即苏。"蛤蟆肉，指肱二头肌于屈肘时呈隆起处，近人称之为"肱中"穴，此处作为晕针的急救穴，故又名"夺命穴"。与在此所言相同。由此可以证明本穴的急救功效性极为确切，在董氏针灸中又言本穴为董氏七十二绝针之一，对此有某些董氏针灸传人对本穴之功效过于夸大，不切临床实际，读者对此应该明鉴，应本着实事求是的心态做学问，合理正确的运用。

天宗穴治疗妇科疾病有特效，临床运用主要针对西医所言的妇科炎症性疾病，如阴道痒、阴道痛、赤白带下等，常配云白穴、木妇穴、海豹穴或配用三其穴治疗上述疾病。本穴对狐臭也具有特效，在董氏针灸中能治疗狐臭的穴位还有李白穴、分枝上穴、分枝下穴，临床可配合使用。

◎ 云白穴 ◎

【部位】在肩尖前约2寸，背面穴向胸方向斜下开2寸。

【解剖】有三角筋、回旋上膊动脉、头静脉支、锁骨神经支、六腑神经、肺之副支神经。

【主治】妇科阴道炎、阴道痒、阴道痛、赤白带下、小儿麻痹。

【取穴】垂手取穴，当肩关节前方，骨缝去肩尖约2寸许是穴，亦即背面穴向胸的方向斜下开2寸。（见图2-4-11）

【操作】针深 3~5 分。

◦ 李白穴 ◦

【部位】在云白穴稍向外斜下 2 寸。

【解剖】头静脉后，有回旋上膊动脉、腋窝神经、肾之副支神经、肺之支神经。

【主治】狐臭、脚痛、小腿痛、小儿麻痹。

【取穴】在臂外侧，从云白穴稍向外斜下 2 寸处是穴。（见图 2-4-12）

【操作】针深 3~5 分。

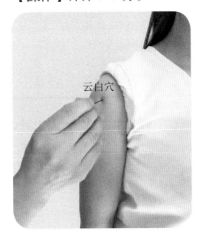

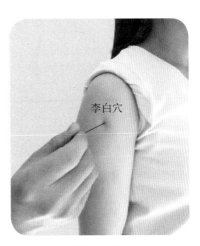

图 2-4-11

图 2-4-12

◦ 支通穴 ◦

【部位】在上臂后侧，首英穴向后横开 1 寸。

【解剖】有头静脉、后回旋上膊动脉支、后膊皮下神经、肝之副支神经、肾之副支神经、后背神经。

【主治】高血压、血管硬化、头晕、疲劳、腰酸。

【取穴】自肩后侧直下，去肘横纹 4.5 寸，即首英穴向后横开 1 寸。（见图 2-4-13）

【操作】针深 0.6~1 寸。

【注意】贴近肱骨后缘进针。

◎ 落通穴 ◎

【部位】在上臂后侧，即富顶穴向后横开 1 寸。

【解剖】有头静脉、后回旋上膊动脉支、后膊皮下神经、肝之副支神经、肾之副支神经、后背神经。

【主治】高血压、血管硬化、头晕、疲劳、四肢无力、腰酸。

【取穴】自肩端后侧直下，距肘横纹上 7 寸，即富顶穴向后横开 1 寸是穴。（见图 2-4-14）

【操作】针深 0.6~1 寸。

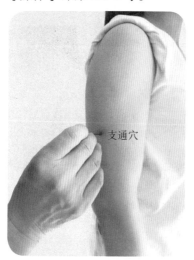

图 2-4-13

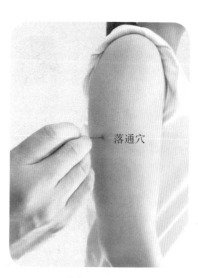

图 2-4-14

◎ 下曲穴 ◎

【部位】在上臂后侧，即后枝穴后开 1 寸。

【解剖】有后回旋上膊动脉，头静脉，后膊皮下神经，腋下神经，肺支神经，肝之神经。

【主治】血压高、坐骨神经痛、半身不遂、小儿麻痹、神经失灵等症。

【取穴】当肩尖后直下，后枝穴向后横开 1 寸处是穴。（见图 2-4-15）

【操作】针深 0.6~1 寸。

◦ 上曲穴 ◦

【部位】在上臂后侧，肩中穴后开 1 寸。

【解剖】有三角筋，后回旋上臑动脉，头静脉，后臑皮下神经，肾之支神经，肝之副神经。

【主治】小儿麻痹、坐骨神经痛、臂痛、血压高、小腿胀痛。

【取穴】当上臂后侧，肩中穴向后横开 1 寸处是穴。（见图 2-4-16）

【操作】针深 0.6~1.5 寸。治左臂痛用右臂穴，治右臂痛用左臂穴。

【应用】用三棱针刺出血治肝硬化及肝炎。

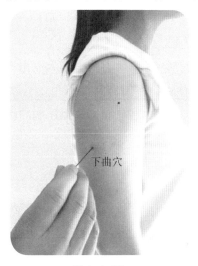

图 2-4-15

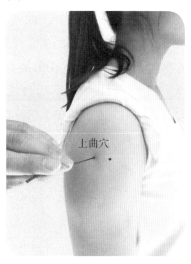

图 2-4-16

【临床运用及说明】

云白穴作用特性：具有理下焦、清湿热、调经带之作用特性。

李白穴作用特性：具有舒筋活血作用特性。

支通穴、落通穴作用特性：具有清肝泻火、活血祛瘀之作用特性。

上曲穴、下曲穴作用特性：具有舒筋活络、通经化瘀之作用特性。

1.这一部分取穴比较复杂，很难做到精准定位，在临床所用一般要抓住每穴的特效作用即可。云白穴治疗妇科炎症及泌尿系统疾病具有确切的作用，笔者在临床常配用天宗穴、李白穴、木妇穴、海豹穴或三其穴运用，主要用于现代西医学各种妇科炎性疾病的治疗，治疗带下症也有较好的疗效，主要针对下焦湿热而致的带下症患者，取效显著。董师有相关病案之记载：一女，尿则疼痛，针李白、云白而速愈；李白穴配用相关穴位（如配天宗穴、分枝上穴、分枝下穴等）治疗狐臭，这是本穴之特效作用，在传统针灸中，仅有极泉穴有这一作用。李白穴有舒筋活络的作用，根据对应之意，常用于下肢的扭伤及痿痹证；支通穴、落通穴配富顶穴、后枝穴治疗血管硬化而致的高血压；下曲穴、上曲穴配用云白穴、李白穴、肩中穴（一般分成上下两组，即上曲穴、云白穴、肩中穴为一组，有小儿麻痹症第一特效穴组之称；下曲穴、李白穴、肩中穴为一组，本穴组有第二特效穴组之称）交替针刺治疗小儿麻痹后遗症则有特效作用。

2. 上曲穴、下曲穴均有肝之神经，能作用于肝，治疗肝病，治肝病时主要以刺血为用，在上曲穴、下曲穴点刺放血，再针刺上三黄穴、肝门穴治疗。也能用于肝功能不全引起的坐骨神经痛，常配上三黄穴组同用。

3. 支通、落通二穴在临床很少单独用针，几乎均为倒马组穴一并运用。二穴与上面所言及的富顶、后枝二穴的主治、特性有着共性作用，所以在临床常常相互并用，主要用于血管疾病，主要用于血管硬化、高血压病的治疗。

◎ 水愈穴 ◎

【部位】在上臂之后侧，即背面穴后开稍斜下 2 寸。

【解剖】有三角筋、后回旋上膊动脉、头静脉、后膊皮下神经、腋下神经、肾之支神经。

【主治】肾脏炎、肾结石、腰痛、腿酸、全身无力、蛋白尿、臂痛、手腕手背痛。

【取穴】自肩后直下，即背面穴向后横开（稍斜下）2 寸是穴。（见图 2-4-17）

【操作】针深 3~5 分。

【运用】用三棱针扎出黄水者，主治肾脏之特效穴。用三棱针扎出黑血者主治手腕手

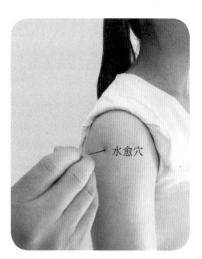

图 2-4-17

背痛（同侧取穴）。用三棱针扎左边穴治左臂痛，扎右边穴治右臂痛（直接治疗）。

【临床运用及说明】

水愈穴作用特性：具有补肾壮骨之作用特性。

1. 本穴取穴先定背面穴，然后在背面穴后横开 2 寸的稍斜下处取穴。穴下有肾之支神经，所以能作用于肾脏，用于治疗肾脏炎、肾结石、蛋白尿等肾性疾病，临床主要以刺血为用，治疗肾性疾病以刺出黄水者为效，所以应注意针刺的深度，不可过深。

2. 本穴还有一特殊功效，用于治疗灰指甲特效，以这一部位刺血为用，每 5~7 日放血一次，一般五、六次即可治愈。

3. 在本穴区刺出黑血可以治疗手腕手背痛，以患侧取穴为用。

❖ 本节小结 ❖

本部分为大臂部位，又称为四四部位。本部总计 17 穴名，34 个穴点。

本部穴位是上肢部用之最少的一个部位，较之前三个部位用之相对少，治疗多以临床杂症为主。手臂四四部位虽然仅有 17 个穴位，但这一部位是最复杂的，不易掌握取穴的规律，取穴很难做到一定的准确性，并且各穴位取穴具有很强的依附性，也就是各穴之间有一定的连贯性（如：首英穴距后椎穴 2 寸取穴，富顶穴又在首英穴上 2.5 寸处取穴，后枝穴距富顶穴 1 寸，几穴的定位相互影响，环环相扣）。本部分穴位根据临床运用情况也将穴位分为一、二、三级，一级为最常用穴位，是必须掌握的穴位，二级穴位为次常用穴位，为系统性掌握穴位，三级穴位为了解穴位。这一分类法可供读者学习时参考。

一级穴位：富顶穴，后枝穴，肩中穴，云白穴，人宗穴，地宗穴，天宗穴。

二级穴位：后椎穴，首英穴，背面穴，李白穴，水愈穴。

三级穴位：分金穴，支通穴，落通穴，下曲穴，上曲穴。

本部分取穴要点

应掌握肘横纹、肱二头肌、肱骨内缘、肱骨外缘、肩峰等解剖标志。

后椎穴、首英穴、富顶穴及后枝穴均在上臂肱骨外侧取穴，当针刺时紧贴肱骨之外缘；人宗穴、地宗穴、天宗穴取穴紧贴肱骨的内缘取穴；云白穴、李白穴、背面穴、水愈穴、上曲穴及下曲穴均以肩中穴为中心点取穴。

本部分穴位主治要点及针刺注意事项

肩中穴为本部分最常用的穴位，是治疗膝盖痛及肩痛之特效穴，并是治疗痿证之要穴；后椎穴、首英穴用以治疗各种脊椎病（脊椎痛、腰椎扭伤、腰椎骨刺等）；富顶穴、后枝穴用于肝血亏虚而致的头晕、头痛、疲劳之疾；富顶穴、后枝穴、上曲穴、下曲穴均能治疗高血压；人宗穴、地宗穴、天宗穴作用于心肺；云白穴以治妇科炎性疾病为要；李白穴对狐臭有特效作用，天宗穴也具有这一功效；水愈穴与肾水有关，为治肾脏病之特效穴。

人宗穴、地宗穴、天宗穴要求针刺准确，偏外针刺而伤及肱骨，偏里针刺会伤及肱二头肌，在针刺时应紧贴肱骨边缘而下。水愈穴以点刺放血为用，在点刺时应根据疾病而应，以出黄水者为主治肾脏特效针，出黑血者以治手腕、手背痛特效穴。

第五节　五五部位（足趾部位）

◦ 火包穴 ◦

【部位】在足次趾底第 2 道横纹正中央。

【解剖】心之神经、肝之神经。

【主治】心痛、肝病、胎衣不下、难产。

【取穴】平卧。当足次趾底第 2 道横纹正中央是穴。（见图 2-5-1）

【操作】用三棱针刺 3 分深使其出黑血，立见其效。用毫针针深 3 分，5 分钟见效。

【注意】禁灸，孕妇禁针。

【临床运用及说明】

火包穴作用特性：具有强心止痛、调理下焦的作用特性。

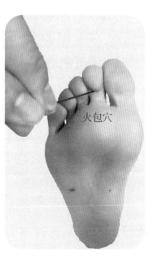

图 2-5-1

1. 本穴为五五部位之穴，这一部位是董氏针灸穴位最少的一部位，仅有 4 穴，因在足部，针刺不便，加之针刺较为疼痛，所以临床相对用之较少。

2. 本穴与传统针灸之经外奇穴的独阴穴完全相符，其功效也相近。在传统针灸中本穴主要用于疝气、胎衣不下、难产的治疗，这些临床功效与火包穴完全相同，但因胎衣不下、难产在当下是产科专科疾病，针灸医师已不再见到，无法验证其疗效。但在临床还常用于疝气的治疗，本穴对此作用是非常肯定的，值得临床运用。对心痛的治疗也较少见到，笔者在临床中仅见到 2 名心痛急性发作患者，其中 1 名为心梗患者，笔者以针刺相关穴位并护送至医院抢救，很快转危为安，至今患者健康。另 1 名为心绞痛患者，那时笔者还未接触董氏针灸，笔者以至阳穴和郗门穴为用，也非常迅速将患者之病痛解决，可见在临床用穴若能正确辨证，不论传统穴位还是董氏针灸穴位皆能立起沉疴。

☺ 上瘤穴 ☺

【部位】在足底后跟前缘正中央。

【解剖】后脑（小脑）总神经。

【主治】脑瘤、脑积水（大头瘟引起者）、小脑痛、脑神经痛、体弱。

【取穴】平卧，当足底后跟硬皮之前缘正中央是穴。（见图 2-5-2）

【操作】针深 3~5 分。

【注意】针身过量（超过 5 分）会引起心中不安，应忌之。

【临床运用及说明】

上瘤穴作用特性：具有息风潜阳、清头明目、散瘀通络之作用特性。

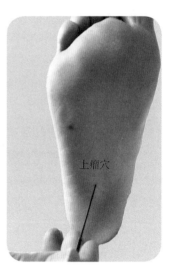

上瘤穴

图 2-5-2

本穴下仅有后脑总神经，因此本穴作用于脑部，有活脑部之气血的功效，用于治疗脑部疾病，主要用于脑部肿瘤及脑部外伤，常配正筋、正宗穴、足三重穴同用，对外伤昏迷患者，均主张配合在然谷穴的部位瘀络点刺放血，对脑部外伤而致的头晕、头痛等症状尤具特效，临床运用颇多，并有大量的相关临床医案之记载。笔者在临床曾以本穴为主穴治疗脑昏迷及脑血管意外的患者，作用疗效非常突出，当脑昏迷时以强刺激手法刺激本穴，配正会穴、足三重穴可较快的获得疗效。笔者用于失眠、多梦、头脑昏蒙的症状也有较好的效用。

☺ 海豹穴 ☺

【部位】在大趾之内侧，本节正中央。

【解剖】有大趾长伸筋、浅腓骨神经、心之分支神经。

【主治】眼角痛（角膜炎）、疝气、大指及食指痛、妇科阴道炎。

【取穴】当大趾之内侧（即右足之左侧；左足之右侧），大趾本节正中央部（脚趾甲后）是穴。（见图 2-5-3）

【操作】针深 1~3 分。

【运用】右手痛取左足穴；左手痛取右足穴。

【临床运用及说明】

海豹穴作用特性：具有理下焦、化瘀通络的作用特性。

本穴近于脾经的大都穴，以本穴的作用来看其功用涉及较广，但在实际临床中用之较少。笔者在临床中仅用于疝气、妇科阴道炎的治疗，在妇科炎症方面疗效尚佳，常配云白穴、天宗穴用于阴道痒、阴道痛、阴道炎及带下症的治疗。用于大指痛的治疗是根据手足对应取穴之意，对其他方面的治疗功效笔者尚无临床验证。

◦ 木妇穴 ◦

【部位】在足第 2 趾中节正中央外开 3 分。

【解剖】心之副神经。

【主治】妇科赤白带下、月经不调、经痛、子宫炎、输卵管不通。

【取穴】当第 2 趾第 2 节正中央向外开 3 分是穴。（见图 2-5-4）

【操作】针深 2~4 分、贴趾骨下针（用细毫针针刺疼痛较轻）。

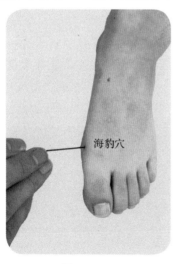
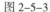

图 2-5-3

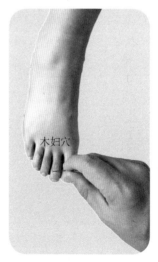

图 2-5-4

【临床运用及说明】

木妇穴作用特性：具有调经理带、疏理下焦的作用特性。

本穴以其功用而命名，顾名思义，以治妇科病为用，足厥阴肝经"循股阴,入毛中,环阴器,抵小腹"。与生殖系统密切联系,所以以木而命之。本穴主要用于妇科炎性疾病的治疗,且疗效满意,因此在临床有"妇科圣穴"之称,笔者在临床根据病情常配用三其穴、云白穴、海豹穴用于妇科炎症而致的赤白带下、子宫炎症、输卵管炎症、阴痒、阴痛等病的治疗。本穴在足背位置,针刺较为敏感,因此针刺时宜用细针。赖金雄医师言之本穴针刺较痛,并发挥出了以阳陵泉治白带,曲泉治疗赤带之用。本穴因就一个穴点,用针较少,且疗效很好,若能掌握正确的针刺手法,并选用细针,针刺疼痛还是微乎其微,患者完全能接受,所以笔者认为应以临床疗效为主,还是选用本穴的治疗功效更加确实。

❀ 本节小结 ❀

本部分为足趾部位,又称为五五部位。本部分总计4个穴名,8个穴点。

本部分穴位是董氏针灸穴位中最少的一部分,仅有4个穴位,并且此4穴与一一部位一样,较为敏感,针刺较痛,加之在足部,取穴又不太方便,所以在临床运用相对较少。

本部分穴位主治要点及针刺注意事项

这一部位的穴位临床所用一般是因没有相关穴位能代之而用之,如木妇穴治疗带下症特效,在临床因疼痛及取穴不便,所以赖金雄医师常用他穴来代之,白带以阳陵泉来取代,赤带则以曲泉穴而代用。其他穴位也是如此。这一部分穴位在临床实际运用中多以三棱针点刺放血为用,并且有独特之效。

火包穴治心绞痛特效,可以点刺,也可以指掐;上瘤穴作用于脑部,用于脑外伤而具特效;海豹穴治妇科炎症是主要作用;木妇穴是带下症之特效穴。

五五部位之穴在足底或足趾边缘,针刺时非常敏感,疼痛较剧,因此针刺时宜选用细针,笔者在临床多以0.25×13mm的针具用之,临床用轻手法,针刺速度宜快。上瘤穴在针刺时不宜过深,一般主张不超过5分深,当深刺则会引发心中不安,故应注意。

第六节 六六部位（足掌部位）

◎ 火硬穴 ◎

【部位】在第 1 跖骨与第 2 跖骨之间，去跖骨与趾骨关节 5 分。

【解剖】心脏之神经，肝之副神经。

【主治】心悸、头晕、产后胎衣不下、骨骼胀大、下颏痛（张口不灵）、子宫炎、子宫瘤、强心（昏迷状态时使用）。

【取穴】当第 1 跖骨与第 2 跖骨之间，去跖骨与趾骨关节 5 分处是穴。（见图 2-6-1）

【操作】针深 3~5 分。

【注意】禁灸，孕妇禁针。

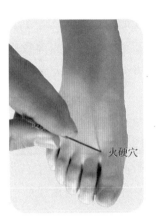

火硬穴

图 2-6-1

◎ 火主穴 ◎

【部位】在第 1 跖骨与第 2 跖骨之间，去火硬穴 1 寸。

【解剖】心脏支神经、心脏动脉、有感腓骨神经支，前胫骨筋。

【主治】难产、骨骼胀大、心脏病而引起之头痛、肝病、胃病、神经衰弱、心脏麻痹、手脚痛、子宫炎、子宫瘤。

【取穴】当第 1 跖骨与第 2 跖骨连接部之直前陷中取之，即去火硬穴 1 寸处是穴。（见图 2-6-2）

【操作】针深 3~8 分。治手脚痛时，左用右穴，右用左穴。

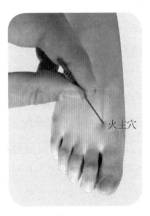

火主穴

图 2-6-2

【注意】禁灸，孕妇禁针。

【临床运用及说明】

火硬穴作用特性：具有清心泻火、行气止痛、平冲降逆作用特性。

火主穴作用特性：具有疏肝理气、活血祛瘀、通利下焦作用特性。

1. 火主、火硬二穴与传统针灸肝经原穴太冲、荥穴行间相近，而其名称不同，所言作用功效有差别，这与董师取穴立足点不同有关。太冲、行间二穴是传统针灸的重要穴位，治疗作用广泛，功效肯定，是自古以来一直被重视的穴位。尤其当下，社会快速发展的今天，瘀滞性疾病、肝火旺盛疾病日渐增多，成为当前致病的重要原因之一，所以需要疏肝解郁、清肝泻火的患者大有人在，太冲、行间二穴也就大有用武之地。

2. 首先从足厥阴肝经的经脉循行而看，本穴可用于头顶痛（足厥阴肝经与督脉交会于颠）；张口不灵（足厥阴肝经从目系下颊里，环唇内），本病所指的是颞颌关节功能紊乱性疾病，笔者曾治疗数例相关患者，疗效满意，如所治笔者一名学生，张口不灵数月，用他法无法解决，笔者以针刺火主穴、灵骨穴 1 次明显缓解，3 次症状消失；还常用于子宫炎、子宫瘤、尿道炎、产后胎衣不下等多种妇科疾患（足厥阴肝经循股阴、入毛中，环阴器，抵小腹），足厥阴肝经是治疗男女生殖系统疾病最重要的经脉，因为本经脉与生殖联系最为密切。早在《素问·上古天真论》有言："女子二七天癸至，任脉通，太冲脉盛，月事以时下，故能有子。"强调了足厥阴肝经与月经病的直接关系；本穴组对口眼歪斜、咽喉肿痛也极具特效（足厥阴肝经循喉咙之后，上入颃颡……从目系下颊里，环唇内），上述疾病所用仍然根据"经脉所过，主治所及"的理论，其用早在古代就有相关记载。如《百症赋》言："太冲泻唇歪以速愈。"《标幽赋》言："心胀咽痛，针太冲而必除。"

3. 火主、火硬二穴最主要的作用是用于心脏病的治疗，董师将其名定为"火"，火而应心，二穴其下最主要的是心之神经所过，因此董师将此穴组用于心脏病的治疗。若从传统针灸来考虑，一是二穴处于足厥阴肝经之脉上，足厥阴肝经与手厥阴心包经为同名经，同名经同气相求；二是其穴下有重要之血脉太冲脉，应于血管，心主血脉，所以能作用于心脏。早在《黄帝内经》中就有关于太冲、行间穴用于心脏病治疗之运用记载，如《灵枢·厥病》："厥心痛，色苍苍如死状，终日不得太息，肝心痛也，取之行间、太冲。"《灵枢·杂病》："心痛引小腹满，上下无常处，便溲难，刺足厥阴。"二穴在传统针灸中，无论在理论上还是实际运用中，皆是治疗心脏病的常用穴位。临床常用于胸闷心痛、心烦意乱、心血管硬化及心脏供血而引起的系列相关症状。并可用于心衰，是强心之要穴。在董氏针灸中二穴的命名以火而用之，有其深意。火主者，心主也，其深意在于运用了肝的生理功能结合体用来命名火主穴，其穴在足厥阴肝经，其用而在手少阴之心经。肝生心（木生火），肝之木则是心之火之源头，以此上下荣养，无有休息；手厥阴与足厥阴为同名经，同名经同气相求，上病下治，下病上治，则能有效地疏通经脉之功能，要比单纯直接调理病经作用强得多。这就是董师以火而命名此二穴之意。

此二穴对现代医学所言的高血压有特效，临床先在五岭穴点刺放血，再针刺火主或火硬穴配曲池、正会、富顶穴、后枝穴，临床所用具有良好的治疗实效。笔者在临床中以本组方为主穴治疗数例肝阳上亢型高血压病相关患者，取效非常理想。

❍ 门金穴 ❍

【部位】在第 2 跖骨与第 3 跖骨连接部之前凹陷中。

【解剖】短总趾伸筋、第 1 骨间背动脉、趾背神经、十二指肠神经、胃之支神经。

【主治】肠炎、胃炎、腹部发胀及腹痛、盲肠炎。

【取穴】当第 2 跖骨与第 3 跖骨连接部之直前凹陷中，与火主穴并列。（见图 2-6-3）

【操作】用细毫针，针深 5 分（具有特效）。

【注意】单足取穴，禁双脚同时取穴。

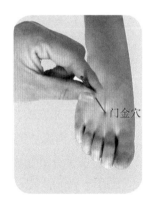

门金穴

图 2-6-3

【临床运用及说明】

门金穴作用特性：具有健脾化湿、通调肠胃的作用特性。

1. 本穴所处的位置与传统针灸的陷谷穴相近，六六部穴位最大特点就是大多数穴位与传统针灸之穴位置相符或相近，如本穴，上述的火主、火硬以及以下多数相关穴位，均是其穴名不同，而功用有其相近的作用，更重要的是董师在每个穴位中发挥出了与传统针灸不同的治疗作用，并且独具特效，这是董氏针灸特色之处，也是董师针灸水平境界的体现。

2.陷谷穴在传统针灸中主要用于胃部疾病的治疗，而本穴作用点不仅在胃，还作用于肠道，中医认为大肠、小肠皆属于胃，所以才有大小肠的下合穴均在胃经上。临床主要用于胃肠疾病，如肠鸣腹痛、腹满腹胀等，其功效犹如传统针灸之温溜穴，这些疾病相当于西医学所言的肠胃炎、急性肠炎等疾病，尤其暑湿而致的肠胃炎极具特效，临床一般配用腑肠穴。如笔者一名学生所收治的一患者，男性，48岁，突然出现急性吐泻不止来诊，立针刺腑肠穴、肠门穴、门金穴、水分穴，15分钟即缓解，一次痊愈。

3.本穴常与内庭穴倒马组合运用治疗许多疾病。二穴组合可用于痛经的治疗；二穴组合用于中指麻木具有特效；赖金雄医师还将此二穴组合用于鼻炎、偏头痛、痢疾、耳鸣等病的治疗。

4.本穴原著中要求单侧取穴，实际临床双侧取穴并没有不良反应，治疗脏腑疾病时常以双侧同取，有加强疗效的作用，对经络病可单侧取穴。

◎ 木斗穴 ◎

【部位】在第3跖骨与第4跖骨之间，距跖骨与趾骨关节5分。

【解剖】脾神经、肝神经。

【主治】脾肿大（硬块）、消化不良、肝病、疲劳、胆病、小儿麻痹。

【取穴】当第3跖骨与第4跖骨之间，距跖骨与趾骨关节5分处是穴。（见图2-6-4）

【操作】针深3~5分。

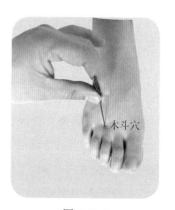

图 2-6-4

◎ 木留穴 ◎

【部位】在第3跖骨与第4跖骨连接部之直前凹陷中，跖骨与趾关节1.5寸。

【解剖】肝神经、脾神经。

【主治】白细胞症、脾肿大、消化不良、肝病、疲劳、胆病、小儿麻痹。

【取穴】当第3跖骨与第4跖骨连接部之直前陷中，距木斗穴后1寸处是穴。（见图2-6-5）

【操作】针深3~5分。

【临床运用及说明】

木斗穴、木留穴作用特性：具有补脾养血、疏肝和胃、调和气血之作用特性。

1.通过传统经络来看，本组穴应处于足阳明胃经之脉上，足阳明胃经经脉循行："其支者，下廉三寸而别，以下中趾外间。"可见本部位完全是在足阳明经脉，在传统针灸中，这一部位无穴位，本穴组由此弥补了这一缺陷。董师将此穴组定位于肝胆，其穴名定为"木"，其神经相应为肝脾神经，其治疗作用于肝脾。由此可见董师设穴思想独到，考虑周密全面，完全符合中医治未病思想。在《金匮要略》中曾提出"见肝之病，知肝传脾，当先实脾"。肝病必伤脾，因此肝脾同治，见肝之病要强脾，防止进一步传变，肝病多伤及脾，所以肝脾同调的穴位实属必要，所以在经络中肝脾经均起于足大趾上，关系密切，生理上相互联系，病理上相互传变，本穴组在这一作用特性中是其他穴位无可比拟的，是肝脾同病的要穴。在临床中本穴组很少单独分开用穴，多二穴同用。

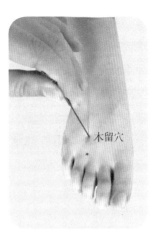

木留穴

图 2-6-5

2.传统针灸中在此处早有经外奇穴所用，名为肝大新穴，治疗肝脾肿大。此部位在国外也有相应穴位，被称为脾大穴，也用于治疗肝脾肿大疾病。通过这些临床运用来看，本穴组治疗肝脾肿大的临床运用非常广泛，并是众多医家经过长期临床所验证的经外特效穴，通过临床推广运用，作用疗效确实满意。尤其对脾肿大作用特效，在临床常配足三重穴及脾肿穴同用。如笔者所治疗的一患者，男性，脾肿大数年，近几年因婚姻多次变故，加之工作劳累，脾肿大明显加剧，并出现明显症状，曾于国内数家大医院就诊，均建议行脾切除术，患者未采纳，经人介绍来诊，主要以上述穴位针刺，一次治疗，自我症状感觉明显缓解，10次治疗后症状基本消失。

3.董师曾以本穴组配腑肠穴治疗一妇人锁骨窝中长一肿瘤（经当时诊断为恶性肿瘤），针此穴组，一次治疗而肿瘤消，八次而愈（若是恶性肿瘤绝不会一次而消，也不会八次愈，这一点我们应该明确，当时的诊断应是一个误诊，但这说明了本穴确有很好的活血化瘀之效）。这说明本穴有活血化瘀、软坚散结的作用特性，后在临床根据这一治疗疗效，也常用于西医所言的各种血管瘤、粉瘤、包块的临床治疗。

4.还根据对应取穴的原理，本穴组也常用于手中指及无名指麻木屈伸困难，临床常配用四肢穴和肾关穴；针刺本穴组也能治疗耳中神经痛，赖金雄医师言针之则立效；用于治疗缺盆部位的疼痛有特效；配足三重治疗三叉神经第二支痛有殊效；对因气血障碍而致的身体麻木则有特效作用。可见本穴作用非常广泛，其功效多多，难以尽述。临床运用主要从肝脾功能来考虑本穴组的治疗作用，以疏肝健脾、活血化瘀及肝藏血、脾统血的功能发挥本穴组的功用即可。

◎ 六完穴 ◎

【部位】在第4跖骨与第5跖骨之间，距跖骨与趾关节5分。

【解剖】肺之分支神经、肾之支神经。

【主治】止血（包括跌伤、刀伤出血或是打针血流不止）、偏头痛。

【取穴】当第4跖骨与第5跖骨之间，距跖骨与趾关节5分处是穴。（见图2-6-6）

【注意】哮喘、肺病、痰多、体弱均禁用此穴（单脚取穴，孕妇禁针）。

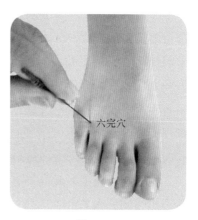

六完穴

图 2-6-6

◎ 水曲穴 ◎

【部位】在六完穴后1寸处。

【解剖】肺之分支神经、肾之支神经。

【主治】腰痛、四肢浮肿、腹胀、颈项神经痛、妇科子宫病。

【取穴】当第4跖骨与第5跖骨之间，距六完穴1寸处是穴。（见图2-6-7）

【操作】针深3~5分。

【临床运用及说明】

六完穴作用特性：具有清肺止血的作用特性。

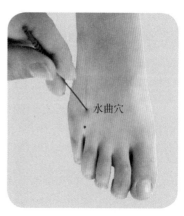

水曲穴

图 2-6-7

水曲穴作用特性：具有利水消肿、行气止痛的作用特性。

1.六完穴与传统针灸侠溪穴相近，水曲穴与足临泣相近，但董氏针灸二穴临床所用与传统针灸功效有很大的区别。董师将二穴定为肺、肾神经，作用于肺肾二脏。六完穴有止血的作用，用于各种出血，这是一个很特殊的功效，尤其是因拔牙而致的出血不止具特效。如笔者的一名学生，非常喜欢中医针灸，但老公一直反对学习，经常闹的不愉快，一次老公因拔牙后出血不止，而经针刺本穴后出血立止，其老公立马改变了反对态度，开始支持学习，由此也见证了本穴这一作用实效性。

2.水曲穴应于肾，主要用于水湿泛滥之疾，如四肢浮肿、腹胀、带下等，和水不涵木的问题，如肌肉萎缩及麻木等。在后来的临床中将本穴扩展到了很多临床功效，其原理多是根据传统针灸理论特性发挥运用，可从足临泣通带脉理论阐释运用，以治疗腰痛、妇科子宫病的治疗，是通带脉之特性。又用于治疗头晕、偏头痛、耳鸣等病，这均是从胆经循行上而延伸运用，均为胆经之病，可见这些作用尚没有离开传统针灸的作用原理。

3.董师用本穴还治疗一半身不遂的患者病案记载，以本穴配三重穴为治：于1962年4月，王先生左半身不遂，针3次后，腿有力能弯曲，6次后，由家人扶助能行走，2个月后，能步行至董师诊所治疗。

◦ 火连穴 ◦

【部位】在第1跖骨内侧，距跖骨与跖骨关节后1.5寸。

【解剖】心之分支神经、肾之副支神经。

【主治】血压高而引起之头晕眼昏、心悸、心脏衰弱。

【取穴】当第1跖骨内侧，距跖骨与跖骨关节后1.5寸。（见图2-6-8）

【操作】针深5~8分，针沿第1跖骨底缘刺入（与跖骨成直角）。

【注意】单脚取穴，孕妇禁针。

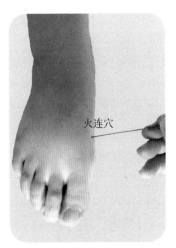

火连穴

图2-6-8

◎ 火菊穴 ◎

【部位】在火连穴后 1 寸。

【解剖】心之分支神经，肾之副支神经。

【主治】手发麻、心悸、头晕、脚痛、高血压、头脑胀、眼昏、眼皮发酸、颈项扭转不灵。

【取穴】当第 1 跖骨内侧，距火连穴后 1 寸处是穴。（见图 2-6-9）

【操作】针深 5~8 分，针与跖骨成直角，沿跖骨底缘刺入。

【注意】单脚取穴，孕妇禁针。

◎ 火散穴 ◎

【部位】在火菊穴后 1 寸。

【解剖】心之分支神经、肾之分支神经、六腑副神经。

【主治】头痛、脑胀、眼角痛、肾亏、头晕、眼花、腰酸、背痛。

【取穴】当第 1 跖骨内侧，距火菊穴后 1 寸处是穴。（见图 2-6-10）

【操作】针深 5~8 分，针横沿跖骨底缘刺入。

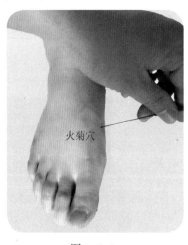

图 2-6-9

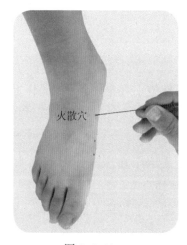

图 2-6-10

【注意】单脚取穴，孕妇禁针。

【运用】火菊、火散、火连三穴可同时下针，立治以上各症及脑瘤、脑膜炎。但注意单脚取穴，双脚不可同时下针。

【临床运用及说明】

火连穴作用特性：具有平冲降逆、强心定悸之作用特性。

火菊穴作用特性：清心泻火、清头明目作用特性。

火散穴作用特性：具有泻火滋阴、醒脑明目作用特性。

1. 火连穴近于太白穴，火菊穴近于公孙穴，火散穴近于肾经然谷穴。董师将三穴解剖定为心、肾神经，火菊、火连二穴在脾经中，所以二穴可作用于心、肾、脾三脏。因此二穴可用于肾水不足、心火旺盛之头脑胀、头晕、眼花、高血压、心悸等心肾不交之病证具有特效。

2. 火菊穴对前头痛、眉棱骨疼痛有殊效，其治疗作用原理仍与经脉循行有关。根据脾胃相表里之用，前头痛、眉棱骨痛为阳明经之病，所以用之本穴治疗极具特效的作用。

3. 火散穴与传统针灸之然谷穴相近，其治疗作用也与经脉循行有关，多作用于肾，如肾亏、腰酸、腰痛之病，以及肾气亏虚而致的头痛、眼花、头晕等病。

4. 原著中记载此三穴合用能治疗脑瘤、脑炎疾病，笔者尚无临床运用经验，读者在临床若有机会可试之。

◎ 水相穴 ◎

【部位】在内踝骨直后，跟筋前缘陷处。

【解剖】肾之支神经、脑神经。

【主治】肾脏炎、四肢浮肿、肾亏而引起之腰痛、脊椎骨痛、妇科产后风、白内障。

【取穴】在跟筋前缘陷处，当内踝骨尖之直后 2 寸处是穴。（见图 2-6-11）

【操作】针深 3~5 分，或过量针亦可（即针沿跟筋前缘针透过去）。

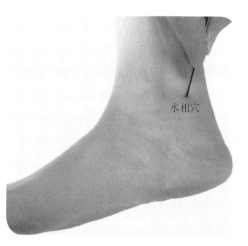

水相穴

图 2-6-11

◦ 水仙穴 ◦

【部位】在内踝骨直后之下 2 寸，跟筋前缘陷处。

【解剖】同水相穴。

【主治】同水相穴及肾亏之背痛。

【取穴】在水相穴直下 2 寸处取之。（见图 2-6-12）

【操作】针深 5 分。

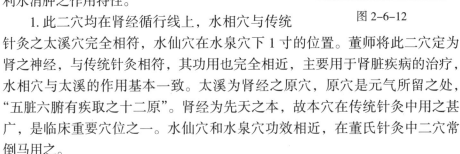

图 2-6-12

【临床运用及说明】

水相穴、水仙穴作用特性：具有补肾壮骨、利水消肿之作用特性。

1. 此二穴均在肾经循行线上，水相穴与传统针灸之太溪穴完全相符，水仙穴在水泉穴下 1 寸的位置。董师将此二穴定为肾之神经，与传统针灸相符，其功用也完全相近，主要用于肾脏疾病的治疗，水相穴与太溪的作用基本一致。太溪为肾经之原穴，原穴是元气所留之处，"五脏六腑有疾取之十二原"。肾经为先天之本，故本穴在传统针灸中用之甚广，是临床重要穴位之一。水仙穴和水泉穴功效相近，在董氏针灸中二穴常倒马用之。

2. 水相穴配中白穴治疗前额痛，用于肾气亏虚、三焦气机失调而致的前额痛；水相穴配正筋、正宗穴治疗后头痛；水相穴配肾关、人皇穴治疗重影及飞蚊症具有特效。

◦ 水晶穴 ◦

【部位】在内踝尖之直下 2 寸。

【解剖】子宫神经。

【主治】子宫炎、子宫胀、子宫瘤、小腹气肿胀闷。

【取穴】当内踝尖之直下 2 寸处是穴。（见图 2-6-13）

【操作】针深 0.5~1 寸。

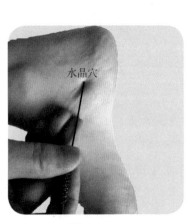

图 2-6-13

【临床运用及说明】

水晶穴作用特性：具有调冲任、理胞宫的作用特性。

本穴所处的位置在肾之经脉上，取穴名为水晶，水结聚于子宫，故名水晶。其穴下为子宫神经，主要作用于子宫疾病的治疗。本穴在董氏针灸临床病案用之较少，也较少发挥运用。笔者在临床长期实际运用来看，用于妇科之子宫疾病和男性前列腺疾病均取效理想。治疗子宫肌瘤配足三重穴、妇科穴、还巢穴；治疗子宫炎性疾病配姐妹一、二穴与三其穴，临床运用疗效颇佳，值得临床重视。

◎ 花骨一穴 ◎

【部位】在足第 1 与第 2 跖骨之间。

【解剖】脾、肺、肾神经。

【主治】沙眼、眼角红、眼皮炎、眼迎风流泪、怕光、眉棱骨痛、鼻骨痛、头痛、牙痛、耳鸣、耳聋。

【取穴】当足底第 1 与第 2 跖骨之间，距趾间叉口 5 分一穴，又 5 分一穴，再 5 分一穴，再 8 分一穴，共 4 穴。（见图 2-6-14）

【操作】针深 0.5~1 寸。

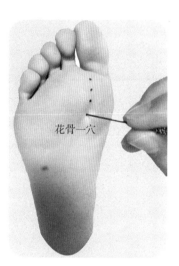

图 2-6-14

◎ 花骨二穴 ◎

【部位】在足底第 2 与第 3 跖骨之间。

【解剖】脾之神经。

【主治】手指无力、手臂痛。

【取穴】当足底第 2 与第 3 跖骨之间，距趾间叉口 1 寸一穴，又 5 分一穴，共 2 穴。（见图 2-6-15）

【操作】针深 0.5~1 寸。

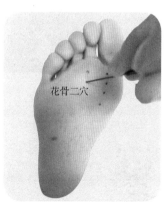

图 2-6-15

◎ 花骨三穴 ◎

【部位】在足底第 3 与第 4 跖骨之间。

【解剖】脾之神经。

【主治】腰痛、坐骨神经痛、脊椎骨痛。

【取穴】当足底第 3 与第 4 跖骨之间，距趾间叉口 2 寸处是穴。（见图 2-6-16）

【操作】针深 0.5~1 寸。

◎ 花骨四穴 ◎

【部位】在足底第 4 与第 5 跖骨间。

【解剖】肺之神经。

【主治】脊椎骨痛、坐骨神经痛、小腹痛、胃痛、止血。

【取穴】当足底第 4 与第 5 跖骨间，距趾间叉口 1.5 寸是穴。（见图 2-6-17）

【操作】针深 0.5~1 寸。

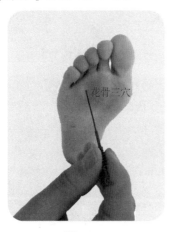
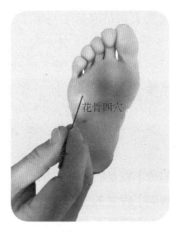

图 2-6-16   图 2-6-17

【临床运用及说明】

花骨一穴作用特性：具有清肝明目的作用特性。

花骨二穴作用特性：具有健脾养血、濡养四肢之特性。

花骨三穴、花骨四穴作用特性：具有通经活络、行气止痛作用特性。

1. 本穴组均处于足底，一是取穴不便，二是针刺较为敏感，所以临床用之相对较少，在临床一般不作为首选穴，当一般穴位无效时再考虑选用。花骨一穴主要作用于五官疾病，尤其作用于眼疾，对顽固性眼迎风流泪、眼干、怕光有较好的作用，对常规治疗无效时，取之本穴组可获较好的疗效。如笔者曾治疗一青年男性患者，顽固性眼发痒 2 年余，各级医院多方治疗取效不佳，来针灸治疗，经其他穴位针刺治疗 1 周，效果不理想，加用本穴组 2 天后获效明显，可见本穴组治疗顽固性之眼疾可有较好的作用。

2. 花骨三穴与花骨四穴临床功效相近，常合并用之形成倒马针法。二穴合用，治疗顽固性太阳经行坐骨神经痛作用效佳，笔者曾用此二穴治疗几例顽固性太阳经行坐骨神经痛而获佳效。故对临床常规治疗无效的顽固性太阳经行坐骨神经痛病患，可运用此穴之特效性。

本穴组取穴不便、针刺敏感，所以一般性疾病临床较少用之，但对于顽固性相关疾病可在临床运用，往往可收到意外之效。

❧ 本节小结 ❧

本部分为足掌部位，又称为六六部位。本部分总计 17 个穴名，42 个穴点。

本部穴位是比较特殊的一部分，这一部位穴位的位置多数与传统针灸的某些穴位位置相符或相近，如火硬穴与传统针灸之行间穴相近，火主穴与传统针灸之太冲穴相近，门金穴与传统针灸之陷谷穴相符，六完穴与侠溪，水曲穴与足临泣，火连穴与太白，火菊穴与公孙，火散穴与然谷，水相穴与太溪，皆与之相近或相符。从这一部位的定穴来看，说明董师确实是传统针灸之大家，对传统的穴位理解之深刻，运用之独到乃针灸界少有，由此证明了董氏针灸穴位确实乃正经之奇穴。

本部分穴位主治要点及针刺注意事项

本部分穴位在传统针灸来看，皆为重要穴位，所以若能深入结合传统针灸来学习这一章节，则能事半功倍，轻松的学习。这些穴位的运用多为传统穴位的进一步理解与延伸。水相穴与传统经穴肾经之原穴相符，太溪穴的重要性每一个针灸人皆能明白，是以补肾虚为用之要穴，董氏针灸之水相穴的作用依然是从这一角度而为出发点，用于肾脏炎、四肢浮肿、肾亏之腰痛、脊椎骨痛、白内障等与肾脏有关的问题，其治疗更具体化而已；火连穴、火菊穴为传统针灸之足太阴之穴位，而董氏针灸将其命之为"火"，这说明本穴则以心脾而用之。脾为土，心为火，土为火生，故心为脾之母，若脾虚则子盗母气，出现头晕眼昏、心悸、心脏无力、眼皮发酸等心脾两虚相关问题。此二穴既可以解决；六完穴、水曲穴二穴对应正经上的侠溪与足临泣，而董氏针灸将其命之为"水"，说明二穴应对于肾，这是董师对此二穴的进一步发挥运用，除了胆经之效，还用于水湿泛滥之疾，如四肢浮肿、关节肿痛、肌肉萎缩、肢体肥胖等；门金穴对应于陷谷穴，董师对此穴有效的拓宽了临床运用范围，其穴位应对五行中之"金"，金具有肃杀、收敛、潜降、清洁的特性，所以可用于上吐（潜降）、下泄（收敛）、腹满（清洁）等症；火主穴、火硬穴分别应对太冲、行间，在董氏针灸中被命之为"火"，火应于心，其治疗功效除了传统针灸之相关作用，又应之于心，临床主治各心脏之疾患，如心悸、心衰及心脏病而引起的头痛、胃病、神经衰弱等一系列问题，其功效远远优于传统针灸之心包经穴位。

木斗穴、木留穴为本部分最具特色的穴位，就其穴位所处的位置来看（二穴在第3与第4跖骨之间）应在足阳明经脉，就其命名来看，应对于五行之"木"，由此可见本穴应是作用于肝脾之病者，就其治疗作用来看，也确为如此，在临床中，肝脾同病者在临床甚为常见，正如中医名著《金匮要略》中所言"见肝之病，知肝传脾，当先实脾"的运用，这一临床运用也深刻地揭示了中医治未病的思想。在中医理论中，五脏六腑之间皆为相互联系，脏腑之间既有表里络属关系，脏与脏之间也有相生相克的关系。肝与脾在水谷精微物质的消化、生成、贮藏及运行等方面，存在着密切的关系。脾脏运化水谷之精微，是要靠肝的疏泄功能而实现的，胃以降为和，水谷到脾胃后在肝的疏泄功能下，才能把水谷转化成精微，并把精微物质输送到全身。肝脏若有病时，其疏泄功能不能进行，也即肝失疏泄，影响到脾胃功能，导致气血生化不足。同理，肝也赖以脾胃化生的精血滋养，气血不足，肝得不到足够的濡养，就会加重原有的病情，形成恶性循环。所以当肝有病时，应首先去强脾健脾治疗，使气血生化有源，使疾病有效痊愈。这也是中医治本的思想。由此二穴的功用主要针对肝脾同病最为有效，治疗的范围也就十分广泛，临床当细心体会此二穴之功效，则有许多之妙用。

花骨四穴组因在脚底，针刺非常敏感，取之不便，故不能广泛运用，多用于相关的疑难之疾。

足掌部位望诊的临床运用

六六部位也是董氏针灸望诊的一个重要部位，其临床运用如下。

解溪附近为胃区；足背为前头区；外踝四周为耳区；足背外侧边及内侧边为偏头区。

本部位取穴要点

本部位穴位虽然与传统针灸的穴位位置相符，但董氏针灸的穴位取穴与传统针灸取穴有不同之处，针刺时强调贴骨或贴肌腱而刺，如火主穴紧贴着第1、2跖骨疗效强大，火连穴、火菊穴、火散穴紧贴第1跖骨底缘刺入，水相穴沿着跟腱前缘刺入，水晶穴在内踝尖之下紧贴骨缘针刺，所以在用穴时应当注意，这就是董氏针灸与传统针灸之别，看似相同，其实有别，应当领悟。

第七节 七七部位（小腿部位）

◎ 正筋穴 ◎

【部位】在足后跟筋中央上，距足底 3.5 寸。

【解剖】脊椎骨总神经，脑之总神经。

【主治】脊椎骨闪痛、腰痛（限脊椎部位）、颈项筋痛（扭转不灵）、脑骨胀大、脑积水。

【取穴】当足后跟筋正中央上，距足底 3.5 寸是穴。（见图 2-7-1）

【操作】针深 0.5~0.8（针透过筋效力尤佳）寸。体壮坐位进针，体弱侧卧位扎针。

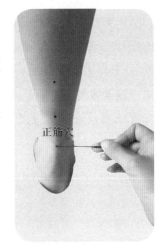

图 2-7-1

◎ 正宗穴 ◎

【部位】在正筋穴上 2 寸处。

【解剖】脊椎骨总神经，脑之总神经。

【主治】脊椎骨闪痛、腰痛（限脊椎部位）、颈项筋痛（扭转不灵）、脑骨胀大、脑积水。

【取穴】当足后跟筋之正中央上，距正筋穴 2 寸是穴。（见图 2-7-2）

【操作】同正筋穴。

【应用】正筋、正宗两穴相配同时下针。

◎ 正士穴 ◎

【部位】在正宗穴上 2 寸处。

【解剖】肺之分支神经，脊椎骨总神经。

【主治】肩背痛、腰痛、坐骨神经痛。

【取穴】当足后跟筋之正中央上，距正宗穴上 2 寸处是穴。（见图 2-7-3）

【操作】针深 0.5~1 寸。

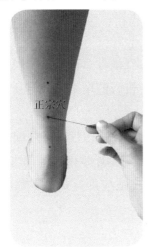
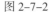

图 2-7-2

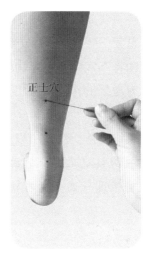

图 2-7-3

【临床运用及说明】

正筋穴、正宗穴作用特性：具有通督醒脑、行气止痛、活血化瘀的作用特性。

正士穴作用特性：具有通经活络、舒筋止痛的作用特性。

1. 正筋、正宗、正士三穴均在足后跟腱上，三穴被称为三正穴，轻症时以正筋、正宗穴倒马配用，严重疾病、病症面积较大的时候需要三穴同用。本组穴位从所处的部位来看，应处于足太阳膀胱经脉上，其治疗作用也是从本经脉发挥而用。

2. 足太阳膀胱经脉循行："其直者，从颠入络脑"，足太阳膀胱经入于脑内，因此足太阳经脉能调理脑内疾病，董师将本组穴定为脑之总神经，作用于脑部，其理论就在于此。本穴组有活脑部之气血的作用，凡脑内有瘀血之疾均可选用，如脑部外伤、脑部肿瘤、脑血管后遗症常是首选穴位。治疗脑瘤常以本穴组配上瘤、外三关治疗；治疗脑外伤常以本穴组配然谷点刺放血、再针刺上瘤穴、足三重穴疗效佳；治疗脑血管后遗症常以本穴组配足三重、灵骨、大白穴运用。

3. 足太阳膀胱经："从颠入络脑，还出别下项，循肩膊内，挟脊抵腰中入循膂。其支者，从腰中，下挟脊，贯臀，入腘中。"由此可见，足太阳经脉循行于颈项两筋与腰部两板筋（竖脊肌），根据经脉循行理论，"经络所行，主治所及"，用于颈项部两筋部胀痛僵硬和腰部两板筋疼痛有特效。笔者以本穴组治疗许多颈项部两筋僵硬疼痛患者，均取效迅速，相当于西医学中的落枕、颈椎病的患者，有针到病痛立解的效果。

4.董师将本穴组不仅定为脑部神经，还有脊椎骨总神经，能调理脊椎部之气血，有通督的作用，可用于现代医学中脊椎骨的增生、突出及强直性脊柱炎等病。

5.本穴组是董氏针灸中以筋治筋的典型代表，在治疗时必须配用动气针法方能达到最佳之效。本穴组功效强大，以疏通脑部和脊椎部气血为要，凡脑部及脊椎部气血不通者就是本穴组所用之适应证，是笔者临床所善用的要穴。

◎ 搏球穴 ◎

【部位】在正士穴正上 2.5 寸。

【解剖】心之分支神经，肺之副支神经。

【主治】腿转筋、霍乱、腰酸背痛、鼻出血。

【取穴】平卧，脚跟用软垫垫高，当下腿后侧，在正士穴正上 2.5 寸是穴。（见图 2-7-4）

【操作】针深 1~2 寸，以针尖抵骨效力最佳。

【应用】与四花中穴配合主治霍乱转筋及肾亏。

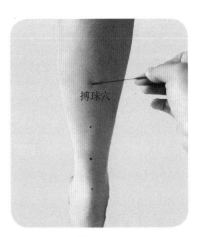

搏球穴

图 2-7-4

【临床运用及说明】

搏球穴作用特性：具有舒筋解痉的作用特性。

通过本穴所处的位置来看，仍在足太阳经脉上，并近于传统针灸的承山穴，其治疗功效也与本穴基本相符。在传统针灸中的承山穴作用更加广泛，不仅治疗颈肩腰腿痛作用突出，而且对痔疾、痛经、便秘及肛周其他疾病也具有特效的作用，因此承山穴在传统针灸中是重要穴位之一。搏球穴强调了腿转筋的作用功效，传统针灸的承山穴也是治疗腓肠肌痉挛特效穴，其意义相同。赖金雄医师曾有一相关病案之记载：有一男性患者，因腰腿痛，到医院就诊，因造影注射药物而致过敏，导致了疾病的加重，并且致腓肠肌颤动（痉挛）不已，相继在各家医院治疗未效，后到其诊室（赖金雄医师）治疗，经用各组穴位治疗也未获效。最后经用搏球穴，一次针刺后症状即可缓解，共治疗 3 周而愈。可见本穴治疗腓肠肌痉挛功效确实强大。

◦ 一重穴 ◦

【部位】在外踝直上 3 寸向前横开 1 寸。

【解剖】心之分支神经，肺之分支神经，脾之主神经。

【主治】甲状腺肿大、眼球突出、扁桃体炎、口眼歪斜（面神经麻痹）、偏头痛、痞块、肝病、脑瘤、脑膜炎。

【取穴】当外踝尖直上 3 寸，向前横开 1 寸处是穴。（见图 2-7-5）

【操作】针深 1~2 寸。

◦ 二重穴 ◦

【部位】在一重穴上 2 寸。

【解剖】同一重穴。

【主治】同一重穴。

【取穴】当一重穴直上 2 寸处是穴。（见图 2-7-6）

【操作】针深 1~2 寸。

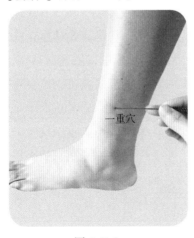

图 2-7-5

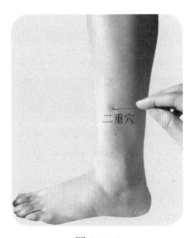

图 2-7-6

◎ 三重穴 ◎

【部位】在二重穴上 2 寸。

【解剖】同一重穴。

【主治】同一重穴。

【取穴】当二重穴直上 2 寸处是穴。（见图
2-7-7）

【操作】针深 1~2 寸。

【运用】一重穴、二重穴、三重穴同时下
针（即所谓回马针），为治上述各症之特效针。

（注：一重穴、二重穴、三重穴合称亦
名三重穴。以下所云三重穴均指此合称穴组
而言。）

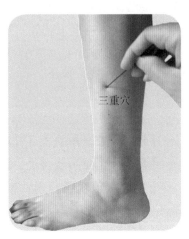

三重穴

图 2-7-7

【临床运用及说明】

三重穴作用特性：具有活血化瘀、通经活络的作用特性。

1.本穴组三穴不单独用针，而是三穴同用，因此被称为足三重。三穴所
处的位置在胆经之脉上，通过穴位的定位来看，三穴分别与传统针灸的悬钟
（一重穴）、光明（二重穴）、外丘（三重穴）相近。但三穴临床所用和传统针
灸穴位之功效完全不同，本穴组治疗功效更广，董师对此另有发挥所用，而
将本穴组用到了极致，成为董氏针灸重要穴组之一。

2.虽然本穴组治病甚广，但其治疗的核心思想则非常明确，其作用功效
是以活血化瘀为中心，在临床所用均以此为出发点，凡是需要活血化瘀的疾
病均可选择本穴组。如本穴组配灵骨、大白为主穴治疗中风后遗症具有特效，
其治疗功效犹如补阳还五汤之效。灵骨、大白如同补气之黄芪，足三重如同
活血的当归、川芎、桃仁、赤芍、地龙，所以作用独到。笔者在近十余年治
疗中风后遗症均以此为治疗思路，治疗病例上百余例，均能收到良效，要比
一般传统针灸的治疗疗效提高许多，既能迅速发挥作用，又能达到长期有效
的结果。如笔者在 2 年前所治 1 名 57 岁的男性偏瘫患者，脑出血 1 年余，患
侧一直活动严重受限，曾在各级医院多种方法坚持治疗，疗效一直欠佳，患
者始终无法行走，来诊后，经针刺木火穴、灵骨、大白及本穴组治疗，经十
余次的针刺治疗，患者可不用他人帮助而能行走，患者甚为激动，向笔者高

兴的言到：终于看到自己康复的希望，并言笔者为神医。笔者认为这是董氏针灸的重要功效，董氏针灸的神奇作用，笔者只不过是行使者而已。本穴组有活脑部之气血的作用，还可以治疗脑瘤、脑外伤、脑膜炎等脑部疾病，与正筋、正宗穴有相似之处，临床常交替用之。

本穴组在其主治项中第一个作用就是治疗甲状腺肿大疾病，甲状腺疾病是近几年来迅速增长的疾病，各种原因的甲状腺疾病是现代临床高发病种，已成为影响人类健康的重要原因，目前西医治疗各类甲状腺疾病的疗效欠佳，缺乏有效的治疗方法。通过临床来看针灸是解决甲状腺疾病的有效手段，近几年，笔者在临床曾以针灸治疗了各类甲状腺疾病，包括现代医学中的甲亢（甲状腺功能亢进）、甲低（甲状腺功能低下症，也叫甲减）、甲状腺瘤、甲状腺炎、甲状腺囊肿等疾病。有着可靠的疗效，尤其董氏针灸在治疗甲状腺疾病方面更具有特殊的疗效。传统针灸治疗甲状腺疾病主要以局部取穴为主，具有作用缓慢，风险性大，难以根治的缺陷，董氏针灸治疗本病强调远端取穴，如本穴组，还有通关、通山、通天，足驷马，三泉，足五金、足千金，外三关等相关穴位，皆是治疗本类疾病的特效穴。一般性甲亢以本穴组配通关、通山、通天及传统针灸合谷、足三里具有特效（突眼性甲亢将通关、通山、通天调为足驷马）；甲低患者以本穴组配灵骨、大白（左右交替），水相穴及传统针灸的中脘、气海、足三里具有特效；甲状腺瘤及甲状腺肿大以本穴组配外三关及传统针灸开四关、内关、足三里具有特效。

目前，乳腺疾病已成为影响女性健康的重要原因，各种乳腺疾病日渐增多，尤其西医所言的乳腺增生类疾病更为广泛，在 35 岁以上女性患者有不同程度的乳腺增生患者占一半以上，因此找到合理有效调节本病的方法十分迫切，笔者从长期的临床来看，针灸调节本病具有可靠的作用，可谓首选的方法。尤其本穴组对乳腺瘀滞有很好的疏通作用，常与指三重穴组交替用穴，乳腺增生属于非炎症、非肿瘤，乃为瘀滞性所致，足三重以活血化瘀为要，因此本穴组治疗乳腺疾病故具特效，临床常配传统针灸的内关、太冲、膻中同用。

以上所治虽然是不同的脏器器官疾病，但治疗理念相同，均为活血化瘀为治疗思想达到有效治疗目的。

3. 本穴组在董氏针灸各论著中皆言能治疗各种癌症，并言之有良效。其中赖金雄医师在《董氏针灸奇穴经验录》中曾记述董师用本穴组治疗乳腺瘤、食道癌、舌下腺癌之初期皆有良效。笔者对此没有多少成功之经验，但就从理论上分析，本组穴对于所谓西医而言的癌症是具有调节功效的，所谓的癌症皆是因经脉的不通畅而致，当瘀堵时间较久之后就成了癥瘕类疾病（相当于现代医学的癌症）。本穴组有较强的活血化瘀的功效，用之可使其瘀堵而散，从而会发挥应有的疗效，常与外三关等穴组配用。对于癌症病名而言，这本是西医之病名，在针灸临床思维中，针灸医生不能完全受到现代西医学思想的影响，这样就会造成治疗之误区，现在针灸科医生大多落入了抗癌穴位之思维，这种思维模式完全违背了针灸治疗原则，其治疗思想是背道而驰的，正确的治疗应当明确辨证是关键，如果忽视理论体系的存在，仅把董氏奇穴当成一个个有效的刺激点，那就完全违背了董氏针灸的思想。在针灸治疗时，首先根据针灸治疗总则，明确是虚是实、是热是寒、是何脏何腑之病、是何经之病的具体情况，采取适宜的方法辨证治疗才是根本思路。

4. 三重穴治疗偏头痛、面痛、面瘫具有特效；还对胁下痛、肩关节痛、上臂痛、下臂痛、手腕痛、小儿睡中咬牙有较好的作用。这些治疗功用均没有离开本穴组所处的经络有关，均为胆经之病。

本穴组具有作用广泛，对多种疾病治疗有确实的效果，其治疗作用不仅仅上述所言，还有多方面的实际功效，难以尽述，临床运用主要抓住活血化瘀、通经活络特点为用，即抓住了本穴的核心思想。

◎ 四花上穴 ◎

【部位】在膝眼穴下 3 寸，胫骨外廉。

【解剖】肺之神经、心之神经。

【主治】哮喘、牙痛、心悸、口内生疮、头晕、心脏病、转筋霍乱。

【取穴】当外膝眼之下方 3 寸，在前胫骨肌与长总趾伸肌起始部之间陷中是穴。（见图 2-7-8）

【操作】针深 2~3 寸，针深 2 寸治哮喘，针深 3 寸治心脏病。

【运用】四花上穴可治转筋霍乱须配搏球穴，此时四花上穴须针深 3 寸。

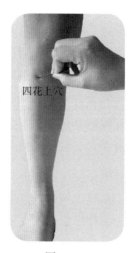

四花上穴

图 2-7-8

◎ 四花中穴 ◎

【部位】四花上穴直下 4.5 寸。

【解剖】心之分支神经、肺之支神经、六腑之副神经。

【主治】哮喘、眼球病、心脏炎、心脏血管硬化（心两侧痛）、心脏麻痹（心闷难过，坐卧不安）、急性胃痛、消骨头之肿胀。

【取穴】当四花上穴直下 4.5 寸。（见图 2-7-9）

【操作】三棱针点刺出血治心脏血管硬化、急性胃痛、肠炎、胸部发闷、肋膜炎。用毫针针深 2~3 寸治哮喘、眼球痛。

◎ 四花副穴 ◎

【部位】在四花中穴直下 2.5 寸。

【解剖】同四花中穴。

【主治】同四花中穴。

【取穴】当四花中穴直下 2.5 寸处是穴。（见图 2-7-10）

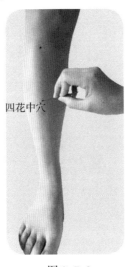
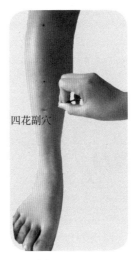

图 2-7-9　　　　　　　　图 2-7-10

【操作】三棱针点刺出血治心脏血管硬化、心脏麻痹、急性胃痛、肠胃炎。

【运用】四花副穴与四花中穴配合使用，治以上诸症立见其效，但扎针时应对正血管，以见黑血为准。

◎ 四花下穴 ◎

【部位】在四花副穴直下 2.5 寸。

【解剖】六腑神经、肺之副神经、肾之副神经。

【主治】肠炎、腹胀、胸胀、胃痛、浮肿、睡中咬牙。

【取穴】当四花副穴直下 2.5 寸处是穴。（见图 2-7-11）

【操作】针深 0.5~1 寸（用细毫针）。

◎ 腑肠穴 ◎

【部位】在四花下穴直上 1.5 寸。

【解剖】六腑神经、肺之副神经、肾之副神经、心脏之副神经。

【主治】同四花下穴。

【取穴】当四花下穴直上 1.5 寸处是穴。（见图 2-7-12）

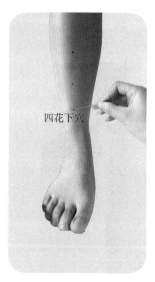

图 2-7-11

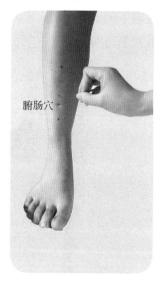

图 2-7-12

【操作】针深 0.5~1 寸（用细毫针）。

【运用】通常为四花下穴之配穴，效力迅速，但不单独用针。

◦ 四花里穴 ◦

【部位】在四花中穴向里横开 1.2 寸，当胫骨之外缘。

【解剖】心之支神经、肺之区支神经。

【主治】肠胃病、心脏病、心悸、转筋霍乱（呕吐）、心脏麻痹。

【取穴】当四花中穴向里横开 1.2 寸，当胫骨外缘。（见图 2-7-13）

【操作】针深 1.5~2 寸。

◦ 四花外穴 ◦

【部位】在四花中穴向外横开 1.5 寸。

【解剖】肺之支神经，六腑神经。

【主治】急性肠炎、牙痛、偏头痛、脸部神经麻痹、肋膜痛。

【取穴】当四花中穴向外横开 1.5 寸处是穴。（见图 2-7-14）

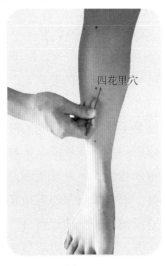

图 2-7-13

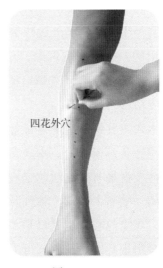

图 2-7-14

【操作】针深 1~1.5 寸。用三棱针点刺出黑血，治急性肠胃炎、肋膜痛、胸部发胀、哮喘、坐骨神经痛、肩臂痛、耳痛、慢性鼻炎、头痛、高血压。

【临床运用及说明】

四花上穴、四花中穴、四花副穴作用特性：具有健脾和胃、补益气血、扶正培元的作用特性。

四花下穴、腑肠穴作用特性：具有通腑化滞、行气止痛的作用特性。

四花里穴作用特性：具有健脾和胃、补益气血的作用特性。

四花外穴作用特性：具有活血祛风、通经止痛的作用特性。

1. 本穴组是董氏针灸一组大穴，共计有 7 个穴点组成，并均在胃经之脉上，是董氏针灸一组重要穴位。本穴组很有特点，临床运用既可浅刺，可以仅以刺血治疗相关疾病，又可以深刺，董氏针灸中深刺的穴位较少，本穴组就是可用之深刺的一组穴，尤其是四花上穴和四花中穴，最适宜深刺，可深刺到 3 寸。

2. 四花上穴与传统针灸的足三里相近，但本穴须紧贴胫骨进针，其作用更强。记得在 6 年前教 1 名学习传统针灸的学生，在刚刚学习针刺时，回家练习针刺操作，恰巧因胃不好，有胀痛及泛酸等不适，但因定穴不熟练，针刺足三里时紧贴着胫骨而入，当时而非有意操作（因不熟练针刺错误），针后症状迅速缓解，立感针灸之神奇性，第 2 日到校时，言其足三里针刺之特效与友好同学立即分享，同学查看所针刺部位，发现当时针刺足三里定位不准，完全紧贴于胫骨，于是这些学生甚是纳闷，足三里位置不准为何疗效反而如此突出呢？故纷纷咨询余，于是笔者将此处的四花上穴告之于他们，这些学生故对董氏针灸有了浓厚兴趣，如今这些学生已是董氏针灸的受益者，做得非常成功。

本穴组其解剖为肺之神经和心之神经，也就是主要作用于肺与心脏，这与传统针灸不谋而合。本穴在胃经之脉上，治疗肺病这是当然的，治疗肺气虚损性疾病最有效之法就是应补土生金而达到根本目的，尤对肺气不足而致的胸闷、喘憋、哮喘、肺气肿、肺结核极具特效。本穴作用于心脏也是自然之理，胃土与心火也是母子关系，当脾土虚弱时，则就会出现子盗母气之现象，会出现心虚之征象，可见心悸不安、心跳无力、头晕眼花之心气虚损各种表现，此时用本穴则有非常好的功效，需要深刺。

3. 四花中穴与四花副穴其解剖相同、主治相同，两穴常作为倒马针为用。四花中穴位置近于传统针灸的条口、丰隆穴，四花副穴近于下巨虚，两穴均在足阳明胃经之上，其解剖比四花上穴多了六腑之副神经，这说明二穴不但对心肺疾病有效，而对腑病也有很强的治疗作用。这一组四花穴，根据其各穴位治疗作用看，因穴位位置不同，分别针对上中下三焦之意。四花上穴针对上焦之心肺，四花中及四花副穴针对中焦脾胃，四花下及腑肠穴针对下焦肾和肠道。本穴组当治疗腑病时，宜点刺放血，要比毫针作用高，尤其顽固性久治不愈的腑病，点刺时不必拘泥于穴位，要以此处的瘀络用之，四花中穴与传统针灸的丰隆相近，丰隆穴是点刺放血之要穴，一些慢性脏腑疾病常在此处出现一些瘀络，经刺血后则悄然而愈。

二穴合用对某些杂症也有较好的疗效，针刺二穴可治疗肩胛痛、上臂肿痛、肘弯痛、食指痛。治疗肩胛痛、上臂肿痛及肘弯痛皆易于理解，四花中穴与条口穴非常相近，条口就是治疗阳明气血不足而致的上肢肩臂痛之特效穴，用本穴组所治也是其理。

4. 四花下穴、腑肠穴处于下肢下部，对于下焦，其神经有六腑神经和肾之副神经，所治之病多为肠胃疾病，用于肠炎、腹胀较为特效。腑肠穴一般不单独用穴，常作为四花下穴的配针。两穴并用，亦称消骨针，用于骨质增生的治疗。腑肠穴配门金穴治疗急性肠胃炎伴有腹痛者特效，尤其是夏季暑湿而致的最具特效；腑肠穴配外三关治疗脸部疮疖、红肿较大的青春痘有较好的作用。

◎ 上唇穴 ◎

【部位】在膝盖下缘。
【解剖】经外奇穴。
【主治】唇痛、白口病。
【取穴】当膝盖正下缘，膑骨韧带上。（见图 2-7-15）
【操作】用三棱针刺膝盖下缘膑骨韧带上及其临近区，使出黑血，立即见效。

◎ 下唇穴 ◎

【部位】在膝盖下缘约 1 寸。
【解剖】经外奇穴。
【主治】同上唇穴。
【取穴】当膝盖下缘约 1 寸处。（见图 2-7-16）

【操作】同上唇穴。

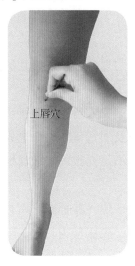

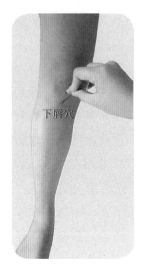

图 2-7-15   图 2-7-16

【临床运用及说明】

上唇穴、下唇穴作用特性：具有清热泻火、利咽消肿的作用特性。

二穴名为上唇及下唇，其治疗作用也主要针对口唇疾病。取穴根据对应之意，膝盖犹如人体头面部，上唇穴在膝盖上类似人之上唇，而下唇穴则类似于人之下唇。在八八部位还有一失音穴，其取穴思想也来源于此，临床主要以点刺放血为用，对于失音、舌强难言者也可取用上下唇刺血，再针刺失音穴组。临床用于治疗唇炎、唇痛、口舌生疮、咽喉之疾等，治疗唇痛常配合谷、公孙、内庭。笔者在临床以此方治疗 20 余例口唇痛、口腔炎、唇炎及口唇生疮患者，一般 3~5 次而愈。

◎ 天 皇 穴 ◎

【部位】在胫骨头之内侧陷中，去膝关节 2.5 寸。

【解剖】肾之神经、六腑神经、心之分支神经。

【主治】胃酸过多，反胃（倒食病），肾脏炎、糖尿病、蛋白尿。

【取穴】当膝下内辅骨下陷中，在胫骨头之内侧，去膝关节 2.5 寸是穴。（见图 2-7-17）

【操作】针深 0.5~1 寸。

【运用】配天皇副穴治倒食病，胃酸过多。

【注意】不宜灸，孕妇禁针。

○ 天皇副穴（肾关穴）○

【部位】在天皇穴直下 1.5 寸。

【解剖】六腑神经。

【主治】眼球歪斜、散光、贫血、癫痫病、神经病、眉棱骨痛、头晕、头痛、肾亏所引起之坐骨神经痛、腰酸（若诊断正确，下针即可见效）、近视、多泪、两腿无力、臂麻、心刺痛、胸口痛、胃酸过多、倒食症、鼻骨痛。

【取穴】当天皇穴直下 1.5 寸，胫骨之内侧。（见图 2-7-18）

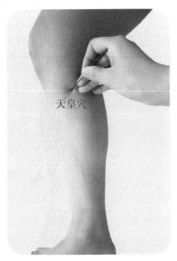

天皇穴

图 2-7-17

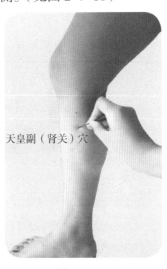

天皇副（肾关）穴

图 2-7-18

【操作】针深 0.5~1 寸。

【运用】治胃酸过多、倒食症，为天皇穴之配针。

○ 地皇穴 ○

【部位】在胫骨之内侧，距内踝骨 7 寸。

【解剖】肾之神经。

【主治】肾脏炎、四肢浮肿、糖尿病、淋病、阳痿、早泄、遗精、滑精、梦遗、小便蛋白质、小便出血（皆配天皇、人皇）、子宫瘤、月经不调、肾亏之腰痛。

【取穴】当胫骨之内侧后缘，距内踝上 7 寸处是穴。（见图 2-7-19）

【操作】针与脚成 45 度扎入，针深 1~1.8 寸。

【注意】孕妇禁针。

◎ 人皇穴 ◎

【部位】在胫骨之内侧后缘，距内踝上 3 寸。

【解剖】肾之分支神经。

【主治】淋病、阳痿、早泄、遗精、滑精、腰脊椎骨痛、脖子痛、头晕、手麻、糖尿病、小便蛋白质、小便出血、肾脏炎、肾亏之腰痛。

【取穴】当胫骨之内侧后缘，距内踝上 3 寸处是穴。（见图 2-7-20）

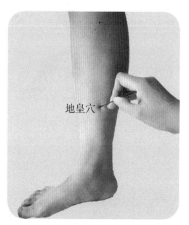
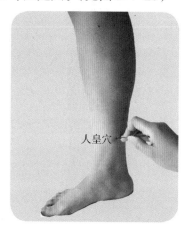

图 2-7-19   图 2-7-20

【操作】针深 0.6~1.2 寸。

【注意】孕妇禁针。

注：天皇穴（或用肾关穴）、地皇穴、人皇穴合称三皇穴或下三皇。

◎ 四肢穴 ◎

【部位】当胫骨之内侧，在内踝上 4 寸。

【解剖】心之支神经、四肢神经、肾之分支神经。

【**主治**】四肢痛、颈项痛、糖尿病。

【**取穴**】当胫骨之内侧后缘，去内踝 4 寸处是穴。（见图 2-7-21）

【**操作**】针深 0.6~1.2 寸。

【**注意**】孕妇禁针。

【**临床运用及说明**】

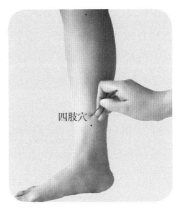

四肢穴

图 2-7-21

天皇穴作用特性：具有健脾补肾、降逆通滞的作用特性。

肾关穴作用特性：具有大补元气、滋补肝肾的作用特性。

地皇穴作用特性：具有行气化水、疏理下焦作用特性。

人皇穴作用特性：具有滋补肝肾、通经化湿、疏理下焦作用特性。

四肢穴作用特性：具有健脾行气、通经活络的作用特性。

1.本穴组是董氏针灸中重要穴组，取用理论立足点深在而独到，临床作用非常广泛，治疗疗效也极为突出。临床将天皇穴、地皇穴、人皇穴称之为三皇穴，或将肾关穴（天皇副穴）、地皇穴、人皇穴三穴也称为三皇穴。三皇之名称有其渊源，三皇之号最早记载见于《周礼·春官·外史》，在此前尚无相关称谓。起源于民间传说，其实就是原始社会为人民做出巨大贡献的群体和个人，后来人们为了纪念这些群体和个人的功绩，将其神话，归类为神祇人物以供奉祭祀。当时的天皇原型人物为伏羲，原型代表图腾为龙，故称为天皇；地皇的原型人物为女娲，原型代表图腾为蛇，故称为地皇；当时人皇原型代表人物为神农，原型代表图腾为牛，故称为人皇。所以三穴就有了天、地、人之称谓。后世董氏针灸传承者多认为董师定地皇及人皇之名不符，应以调换，其实读明白了董师取穴之原意，就不会有此想法了，董师应是站在另一个角度而对此来命名。并不是以位置高低来确定天、地、人。伏羲、女娲创造人类之始祖，比喻为天地。将此穴组比喻肾之先天之本之意，并借此强调了本穴组的重要性，故有了天、地、人之称谓。

2.通过此穴组定位来分析，从中可以发现几个问题，一是表明董氏针灸确实是以传统针灸为基础下发展而来，也由此反映了董师对中医的理解深刻性，董师将补肾的穴位并不设在肾经，而是将这一组补肾之要穴完全设在了脾经上，这一设穴思想很有实际意义，肾为先天之本，乃父母所给予，先天的禀赋不足难以从补肾角度而达到作用，董师另辟蹊径，以补后天来养先天，达到有效的治疗目的。董师如果不考虑传统针灸，这一穴组也不会在脾经之脉上出现，董师如果对中医理解不到位，也不会由这一组穴的出现。

3. 天皇穴与传统针灸的阴陵泉位置相近，但其治疗作用与传统阴陵泉有别，董师发挥出了更多的功用。就其解剖来看，董师将其定为肾之神经、六腑神经和心之分支神经，也就是本穴能作用于肾、脾胃及心脏，首先本穴可用于肾脏疾病的治疗，尤其伴有水肿的肾脏疾病为首选穴位。本穴用之最为特色的是心脏病的治疗，为本穴的最主要治疗功效，用于心脏病、高血压及心脏病所引发的系列症状，如头痛、头晕、肩臂痛、失眠等症。

肾关穴即天皇副穴，本穴原名为天皇副穴，功用有代替天皇穴之意，后发现本穴补肾的功效更强大，所以又更名为肾关穴，"关"有关口、关隘之意，说明是肾气通行之要塞，来强调其作用的重要性。本穴主治功效非常明确，易于理解，便于记忆，凡是肾气亏虚的患者均为本穴的适应证。本穴不但能够大补肾气，而且还能有效的诊断肾气之亏虚，肾气亏虚者，此处按压极为酸痛。诸多董氏针灸医家对此发挥出了许多特殊功效：杨维杰医师言本穴治疗两手发麻或疼痛、肩臂痛及肩臂不举（五十肩）特效；治疗夜尿、多尿特效；直刺治疗胸口闷、胸口痛、强心；斜刺治眉棱骨痛、前头痛；配复溜治疗眼球复视（眼肌麻痹）及飞蚊症特效。赖金雄医师经验：膏肓穴区附近疼痛；治上星穴痛；治糖尿病、肾亏、半身不遂（为半身不遂之主穴，先针健侧后针患侧）、头昏（30秒内见效）、癫痫症、贫血、晕针急救等，均从补肾考虑为用。

地皇穴与传统针灸地机穴相近，在董氏针灸中本穴一般不单独用穴，常作为他穴之配针，以倒马针用于临床。

人皇穴即脾经之三阴交穴，传统三阴交穴是针灸临床重要穴位之一，是妇科病之特效穴，在董针中，也是重要穴位之一，常以此穴为主针配合他穴治疗相关疾病。在董针中仍常用于男女生殖系统疾病中，尤其男科之阳痿、早泄、性能力低下为常用。

4. 四肢穴也在下三皇这一经脉循行线上，并且本穴所用一般不单独用针，多与人皇或地皇配用，以倒马针之法用于临床，在针刺时应稍深，三十度贴骨由下往上斜刺，针刺时应当注意。主要用于手足四肢痛，尤其是上肢下臂之酸痛更具特效，临床所用乃对应取穴之意，就如下肢酸痛可取用手三里治疗之含义。董师非常重视对应取穴的运用，如董师医案记载：桃园一妇，右手曲泽至腋间，洗衣持物扫地则酸，针侧三里及侧下三里，立能在地上取其枕头。其运用就是根据对应之用。

5. 三皇穴若合用具有更广更强的治疗效果，临床经常合用治疗慢性顽固性疾病。三穴合用是治疗肾脏功能性及器质性疾病的特效组穴，这是三穴合用最基本的作用，凡因肾脏亏虚而致的各症均为特效穴组，对于西医而言的肾脏功能性衰竭、红斑性狼疮也有治疗效果，常配肾经复溜穴、太溪穴；本穴组治疗痛风也具有特效的作用，本病从中医来分析，主要与肾、脾两脏有关，所以针刺本穴组是最对症的穴位。笔者在未理解本穴组的内理时，治疗痛风很少取用，取穴虽然多，但治疗效果一直不理想，当以本穴组为主穴时，对本病的治疗探索出了一条新路。笔者曾以本穴组配足三里、复溜、大横治疗近 20 例痛风患者，有 13 例达到完全或基本治愈，未再服药而症状完全消失；在西医所言的糖尿病确实难以治愈，在临床有不死癌症之称，中西医对此均缺乏有效治疗，本穴组对糖尿病的治疗也十分特效，是笔者治疗本病的重要穴组，常配上三黄穴组及传统针灸的养老穴、阳池穴、胰俞穴（胃脘下俞）作为主穴，对轻度及早期患者，则能达到临床症状消失，化验指标恢复正常，这为消渴病进一步探索开发了新的思路；三皇穴治疗甲状腺类疾病也具特效，无论甲亢性疾病还是甲低，用本穴组为主穴有良好的治疗作用，笔者常配足三重或足千金、足五金同用；下三皇穴也是美容的一组效穴，有调气血的作用，能改善面色不荣，以达白里透红、皮肤细嫩的功效。本穴组在平时针刺可有保健强身及美容之效。在董氏针灸中有诸多穴组用于美容，除了本穴组，还有上三黄，能治疗肝斑有特效，笔者常在本穴组配血海、膈俞、肝俞埋线治疗肝斑。另足驷马、指驷马也能治疗脸面黑斑，并能治疗面部皮肤病，从而达到美容之效。

本穴组为何有如此强大的治疗作用呢？因为本穴组在脾经线上，脾虚则无法保证五脏六腑之营养供给，脾虚则不能统血，脾属土，脾虚则盗母气，而产生心气虚损，脾虚则不能生金，而致肺气不足，土克水，若土不能制水或水泛凌心，就必然出现所谓的疑难顽固性疾病。若通过本穴组系统调理，则能先后天同调，气血同治，病就能速愈，这是从脾为后天之本的最基本理论发挥运用。

下三皇有两种针法，补肾时，针刺方向向肾经，其余多向胆经方向刺。

◎ 侧三里穴 ◎

【部位】四花上穴向外旁开 1.5 寸。

【解剖】肺之分支神经、牙神经。

【主治】牙痛、面部麻痹。

【取穴】在腓骨前缘，即四花上穴向外横开 1.5 寸是穴。（见图 2-7-22）

【操作】针深 0.5~1 寸。

◎ 侧下三里穴 ◎

【部位】在侧三里穴直下 2 寸。

【解剖】肺之分支神经，牙神经。

【主治】牙痛、面部麻痹。

【取穴】在腓骨前缘，即侧三里穴直下 2 寸处是穴。（见图 2-7-23）

【操作】针深 0.5~1 寸。

【应用】侧三里与侧下三里二穴同时取穴，但单足取穴。治疗左边牙痛，用右腿穴位；治右边牙痛，用左腿穴位。

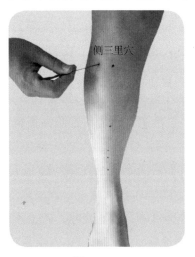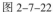
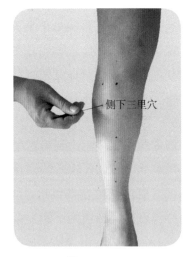

图 2-7-22   图 2-7-23

【临床运用及说明】

侧三里穴、侧下三里穴作用特性：具有活血祛瘀、行气止痛之作用特性。

此二穴处于足阳明与足少阳胆经之间，为二经夹经之穴，董氏针灸重要穴位多有此特点。本穴组用之，既能疏调阳明经之气血、又解少阳之郁，故作用广、疗效强。

本穴组主要用于偏身感觉障碍性疾病，如偏头痛、面部麻痹、面肌痉挛、三叉神经痛等疾病，以侧身疾病为用，尤其是治疗三叉神经痛作用较为满意。笔者在治疗面部三大疾病中各有一组特效用穴。面肌痉挛以三泉穴为主穴，面瘫以足三重为主穴，三叉神经痛以本穴组为主穴，均能获得显著疗效。如笔者所治一患者，男性，56 岁，反复三叉神经痛发作 1 年余，本次发作 3 天，疼痛剧烈，难以张口，以致饮水吃饭不能，3 天以来汤水难下，经他法治疗效不显而来诊，经针刺侧三里、侧下三里、灵骨、听宫、天枢，疼痛不但即可明显缓解，而且起针后立马能饮食羊肉 1 碗、馒头 2 个。

❍ 足千金 ❍

【部位】在侧下三里穴外开 5 分，再直下 2 寸。

【解剖】肺之支神经、肾之分支神经、喉侧（甲状腺）神经。

【主治】急性肠炎、鱼骨刺住喉管、肩背痛、喉咙生疮、喉炎（火蛾病）、扁桃体炎、甲状腺肿。

【取穴】在腓骨前缘，即侧下三里穴向后横开 5 分再直下 2 寸处是穴。（见图 2-7-24）

【操作】针深 0.5~1 寸。

❍ 足五金 ❍

【部位】在足千金穴直下 2 寸。

【解剖】同足千金穴。

【主治】同足千金穴。

【取穴】在腓骨前缘，即足千金穴直下 2 寸处是穴。（见图 2-7-25）

【操作】针深 0.5~1 寸。

【运用】足千金穴与足五金穴通常同时取穴，除治甲状腺炎可双足取穴下针外，其他各症均单足取穴下针。

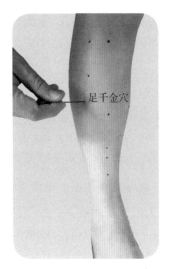

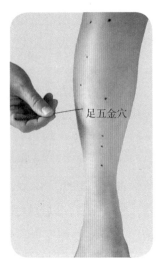

图 2-7-24   图 2-7-25

【临床运用及说明】

足千金穴、足五金穴作用特性：具有清肺热、利咽喉、祛瘀滞的作用特性。

1. 本穴组是董氏针灸中比较有特色的一组用穴，其主治非常明确，首先通过本穴组的解剖来分析，董师认为本穴下有肺之支神经、肾之分支神经和喉侧神经，其解剖主要针对肺肾，凡董氏针灸穴位的解剖在肺肾者，皆是取其肺金肾水之象。有滋肾阴清肺火的作用，若肾水不生，肺火不降，则见咽喉干燥及肿痛。其穴下还有喉侧神经，针对咽喉，对咽喉疾病既有广效又有特效的作用，用于鱼刺卡喉、声音沙哑、声带异常（声带息肉、小结）、失音、喉炎等各种咽喉疾病，所以本穴是治疗咽喉部疾病之特效穴，无论急慢性咽喉疾病，本穴组皆有佳效。

2. 喉侧神经也包含了甲状腺神经，所以本穴组也能治疗甲状腺疾病，对颈部瘿瘤也有较好的作用，治疗本病时以双侧取穴为用。所以本穴组广泛用于颈项部疾病的治疗，是颈项部之特效用穴。临床根据疾病的不同常配足三重、足驷马穴组运用。

3. 杨维杰医师言之本穴治疗肩臂不能左右活动具有特效，前后不能活动针肾关穴特效，两穴相配治疗五十肩极具特效，所言不虚。如笔者 5 年前曾治疗一男性患者，45 岁，右肩臂活动困难 2 年余，用右手持筷子或勺子吃菜无法正常放到嘴内，曾多方治疗，一直未效，故前来就诊。来诊后经针刺本穴组和肾关穴 15 分钟，即能改变 2 年来无法正常吃饭这一问题，在场的学员、其他病患及本病患者无不惊叹针灸之神奇，并自发热烈掌声以示对针灸神奇之效祝贺，对此，时下学员又极大增强了对针灸学习兴趣与动力。赖医师又言用本穴组可治疗肩、后脑及太阳穴连成一线之疼痛。

◎ 七虎穴 ◎

【部位】在外踝后 1.5 寸直上 2 寸一穴，又上 2 寸一穴，再上 2 寸一穴，共 3 穴。

【解剖】腓肠神经、胸肋神经。

【主治】肩骨痛、锁骨炎、胸骨痛及肿胀、肋膜炎。

【取穴】在外踝后 1.5 寸之直线上取之；当外踝尖直后 1.5 寸之上 2 寸一穴，又上 2 寸一穴，再上 2 寸一穴，共 3 穴。（见图 2-7-26）

【操作】针深 0.5~0.8 寸，三穴同时用针。

【临床运用及说明】

七虎穴作用特性：具有舒筋活络、祛风止痛的作用特性。

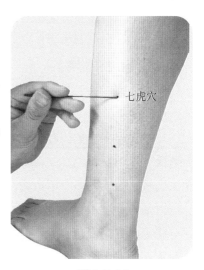

图 2-7-26

本穴组治疗作用非常明确，主要针对胸胁部病证的治疗，具有舒筋活络、祛风止痛的作用，可用于胁肋痛，相当于西医学中的肋软骨炎、肋神经炎及胸部外伤等病，这一类疾病在临床较为常见，传统处理难以奏效，针灸治疗是其优势病种，本穴组配木穴效果确实。对于本穴组所言的症状以传统针灸穴位来处理也能获得显著的疗效，笔者常用支沟、阳陵泉、丘墟等穴针对性治疗，在临床可以与本穴有效的结合。对于胸胁部跌打损伤面积较大者，常以本穴组配足驷马来用之，并以此部位之瘀络点刺放血为首选。

本穴组对落枕、颈项部两筋损伤及肩骨痛也有很好的作用。落枕常与重子、重仙穴配用；颈项部两筋损伤常配正筋、正宗穴；肩骨痛常配三间穴。

◎ 外三关穴 ◎

【部位】在外踝尖与膝盖外侧高骨之直线上。

【解剖】肺之神经。

【主治】扁桃腺炎、瘤、癌，喉炎，腮腺炎，肩臂痛，各种瘤。

【取穴】当外踝尖与膝盖外侧高骨连线之中点一穴，中点与该高骨之中点又一穴，中点与外踝之中点又一穴。共3穴。（见图2-7-27）

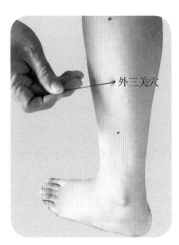

外三关穴

图2-7-27

【临床运用及说明】

外三关穴作用特性：具有破血行气、消瘀散结、清热解毒的作用特性。

1.本穴组也是董氏针灸重要穴组之一，被称为董氏七十二绝针之穴。通过其治疗作用来看，本穴主要是清热解毒、活血化瘀之效，临床具体所用也均以此理论为中心，发挥出具体的临床治疗。

以活血化瘀、消癥散结为用。本穴组是董师治疗各种肿瘤疾病之要穴，并有病案记载：患者脑瘤，不能行走，行则歪斜，脚步不稳，针十余次行动即安稳之医案记载。读者对此可进一步验证本穴组临床之效，笔者在治疗此类疾病仍主张以辨证为主的治疗思路来运用。可适当配用足三重及本穴组活血化瘀、消癥散结为用，不是见瘤就针刺本穴组，治疗理念应当明确，要以辨证为核心。

2.本穴有清热解毒的功效，可用于西医所言的扁桃体炎、喉炎、腮腺炎、红肿的青春痘、中耳炎、瘰疬等，均是以清热解毒的功效为用，犹如传统针灸曲池之效。以其作用特性还用于伤口久不愈合者，先在制污穴点刺出血，而后再针刺本穴组有佳效，临床有许多相关病案之报道，并得到临床一致肯定，除糖尿病所致者，均有临床佳效。

◎ 光明穴 ◎

【部位】在内踝尖直后1寸之上2寸处。

【主治】眼皮神经麻痹、睁开无力（肌无力）、散光及内障。

【取穴】当内踝尖之直后 1 寸又直上 2 寸处是穴。（见图 2-7-28）

【操作】针深 0.5~1 寸。

【临床运用及说明】

光明穴作用特性：具有滋补肝肾、养血明目的作用特性。

董氏针灸穴位和传统针灸有许多定位相同的穴位，但其功效有别，董师对此发挥出

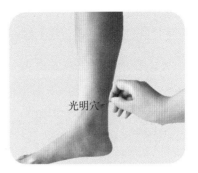

光明穴

图 2-7-28

不同的治疗功效，这就是董氏针灸之魅力所在。在传统针灸和董氏针灸名称相同的穴位仅有本穴，其穴名相同，但位置不同。本穴和传统针灸光明穴无论在作用原理还是治疗作用上皆有别。传统针灸的光明穴在胆经上，并是胆经之络穴，通其肝经，肝开窍于目，临床是以清肝泻火而解决眼疾，主要用于外眼性疾病。董氏针灸光明穴在肾经上，有人言本穴是复溜穴，有言是交信穴，但就按取穴来看，本穴非复溜也非交信，应在两穴之间，没有必要纠缠何穴，本穴就在肾经上是事实。本穴所用之意则是以滋水涵木的作用来发挥治疗功效，以肝肾同源的理论用于临床，其治疗功效确实。如眼睛疲劳、干涩之疾，本穴常配三叉三、人皇穴；弱视常配用上三黄穴、人皇穴、上白穴；飞蚊症常配肾关穴、人皇穴、上白穴；白内障常配下三皇穴、上三黄穴。

❧ 本节小结 ❧

本部分为小腿部位，又称为七七部位。本部分总计 28 穴名，64 个穴点。

七七部位、八八部位为董氏针灸穴位之核心部分，乃是董氏针灸中最重要穴位部分，为董氏针灸穴位之精华所在，穴位密集，重要穴位多，治疗范围广，临床常用于全身功能调整及脏腑症候群之整体性治疗，效果迅速而显著，多数穴位均为倒马针并用，这是本章穴位最大特点，也是与十四经穴区别最大的地方，从中可以知董氏针灸之精湛处。在学习这一部分穴位时要深入领悟，知其内涵，明穴之用，辨穴之长，熟穴之伍，以穴尽其用，充分发挥穴位应有的治疗作用，可创出针灸许多奇迹，种种疑难之疾可愈于霍然。

本部分穴位多数皆为重要穴位，只有个别穴位用之相对较少，根据临床运用情况可将穴位分为一、二级，一级为最常用穴位，是必须深入掌握的穴位，二级穴位为次常用穴位，为系统性掌握穴位，这一分类法可供读者学习

时参考。

一级穴位：正筋穴，正宗穴，正士穴，一重穴，二重穴，三重穴，四花上穴，四花中穴，四花副穴，四化下穴，腑肠穴，四花里穴，四花外穴，天皇穴，肾关穴，地皇穴，人皇穴，侧三里穴，侧下三里穴，足千金穴，足五金穴，外三关穴，光明穴。

二级穴位：搏球穴，上唇穴，下唇穴，四肢穴，七虎穴。

本部分取穴要点

七七部位为小腿部位，这一部位的穴位临床功效非常强大，治疗范围极为广泛，所以这一部穴位是董氏针灸穴位学的核心部分，通过这一部位的取穴来看，取穴较方便，解剖标志明确，易于定位，取穴简单，并且这一部位针刺疼痛性较差，因此本部位是董氏针灸穴位重中之重的一部分。

应掌握腓骨、腓骨前缘、外踝、内踝、胫骨内侧后缘、腓肠肌、跟腱、腓骨小头、髌骨及髌骨韧带等解剖标志。

于跟腱正中央取正筋穴、正宗穴、正士穴。

于腓骨的前缘取一重穴、二重穴、三重穴；腓骨的后缘取外三关穴。

于胫骨内侧的后缘取人皇穴、四肢穴、地皇穴、肾关穴、天皇穴。

于腓骨的边缘取四花上穴。

取穴特点及针刺注意事项

七七部位一大特色就是倒马组穴的运用，但是在临床运用中并不是一定要用倒马针，在有些情况下能用一穴就不用二个穴位，如能用四花上穴解决问题就不用其他配穴，下三皇也不一定三针都用，能用两穴就不用三穴，但是有些穴组一般很少分开用，如足三重穴、外三关穴、侧三里与侧下三里、足千金与足五金穴等，一般不单独用穴，所以在临床应当明确这些用穴规律。另外能用一侧穴位解决问题，就不两侧同用，这样就能有效地减少用针，是董氏针灸一直强调的用穴方法。

这一部位的取穴再一次证明了董氏针灸取穴的特殊性，强调了贴筋、贴骨进针法。如正筋穴、正宗穴、正士穴，均扎在筋上，在古代进针中则为禁忌，而在董氏针灸中有意强调这一针法，还必须扎正，要在筋之中央；足三重穴紧贴腓骨前缘进针；外三关穴紧贴腓骨的后缘进针；四花上穴紧贴胫骨外廉进针，这皆是董氏针灸之特色。这也就是所谓的体应针法，体应的要点即：

"以骨治骨、以筋治筋、以脉治脉、以肉治肉、以皮治皮。"这一针法特点早在《行针总要歌》中有类似之记载:"寸寸人身皆是穴,但开筋骨莫狐疑,有筋有骨傍针去,无筋无骨须透之。"经典医学巨著《黄帝内经》中的《灵枢·终始》也有相关之记载:"手屈而不伸者,其病在筋,伸而不屈者,其病在骨,在骨守骨,在筋守筋。"

第八节　八八部位（大腿部位）

◎ 通关穴 ◎

【部位】在大腿正中线的股骨上，距膝盖横纹上 5 寸。

【解剖】心之总神经。

【主治】心脏病、心包络（心口）痛、心两侧痛、心脏病而引起身体各部之风湿病、头晕、眼花、心跳、胃病、四肢痛、脑贫血。

【取穴】当大腿正中线之股骨上，在膝盖横纹上 5 寸处是穴。（见图 2-8-1）

【操作】针深 3~5 分。

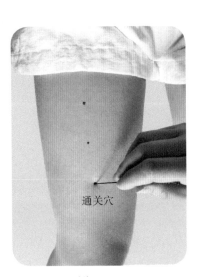

通关穴

图 2-8-1

◎ 通山穴 ◎

【部位】在通关穴直上 2 寸。

【解剖】心之总神经。

【主治】同通关穴。

【取穴】当大腿正中线股骨上，距通关穴上 2 寸处是穴。（见图 2-8-2）

【操作】针深 5~8 分。

◎ 通天穴 ◎

【部位】在通关穴直上 4 寸。

【解剖】心之总神经。

【主治】同通关穴。

【取穴】当大腿正中线股骨上，在通山穴上 2 寸处是穴。（见图 2-8-3）

【操作】针深 0.5~1 寸。

【注意】通关、通山、通天三穴不能双足六穴同时下针，仅能双足各取一穴至二穴下针，高血压者双足只许各取一穴。

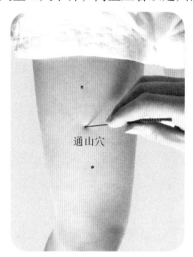

图 2-8-2

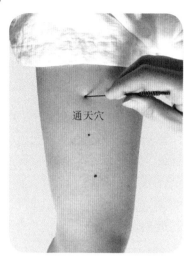

图 2-8-3

【临床运用及说明】

通关穴、通山穴、通天穴作用特性：具有健脾和胃、理气和血、疏经通络的作用特性。

1.本穴组就其所处的位置来看，应在足阳明胃经之脉上，但其功效而作用于心脏，而不对于胃，其解剖并设为心之总神经。董师对董氏针灸之大穴所用，多从五行生克理论来发挥其治疗作用，本穴组也是以此为出发点，以通过这样的途径解决问题，则照顾的更为全面周到，真正的是以整体性理论出发，更能从根本上来处理疾病。足阳明经则为土，心则为火，若脾胃虚弱，则必会出现子盗母气之问题，若心气虚，也则必致脾胃虚，因此以强脾胃，调阳明之气血，则就达到壮心火，改善心气虚损的相关问题，这就是所谓的子能令母实，以这样的方法来解决心气虚损的问题，不仅达到了有效强心之目的，也绝不会导致补而所过的问题，有效解决了心火易上扰的头痛之棘手现象。因此本穴组主要对心气不足而致的头晕、眼花、心跳不安、胸部闷胀，以及心力衰竭所致的系列症状，相当于西医所言的心脏及血液循环系统疾病。笔者在临床若见心力衰竭之证一般必取本穴组，多能速见其效，对改善相关症状也非常有效。

2.通过董师之医案也能发现本穴组是以健脾胃为用，如所治的消化不良而致的下利清谷医案，患者老年男性，患有本病，百治不效，从云林到台北求医，经董师针刺本穴组，仅针 8 次而愈。从这一医案之记载，也从而证明了本穴组调脾胃的良好功效性。

3. 通关、通山及通天三穴治疗神经性呕吐具有特效的作用，尤其是妊娠性呕吐更具特效。笔者治疗妊娠呕吐有较多治疗医案，确实验证了本穴组的确切功效，对于病情较严重者，一般加配足三里、内关与公孙，从而发挥更强更好的作用。

4. 治疗高血压也是本穴组一个基本功效，就是上条所言及的血液循环系统问题，前辈经验记载高血压的治疗应双足各取一穴为用，笔者通过临床对比发现，双足双穴要比单穴疗效要好，也无不良现象发生，可以对比使用。

5. 赖医师有用三穴任取二穴配上三黄治疗癫痫病能治愈此病之经验，笔者尚无这一成功经验验证，有心读者可对此验证总结，笔者治疗癫痫病仍主要以传统针灸穴位为主穴，对董氏针灸穴位用之较少，目前还难以作出评估。

◎ 姐妹一穴 ◎

【部位】在通山穴向里横开 1 寸后直上 1 寸。
【解剖】六腑神经、肾分支神经。
【主治】子宫瘤、子宫炎、月经不调、经期不定、子宫痒、肠痛、胃出血。
【取穴】当通山穴向里横开 1 寸后直上 1 寸处是穴。（见图 2-8-4）
【操作】针深 1.5~2 寸。

◎ 姐妹二穴 ◎

【部位】在姐妹一穴直上 2.5 寸。
【解剖】同姐妹一穴。
【主治】同姐妹一穴。
【取穴】当姐妹一穴直上 2.5 寸处是穴。（见图 2-8-5）
【操作】针深 1.5~2.5 寸。

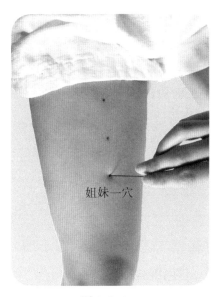

图 2-8-4

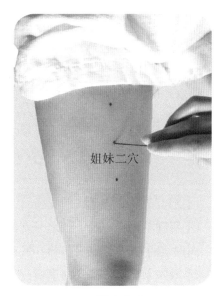

图 2-8-5

○ 姐妹三穴 ○

【部位】在姐妹二穴直上 2.5 寸。

【解剖】同姐妹二穴。

【主治】同姐妹二穴。

【取穴】在姐妹二穴之直上 2.5 寸处
是穴。（见图 2-8-6）

【操作】针深 1.5~2.5 寸。

【运用】三姐妹穴两腿六穴通常同时
取穴下针。

【临床运用及说明】

姐妹一、二、三穴作用特性：具有理
下焦、通胞宫、调经血之作用特性。

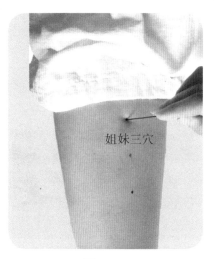

图 2-8-6

本穴组通过其穴名就能非常明确其治疗作用，通过董氏针灸传承来看，
本穴组皆因操作不便，而忽视了本穴的临床运用。确实如此，本穴组位置非
常偏于大腿的上部，临床运用多要求六针同用，有取穴多、操作不便的实际
情况，故现代临床多以操作方便的妇科、还巢穴来代之。

本穴组用于现代医学所言的妇科炎症性疾病作用优于妇科、还巢穴组，在不孕症方面，妇科、还巢优于本穴组，笔者常以本穴组配木妇穴、天宗穴或三其穴组用于妇科炎性疾病的治疗，并与妇科穴和还巢穴对比试用两穴组之疗效，由此见证了两穴组之间的差别，临证时应注意二穴组运用之不同，恰当合理的用好每一穴，发挥好董氏针灸特效作用。

◎ 感冒一穴 ◎

【部位】在姐妹二穴向里横开 1 寸。

【解剖】六腑神经、肺之分支神经。

【主治】重感冒、发高热、发冷、感冒头痛。

【取穴】当姐妹二穴向里横开 1 寸处是穴。（见图 2-8-7）

【操作】针深 0.8~1.5 寸处是穴。

◎ 感冒二穴 ◎

【部位】在姐妹三穴向里横开 1 寸。

【解剖】同感冒一穴。

【主治】同感冒一穴。

【取穴】当姐妹三穴向里横开 1 寸，亦即感冒一穴直上 2.5 寸处是穴。（见图 2-8-8）

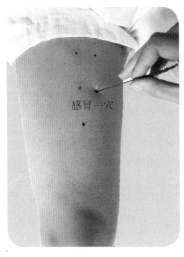

图 2-8-7

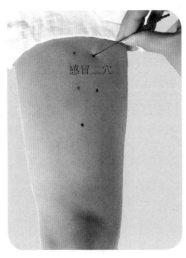

图 2-8-8

【运用】感冒一、二穴同时取穴，针向腿中心斜刺。

【临床运用及说明】

感冒一、二穴作用特性：具有疏风清热、通络止痛的作用特性。

此二穴临床实际运用情况和姐妹穴组一样，皆因操作不便，而忽视了二穴的实际临床运用，所以目前临床运用普遍少，就感冒而言，针灸治疗既简单，疗效又好的疾病，一般从容易取穴的手部和头面部即可，一般无必要选择操作不便的二穴，通过中医辨证处理，一般仅几穴就可以非常有效的解决。近几年，由于西医的干预，多数感冒患者选择了西医西药，而较少选择物美价廉的自然疗法，这是十分可惜的事，我们作为一个中医人有其责任加以发扬和传承，尤其做好常见病、多发病的针灸治疗有着十分重要的意义。

本穴组主要用于时行性（相当于现代学的流感）感冒，对普通感冒较少选用，临床对流感或较重的感冒时可运用本穴组。

◦ 通肾穴 ◦

【部位】在膝盖内侧上缘。

【解剖】肾之总神经。

【主治】阳痿、早泄、淋病、肾脏炎、糖尿病、肾亏之头晕腰痛、肾脏性之风湿病、子宫痛、妇科赤白带下（水肿、尿蛋白、喉干、喉疼、喉瘤）。

【取穴】当膝盖内侧上缘之陷处是穴。（见图 2-8-9）

【操作】针深 3~5 分。

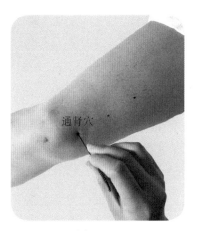

通肾穴

图 2-8-9

◦ 通胃穴 ◦

【部位】在通肾穴上 2 寸。

【解剖】肾之神经。

【主治】同通肾穴，又治背痛。

【取穴】当膝盖内侧上缘之上 2 寸，即通肾穴之上 2 寸处是穴。（见图 2-8-10）

【操作】针深 0.5~1 寸。

○ 通背穴 ○

【部位】在通肾穴上 4 寸。

【解剖】肾之神经。

【主治】同通胃穴。

【取穴】当通肾穴直上 4 寸，即通胃穴直上 2 寸处是穴。（见图 2-8-11）

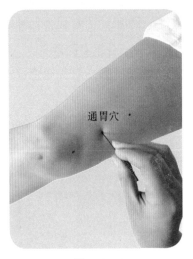

通胃穴

图 2-8-10

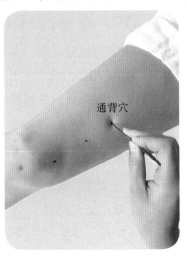

通背穴

图 2-8-11

【操作】针深 0.5~1 寸。

【运用】通肾、通胃、通背三穴可任取二穴（两腿四穴）配针，禁忌三穴同时下针。

通肾、通胃、通背三穴可任取一穴为治疗其他各症之补针。

通肾、通胃、通背三穴可任取一穴为治疗妇人流产之补针，连续治疗半月即无流产之虞。

【临床运用及说明】

通肾穴、通胃穴、通背穴作用特性：具有滋阴泻火、利咽消肿、补肾益精之作用特性。

1. 通过本穴组穴位之定位来看，三穴应在脾经之脉上，若和小腿部下三皇来看，两组穴应在同一条线上，所以将此穴组的位置看成下三皇之延长线非常合理。两穴组之作用特性均针对肾。两穴组之配合运用，具有阴阳同补，水火济济，以调补肾阴肾阳为用。下三皇主要作用于肾阳，尤其是肾关穴，犹如传统针灸关元、命门之特性。通肾、通胃、通背三穴以滋补肾阴为要，犹如太溪、照海之特性。传统针灸照海为滋补肾阴第一穴，凡肾水不足者均为首选要穴，本穴组亦具有这一作用特性，其功效性更为强大。因此有医家将此穴组美誉为"津液发动机"之说，比喻非常合理恰切，因此凡津液亏虚，津液不能上承口面诸疾之疾患均可取用本穴组解决，如口燥咽干、咽痒喉痛、干咳少痰、舌红少津等乏津之症，故本穴组是滋补肾阴的特效穴。因其有对津液之亏虚的良好功效，本穴组故对消渴证的作用也非常好，消渴证属于津液之病，用之则是对症治疗，对改善患者之烦渴多饮有针到病除的良效，常配下三皇、上三黄穴组交替用穴。

2. 董师由以三穴任取一穴治疗妇人流产的运用经验，这一治疗经验非常确实，笔者曾数次用于临床实践，获效确实。如3年前所治的一患者，31岁，婚后一直坐胎不能，已习惯流产4次，经各大医院检查，未查出任何器质性问题，非常苦恼，特意赶来治疗，经针刺通肾、通胃、妇科、还巢、肾关、人皇穴2个疗程（每个疗程15天），当再次怀孕后成功坐胎，顺利产下一女婴。

3. 本穴组对男科及泌尿系统疾病也有特殊的治疗功效，在临床常用于男性的阳痿、早泄、遗精、滑精及不育等肾阴虚而致的男科病。本穴组对淋病、尿频、蛋白尿、肾炎等泌尿系统疾病也有确实的疗效，在临床常与下三皇穴组配合运用。

4. 独用通肾穴就有较好的补肾功能，如用于肾亏、阳痿、妇人带下之肾气亏虚所致诸证；通肾、通胃二穴合用可有多方面的作用：治疗背痛有良效，二穴合用治疗小便异常效佳，二穴同用治疗肠炎腹泻也有较好的作用，肾亏而致的久年头痛用此二穴也有殊效，二穴同用能起到健脾补肾的作用，治疗肾脏炎、尿蛋白等症。

◎ 明黄穴 ◎

【部位】在大腿内侧之正中央。

【解剖】肝之总神经、心之总神经、心脏之动脉、表层属肾之副神经、中层属肝之神经、深层属心之神经。

【主治】肝硬化、肝炎、骨骼胀大、脊椎长芽骨（脊椎骨膜炎）、肝功能不够引起之疲劳、腰酸、眼昏、眼痛、肝痛、消化不良、白细胞症（特效）。

【取穴】当大腿内侧之中央点是穴。（见图 2-8-12）

【操作】针深 1.5~2.5 寸。

◎ 天黄穴 ◎

【部位】在明黄穴上 3 寸。

【解剖】同明黄穴。

【主治】同明黄穴。

【取穴】当明黄穴直上 3 寸处是穴。（见图 2-8-13）

【操作】针深 1.5~2.5 寸。

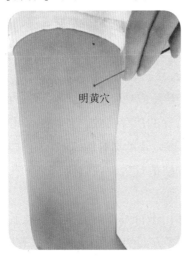

明黄穴

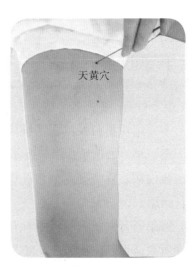

天黄穴

图 2-8-12   图 2-8-13

◎ 其黄穴 ◎

【部位】在明黄穴直下 3 寸。

【解剖】胆总神经、心之支神经、肝之分支神经。

【主治】黄疸病及明黄穴主治各症。

【取穴】当明黄穴直下 3 寸处是穴。（见图 2-8-14）

【操作】针深 1.5~2 寸。

【运用】天黄、明黄、其黄三穴同时取穴下针主治肝炎、肝硬化、骨骼肿大、肝功能减弱引起各症、脾硬化、舌疮。

【临床运用及说明】

明黄穴、天黄穴、其黄穴（合称"上三黄穴"）作用特性：具有疏肝利胆、强筋壮骨、平肝息风、调肝明目之作用特性。

1. 本穴组的穴位定位标准在大腿内侧正中线上，其位置正是足厥阴肝经之脉上，足厥阴肝经在大腿部位尚缺乏穴位，三穴的出现恰好弥补了肝经在这一部位穴位的空缺，并且三穴能够有效发挥其作用，具有很强的

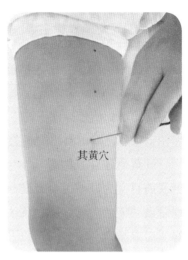

其黄穴

图 2-8-14

实效性，成为董氏针灸穴位中之重要穴组。一般均是三穴同用，被称为上三黄。取穴一般先定明黄穴，本穴定位比较灵活，取大腿内侧正中央，具有一定灵动性，取穴不需太刻板。

2. 本穴组主要功效作用于肝，因此治疗肝脏疾病是最基本的作用，本穴组既是治疗肝脏实质性疾病的主穴，又是治疗与肝相关功能性疾病的要穴。治疗肝病主要以慢性肝病为主，如慢性肝炎、肝硬化、肝功能异常及胆囊疾病等，如果治疗急性肝病，则一般以肝门、肠门为主穴，再配本穴组。

以治疗肝功能性疾病时，主要从肝主筋、藏血、主风、主疏泄的生理功能发挥临床运用。首先从肝主筋来论述，这个筋指的是肌腱、人之瘦肉，与肢体的运动关系密切。肝之气血充盛，筋膜得养，则筋力强健，运动灵活。《素问·六节脏象论》："肝者……其充在筋。"《素问·经脉别论》："肝之气血的亏虚，筋膜失养，则筋力不健，运动不利。"《素问·上古天真论》："七八，肝气衰，筋不能动。"均论述了肝与筋之间的关系。由此可见，所说的上三黄治疗骨骼胀大及脊椎长芽骨非指的骨质增生或椎间盘的问题，董氏针灸后人多论述本穴组治疗腰椎间盘性疾病，以这种理论认识或以此来称谓其治疗作用是不合拍的，应该指的筋脉所伤、筋脉失调、筋脉不得养所致的各种腰腿痛、四肢痛。

《素问·至真大要论》言："诸风掉眩，皆属于肝。"风，抽搐，头部和肢体抽搐；掉，摇也，即肢体、头部振摇之状；眩，目前黑也，指头晕、目眩的

症状。风胜则动，肢体、头部摇动是外在的表现，头晕、目眩是自我之感觉，其现象皆属于"风"象。从中医而言，这些症状的表现均责之于肝。其具体表现可见于头晕、痉挛、抽搐、震颤等，相当于西医学所言的晕厥、美尼尔氏综合征、癫痫、舞蹈病、帕金斯综合征等疾病，这类疾病均可以本穴组为主穴选用。如治疗癫痫病常以本穴组为主穴，配下三皇、镇静、正会治疗；治疗帕金森病常以本穴组配肾关、正会穴、开四关治疗。

肝藏血是肝脏的最基本生理功能，肝脏有涵养肝气、调节血量、濡养肝脏及筋目、为经血之源及防止出血等多方面的作用。若肝气不足，则就会出现藏血功能的失常，摄血无力，而致各种出血或相关血证。如月经失调、崩漏、面有微尘、头晕眼花以及藏血不好的白血病等与之相关的疾病，这也就是临床所言的肝血亏虚之症。

肝主疏泄，是指肝具有疏通、调畅全身气机的功效，使之通而不滞、散而不郁的作用。疏泄以调畅人之情志，情志活动以气血运行为基础，肝气疏泄正常则能调畅气机，促进血行，故情志活动正常。肝失疏泄则见肝气郁结之症，如头痛、头胀、胸胁胀满、嗳气频频、小腹坠胀、失眠、烦躁、情绪紧张等症状，多属于西医所言的功能性疾病，为郁证。这种因肝失疏泄所致的问题，仍是本穴组的特效主治，笔者常配开四关同用。

肝开窍于目，所以眼疾的治疗也是本穴的基本主治功能，无论肝血亏虚而致的目视不明、眼睛昏花，还是肝火上炎而致的目赤肿痛、迎风流泪皆有较佳的治效。临床根据疾病之血虚还是肝火亢盛调配相关穴位而发挥有效的治疗作用。

3. 笔者在临床以本穴组配血海、膈俞埋线治疗黄褐斑具有较好的作用，笔者依法治疗 30 余例患者，取效均理想。

通过以上治疗作用可见，本穴组确实能作用于肝，故有人将此穴组定位为肝经之脉，既符合传统经脉循行之线，又确能起到治疗肝脏之疾病作用，非常合拍，更有助于理解和临床合理运用。

◎ 火枝穴 ◎

【部位】在其黄穴上 1.5 寸。

【解剖】肝胆神经、心之分支神经。

【主治】黄疸病、黄疸病之头晕、眼花及背痛、胆炎。

【取穴】当其黄穴直上 1.5 寸处是穴。（见图 2-8-15）

【操作】针深 1.5~2 寸。

【运用】明黄、火枝、其黄三穴同时下针治黄疸病及胆炎。

❂ 火全穴 ❂

【部位】在其黄穴下 1.5 寸。

【解剖】肝胆神经、心之分支神经、脊椎神经。

【主治】同火枝穴，并治脊椎痛及足跟痛。

【取穴】当其黄穴直下 1.5 寸处是穴。（见图 2-8-16）

【操作】针深 1.5~2 寸。

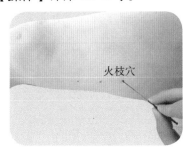
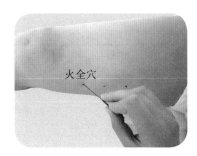

图 2-8-15　　　　　　　　　　　　图 2-8-16

【运用】火全穴配合其黄穴、火枝穴下针，亦可治黄疸病、胆炎及胆结石止痛。火全穴单独取穴治脊椎骨及足跟痛。

【临床运用及说明】

火枝、火全穴作用特性：具有清利肝胆作用特性。

火枝、火全穴与上三黄关系密切，均处于同一水平线上，作用于肝胆，临床多与上三黄穴配合运用于肝胆疾病的治疗。本穴组在肝经之线上，又直接作用于肝胆，其命名好像应为"木"更为合理，所以有某些董氏针灸传人建议本穴组应调之为木，而董师为何取之为"火"呢？在十十部有一穴位而定为"木"，名为木枝。董师这一命名非常有其道理性，穴名表明了穴性，本穴组主要针对肝胆火旺所致的问题，如肝胆火旺而致的头晕、眼花、口苦及郁热上蒸而致的黄疸。木枝穴主要解决胆虚之问题，如胆虚而致的小儿夜哭及其肝虚、胆虚之问题，两组穴位作用特性完全不同，明白了其中道理，作用主治也就非常明确。所以董师对此命名应是恰如其分，而有人主张将本穴组改为木枝、木全穴，那么十十部的木枝应定为何名？如果以此而改之，还能表达出这两穴作用的应有特性吗？笔者认为火枝、火全之名恰如其分。

⊙ 驷马中穴 ⊙

【部位】直立、两手下垂，中指尖所至之处向前横开 3 寸。

【解剖】肺之总神经、肝之分支神经。

【主治】肋痛、背痛、肺功能衰弱之坐骨神经痛及腰痛、肺弱、肺病、胸部被打击后而引起的胸背痛、肋膜炎、鼻炎、耳鸣、耳聋、耳炎、面神经麻痹、眼发红、哮喘、半身不遂、牛皮癣、皮肤病。

【取穴】直立、两手下垂，中指尖所至之处向前横开 3 寸处是穴。（见图 2-8-17）

【操作】针深 0.8~2.5 寸。

⊙ 驷马上穴 ⊙

【部位】在驷马中穴直上 2 寸。

【解剖】同驷马中穴。

【主治】同驷马中穴。

【取穴】当驷马中穴直上 2 寸处是穴。（见图 2-8-18）

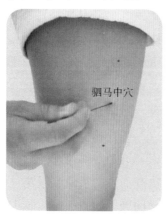

图 2-8-17

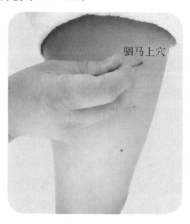

图 2-8-18

【操作】针深 0.8~2.5 寸。

◎ 驷马下穴 ◎

【部位】在驷马中穴下 2 寸。

【解剖】同驷马中穴。

【主治】同驷马中穴。

【取穴】当驷马中穴直下 2 寸处是穴。

（见图 2-8-19）

【操作】针深 0.8~2.5 寸。

【运用】治肋痛、背痛、坐骨神经痛单足取上、中、下三穴，其余各症两腿六针同时取之。

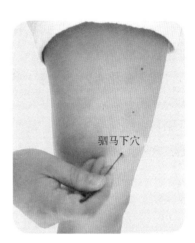

驷马下穴

图 2-8-19

【临床运用及说明】

驷马中、上、下三穴作用特性：具有补益肺气、肃肺平喘、宣肺散邪、补虚疗损之特性。

1.驷马穴组从定位的位置来看，应在足阳明胃经之脉上，这一点无须争辩。董师将本穴组的功能定于肺，既有很强的理论性，又有很好的实践临床疗效。驷马穴作用于肺与传统针灸理论完全相合，"肺手太阴之脉，起于中焦"，中焦为脾胃所属，提示肺经内属于肺脏，而根于胃。《灵枢·营卫生会》言："人受气于谷，谷入于胃，以传于肺，五脏六腑，皆以受气。其清者为营，浊者为卫。营行脉中，卫行脉外形成相互呼应。"按照五行学说，胃属土、肺属金，土能生金，故胃腑能够生养肺脏和肺脉。因此，生理上，"食气入胃……淫精于脉。脉气流经，经气归于肺，肺朝百脉……饮入于胃，游溢精气，上属于脾。脾气散精，上归于肺，通调水道，下输膀胱"（《素问·经脉别论》）；而病理上，脾胃虚弱，肺病则迁延难愈。临床对于脾胃虚弱、土不生金，而出现慢性肺病迁延不愈之患者，若仅从肺经处理，难以获取疗效，此时就需要在肺经"起于中焦"的理论指导下，运用培土生金法治疗而获取应有的疗效。董师就是以此相关的理论而诞生了本穴组，在多气多血的足阳明胃经上巧设一组治疗肺病的大穴，用于主治肺病诸症，以最基本的培土生金法来治疗慢性肺病，这一设穴思想可谓之巧妙，达到了取穴之极致，临床所用也验证了这一千古之理论的可靠性。

2. 本穴组的临床运用点仍然根据其脏象学说的理论，外与皮毛相合，故是治各种皮肤病的要穴，如肺俞是肺之背俞，所以可用于多种皮肤病的调理。本穴组其主治项中不仅有牛皮癣的主治功能，而且有皮肤病的治疗功效，这说明本穴组对皮肤病的治疗有极为广泛的作用，尤其对慢性湿疹、青春痘、皮肤癣有较好的疗效。再次证明了董氏针灸与中医理论的紧密性，重视藏象理论学说的运用。

肺与鼻相通，故开窍于鼻，所以能治疗鼻之疾病，对鼻过敏、鼻塞、鼻窦炎等均有效，董师有用本穴组治疗鼻疾医案：有一学生患有鼻窦炎，董师以针驷马穴配通天穴而愈。笔者从临床中发现本穴组治疗过敏性鼻炎尤具特效。笔者常以本穴组配合谷、迎香、四花上穴来处理过敏性鼻炎，多能迎刃而解。

本穴组乃为治疗肺脏疾病之特效穴组，所以用本穴组还可治疗胸胁、背部疾病，尤其胸胁肋部跌打损伤有特效。如笔者所治一名患者，中年男性，47 岁，左侧胸胁部因车祸外伤 2 个月余，在胸胁部有大面积疼痛，经 CT 等相关检查，未发现特殊异常，一直在医院治疗未能缓解，故来诊，经询问也曾在当地县级医院针刺治疗，未获效，来诊经针刺本穴组，得气后并嘱患者用动气针法（用力呼吸，刚开始不敢呼吸，一用力呼吸就明显疼痛），疼痛逐渐缓解，经针刺 15 分钟后，患者即能明显用力呼吸，患者及家人均甚感惊奇，连连称赞针术之奇妙，经针 5 次症状基本消失，并赠送锦旗一面。用本穴组治疗肋痛、背痛、坐骨神经痛宜单侧取穴。

3. 本穴组作用于肺，透过金生水的作用原理（肾开窍于耳），还用本穴组治疗耳疾作用特效，并是董氏针灸治疗耳病的重要穴组，有虚实皆可治疗的特性，是笔者治疗耳病常取用的重要穴组，笔者在十余年前开始深入学习董氏针灸就是用本组治疗耳鸣获得显效后进一步增加了学习的兴趣。曾治一名 55 岁的耳鸣、耳聋男性患者，耳鸣、耳聋 3 年，曾中西医治疗数次，症状不减，时轻时重，经人介绍来诊，当时笔者对董氏针灸用之较少，尚在初期学习阶段，尝试本穴组在耳鸣、耳聋的运用治疗，经治疗 1 周，患者自我感觉良好，甚感满意，继后并介绍一名女性耳鸣、耳聋患者就诊，笔者仍以本穴组为主穴，最后均达到基本治愈目的，症状改善一直持久，二位患者也自此均成了笔者的忠实患者，身体若有不舒适，均会想到笔者。所以笔者感受到了董氏针灸的特效性，自此对董氏针灸更有了深厚的学习兴趣，一直坚持到了今天。

4. 本穴组作用极为广泛，这与肺司呼吸，主气的功能有关。肺主治节，朝百脉，与五脏六腑关系最为密切，故肺之功能会影响到各个脏腑。根据气为血之帅的关系，人体的气血运行以气为先，从而治血先治气，治气以调血，气活血行而百病消。所以在临床还常用于一些杂症及疑难病的治疗，其中也是治疗甲状腺疾病的有效穴组，赖医师言本穴组用于突眼型甲亢具有特效，并言治疗十几次即可恢复正常。写到这里想起了笔者在 4 年前所治疗的一张姓突眼型甲亢患者，此为一女性患者，42 岁，小学教师，突眼型甲亢已由 5 年余，5 年前即患此病，初期未引起重视，因家庭婚姻变故，病情突发加重，于是加强治疗，从县级到省级医院，一直无法缓解病情，至京城找到本病权威专家，也束手无策。在西医中本型甲亢最适宜的治疗方法是放射性碘的治疗，但本患者病情重，小剂量碘达不到治疗作用，但大剂量碘恐引发碘中毒，故拟手术治疗，但 T3、T4 指标一直无法有效控制，手术时机一直不成熟，患者天天服药等待手术时机，由于病情的折磨，心身憔悴，形成恶性循环，病情有增无减，在无奈情况下，经人介绍求诊于笔者，通过心理沟通及疏导，针刺本穴组与足三重交替用之，并加配太冲、内关、膻中、人迎治疗 1 个月余，T3、T4 指标稳定控制，粗大脖子也明显缩小。患者终于露出了笑脸，也由此达到了放射性碘的治疗要求，经放射性碘治疗，继续配合针刺，病情恢复良好，至今病情非常稳定，患者也由此和笔者成了好友，并时时发微信表达感恩之情。本穴组用于治疗四肢损伤性疾病也具特效，可用于踝关节扭伤、手腕扭伤、下肢扭伤、手指关节肿大等四肢疼痛疾患；治气以调血，所以本穴组还用于美容，常和下三皇交替用之，以能改善面部气血暗淡无光，面微有尘的情况，成为美容之效穴组。

◎ 下 泉 穴 ◎

【部位】在膝关节外侧面正中央直上 2.5 寸。

【解剖】肺部与面部之机动神经。

【主治】面部麻痹、面部神经跳、口歪、眼斜。

【取穴】当膝关节外侧面正中央直上 2.5 寸处是穴。（见图 2-8-20）

【操作】针深 0.3~0.5 寸。

◎ 中泉穴 ◎

【部位】在下泉穴之直上 2 寸。

【解剖】同下泉穴。

【主治】同下泉穴。

【取穴】当下泉穴直上 2 寸处是穴。（见图 2-8-21）

【操作】针深 0.3~0.8 寸。

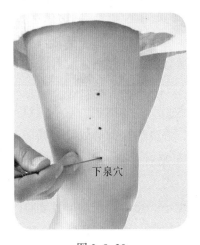

图 2-8-20

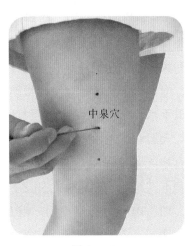

图 2-8-21

◎ 上泉穴 ◎

【部位】在中泉穴之直上 2 寸。

【解剖】同下泉穴。

【主治】同下泉穴。

【取穴】当中泉穴直上 2 寸处是穴。（见图 2-8-22）

【操作】针深 0.5~1 寸。

【运用】上泉、中泉、下泉三穴单脚同时取穴下针。治左用右穴；治右用左穴。

（注：上泉穴、中泉穴、下泉穴合称三泉穴）

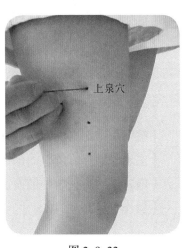

图 2-8-22

【临床运用及说明】

下泉穴、中泉穴、上泉穴作用特性：具有祛风养血作用特性。

本穴组从穴位定位来看应处于胆经之线上，一般三穴同用，不单独用穴，三穴被称为三泉穴。

董师将其三穴定为机动神经，对此尚难以理解其含义，若通过其作用来看，可以推理，机动有变动之意，其作用有面神经跳和口眼歪斜，这说明是指面神经之跳动异常问题。通过临床治疗效果来看，本穴组对面肌痉挛确有佳效，若有此病，在此穴组处有瘀络，可以直接刺血，再针刺本穴，疗效会更佳。

面部三大问题（面肌痉挛、面瘫、面痛），均是针灸治疗的优势病种，笔者各有一特效穴组用于临床。面痛常以侧三里、侧下三里为主穴组，面肌痉挛常以本穴组，面瘫常以足三重穴组来分别对待。

◎ 金前下穴 ◎

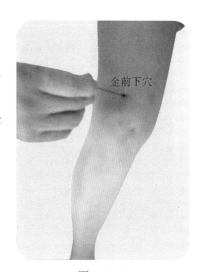

【部位】在膝盖外上角之直上 1 寸。

【解剖】肺之机动神经、肝之交感神经。

【主治】胸骨外鼓、肺弱、癫痫、头痛、肝弱、皮肤敏感。

【取穴】在膝盖外侧上角之直上 1 寸处是穴。（见图 2-8-23）

【操作】针深 0.3~0.5 寸。

金前下穴

◎ 金前上穴 ◎

【部位】在金前下穴直上 1.5 寸。

【解剖】同金前下穴。

【主治】同金前下穴。

图 2-8-23

【取穴】在膝盖外侧上角之直上 2.5 寸处是穴。（见图 2-8-24）

【操作】针深 0.5~1 寸。

【运用】金前上下两穴双脚同时配穴下针。

【临床运用及说明】

金前下穴、金前上穴作用特性：具有平肝潜阳、养血祛风之作用特性。

本穴组在董氏针灸后人较少发挥，笔者也无相关运用经验，对此也不可强解。在其治疗作用中有胸骨外鼓的功效，此病应指的是鸡胸，对此赖金雄医师也有相关记载，言其有确实功效，笔者对此尚无应用机会，请有心读者对此可以试用相关功效。

◎ 中九里穴 ◎

【部位】在大腿外侧中央线之中点。

【解剖】肺之区支神经、四肢弹力神经。

【主治】背痛、腰痛、腰脊椎骨痛、半身不遂、神经麻痹、颈痛、头晕、眼胀、手麻臂麻、腿痛、神经无力。

【取穴】当大腿外侧中央线之中点是穴。（见图 2-8-25）

【操作】针深 0.8~1.5 寸。

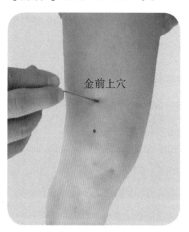

图 2-8-24

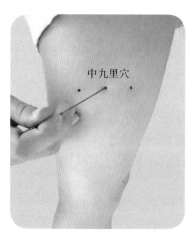

图 2-8-25

◎ 上九里穴 ◎

【部位】在中九里穴向前横开 1.5 寸。

【解剖】心之神经、肾之神经。

【主治】心经之臂痛、眼痛、肾气不足之腹胀。

【取穴】当中九里穴向前横开 1.5 寸处是穴。(见图 2-8-26）
【操作】针深 1~1.8 寸。

○ 下九里穴

【部位】在中九里穴向后横开 1.5 寸。
【解剖】背神经、腿神经。
【主治】背痛、腿痛。
【取穴】当中九里穴向后横开 1.5 寸处是穴。(见图 2-8-27）
【操作】针深 0.8~1.5 寸。

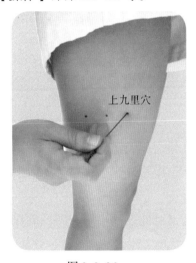

图 2-8-26

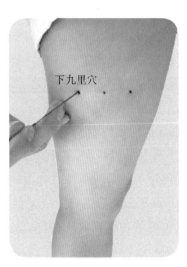

图 2-8-27

【临床运用及说明】

中九里、上九里、下九里穴作用特性：具有祛风行血、强筋壮骨作用特性。

三穴是以中九里为中心组成的一组穴，中九里穴与传统针灸之风市穴相符，其临床功效仍是胆经之用，根据胆经经络所行及胆经主骨运用，上九里与下九里常作为中九里倒马针加强临床功效。

○ 解穴 ○

【部位】在膝盖骨外侧上角直上 1 寸之向前横开 3 分。

【解剖】心脏敏感神经及血管。

【主治】扎针后气血错乱，血不归经，下针处起包、疼痛，或是西医注射后引起之疼痛、跌打损伤、精神刺激而引起之疼痛、疲劳过度之疼痛。

【取穴】当膝盖骨外侧上角，直上 1 寸之向前横开 3 分。（见图 2-8-28）

【操作】针深 0.3~0.5 寸。

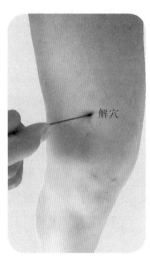

解穴

图 2-8-28

【运用】下针后将针缓缓转动，病痛解除即取针；留针时间以 8 分钟为限。如患者晕针不省人事，即将其口张开，以扁针、筷子、汤匙或手指按其舌根，稍用力重压 3 下，见其欲呕吐时，以凉水洗其头，并以湿毛巾覆盖其头部，令饮凉开水半杯即苏；受刑者休克亦可用此法解之。如患霍乱引起休克，可用凉水洗头，使其恢复知觉，然后用针药治之。

【临床运用及说明】

解穴作用特性：具有调和气血、通经活络之作用特性。

本穴处于足阳明胃经之脉上，并近于足阳明胃经之郄穴梁丘，因其在下肢，为了和手解穴以区分，故又有足解穴之称。

本穴虽然和梁丘穴十分相近，但是董师对此发挥出了独特的临床功效，以解针刺所致的一切不良现象为主。由此可知，针灸虽然为绿色疗法，针刺不当依然造成不良现象，所以每个针刺者都要仔细认真，做《大医精诚》中所言的："夫大医之体，欲得澄神内视，望之俨然，宽裕汪汪，不皦不昧，省病诊疾，至意深心，详察形候，纤毫勿失，处判针药，无得参差，虽曰病宜速救，要须临事不惑，唯当审谛覃思，不得于性命之上，率而自逞俊快，邀射名誉，甚不仁矣。"这说明治病一定要认真仔细，不可大意，只有如此方能避免意外。不要认为有解穴，就乱针乱刺，再求于解穴，这是不可取的。笔者在针刺方面尚未用解穴来解决，故其疗效难以评判。

◎ 内通关穴 ◎

【部位】在通关穴向内横开 5 分。

【解剖】心之总神经。

【主治】半身不遂、四肢无力、四肢神经麻痹、心脏衰弱、中风不语。

【取穴】当通关穴向内横开 5 分处是穴。（见图 2-8-29）

【操作】针深 0.3~0.5 寸。

◎ 内通山穴 ◎

【部位】在通山穴向内横开 5 分。

【解剖】心之总神经。

【主治】同内通关穴。

【取穴】当通山穴向内横开 5 分处是穴。（见图 2-8-30）

【操作】针深 0.5~0.8 寸。

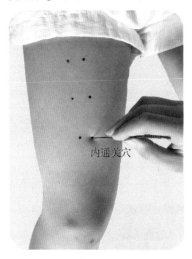
图 2-8-29

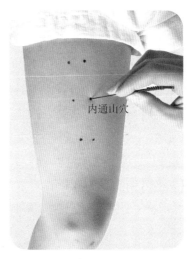
图 2-8-30

◎ 内通天穴 ◎

【部位】在通天穴向内横开 5 分。

【解剖】心之总神经。

【主治】同内通关穴。

【取穴】当通天穴向内横开 5 分处是穴。（见图 2-8-31）

【操作】针深 0.5~1 寸。

【注意事项】见通关、通山、通天各穴。

【临床运用及说明】

内通关、内通山、内通天穴作用特性：与通关、通山、通天三穴作用特性相同。

内通关、内通山、内通天三穴分别在通关、通山、通天内开 0.5 寸处，从其经络来看，本穴组仍与通关、通山、通天在同一经脉上，其穴下解剖相同，主治也基本相同，所以临床一般仅作为三针之代针。由于心脏病治疗多较漫长，一般需要较长的时间治疗，因为穴位久用有一定的疲劳性，为了降低穴位之疲劳，加强其疗效，可用内三针与通关、通山、通天交替用针。本穴组还有治疗中风不语的作用，而在通关、通山、通天三穴中而无此作用，这是二穴组的一个区别，对此在临床可发挥用之。

○ 失音穴 ○

【部位】在膝盖内侧之中央点及其下 2 寸。

【解剖】肾之神经、喉之主神经。

【主治】嗓子哑、失音、喉炎。

【取穴】当膝盖内侧之中央点一穴，其下 2 寸处一穴，共 2 穴。（见图 2-8-32）

【操作】针深 0.3~0.5 寸。

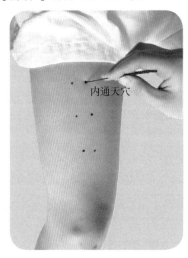
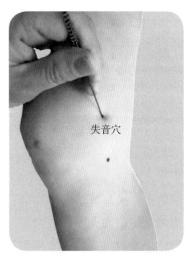

图 2-8-31   图 2-8-32

【临床运用及说明】

失音穴作用特性：具有滋阴利咽的作用特性。

本穴顾名思义，因其治疗失语性疾病，故名失音穴，既好理解又便于记忆。失音穴是由上下两针组成，先从膝盖内侧之中央点取第一针，由脾经透向肾经，沿皮而刺，然后在其穴点下2寸取第二针，方法相同。本穴作用于肾之神经，足少阴肾经经脉病候中言："主肾所生病者，口热，舌干，咽肿上气，嗌干及痛……"咽干、咽痛、喑哑是肾经基本主治，本穴治疗作用也非常确实。此穴组的确立，是从取象比类法而设，本穴组是由上下二穴组成，两针在皮下夹着股骨内上髁的上下缘，内上髁如同喉结，此两针如同夹喉结而刺。

本穴在临床可广用于咽喉诸疾，常配用少商穴（点刺放血）、足千金穴、足五金穴治疗咽喉肿痛；配金津、玉液（点刺放血）廉泉穴、通里穴治疗失语性疾病。

❀ 本节小结 ❀

本部分为大腿部位，又称为八八部位。本部分总计32穴名，66个穴点。

八八部位与七七部位构成了董氏针灸穴位之精华，是董氏针灸穴位重中之重，这一部位仍然多是以倒马针组出现，并且穴位与七七部一样较为密集，在传统针灸中，这一部位的穴位不是太多，而董氏针灸恰好弥补了这一不足。且这一部位重要穴位多，治疗范围广，作用主治主要针对全身功能调整及脏腑症候群之整体性治疗，并且构成了一个整体，从而形成了一个特殊的经络系统。这是本章最精妙之处，也是董氏针灸精髓之处。从而也真正体现出了董氏针灸自成体系的针灸流派，也是能称之为针道的原因。

1.正中央为心经：如通关穴、通山穴、通天穴。

2.外侧为肺经：如驷马中穴、驷马上穴、驷马下穴。

3.内侧为肾经：如通肾穴、通胃穴、通背穴。

4.肾经内后侧为肝胆经：如明黄穴、天黄穴、其黄穴、火枝穴、火全穴。

本部分穴位多数都比较常用，但因一些穴位位置较高，取穴不方便，由此限制了临床之运用，这些穴位的不常用不是临床疗效不佳，而是因取穴的不便，如姐妹一、二、三穴等，这些穴位的临床运用多以相关穴位来取代，如姐妹穴常用——部位的妇科穴、还巢穴代替。这样根据临床实际运用情况可将穴位分为一、二、三级，一级为最常用穴位，是必须全面深入掌握的穴位，二级穴位为次常用穴位，应系统地掌握，三级穴位为了解穴位。这一分类法可供读者学习时参考。

一级穴位：通关穴，通山穴，通天穴，通肾穴，通胃穴，通背穴，明黄穴，天黄穴，其黄穴，火枝穴，火全穴，驷马中穴，驷马上穴，驷马下穴，下泉穴，中泉穴，上泉穴，中九里穴，解穴，失音穴。

二级穴位：姐妹一穴，姐妹二穴，姐妹三穴，上九里穴，下九里穴。

三级穴位：感冒一穴，感冒二穴，金前下穴，金前上穴，内通关穴，内通山穴，内通天穴。

本部分取穴要点及穴位主治要点

八八部穴位临床运用十分广泛，主要针对脏腑系统性疾病，具有整体性的治疗作用，所以这一部位的穴位仍需要认真扎实掌握，重要的穴位不仅要熟悉牢记，而且能将穴位更深层次之内涵要了然于胸，只有做到如此，在临床才能得心应手的运用，对于顽症痼疾方能随手而去。

应掌握外膝眼、内膝眼、股内侧肌、腹股沟、髂前上棘、胫骨前嵴、股内侧肌、腘横纹、股骨内上髁、髌骨上缘及外上缘等解剖标志。

八八部位是董氏针灸穴位倒马组合运用最多的一部分，并且多为三穴组合，是董氏针灸真正之倒马针，如通关穴、通山穴、通天穴的组合，姐妹一、二、三穴的组合，通肾、通胃、通背三穴的组合，明黄穴、天黄穴、其黄穴的上三黄之组合，驷马中穴、驷马上穴、驷马下穴之组合，下、中、上三泉穴的组合，都为三穴并用，并构成了经络系统，一组倒马针就能调理一个脏腑系统性疾病，具有系统性，整体性，如肝病，无论肝脏功能性还是器质性疾病，均可以上三黄之组合为主穴来调理，达到有效的治疗目的。在临床中，不仅用于这一脏腑疾病的治疗，根据脏象理论，还波及相关的组织器官疾病的治疗，除了用上三黄治疗肝脏疾病，还用于眼睛的疾病（根据肝开窍于目），癫痫、帕金森、舞蹈病、面部痉挛等抽搐及痉挛性疾病（肝主风），肢体疼痛、扭伤等软组织性疾病（肝主筋）。从这一章节中再次验证了董氏针灸与中医理论的紧密性，这也是董氏针灸之优势性，更是董氏针灸易于推广的一个重要原因。对此能深入理解，灵活运用，顽症痼疾自然手到病除。

第九节　九九部位（耳部）

◎ 耳环穴 ◎

【部位】在耳垂表面之中央。

【解剖】六腑神经。

【主治】解酒、止呕吐。

【取穴】当耳垂表面之中央点是穴。（见图 2-9-1）

【操作】用细毫针由外向里（向面部）斜刺一分至一分半，皮下针。

【临床运用及说明】

耳环穴之部位就是女人在耳垂戴耳环的位置，与传统耳针眼点相符，所以可用于眼疾的治疗。本穴在董氏针灸中主要用于解酒，其

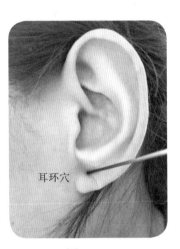

图 2-9-1

疗效非常可靠。如曾治跟随笔者学习的一名学生，醉酒后呕吐不止，面红耳赤，非常难受，当下即针刺本穴，症状立马缓解，不再难受，并能谈笑自如。自针刺之后，并告知笔者针其本穴后其酒量还大增。不管酒量增不增，不可拼酒，酒过量对人有害，人人皆知，不可逞一时之快，贪杯伤身，切记、切记！

若解酒可配素髎穴点刺放血疗效更佳，若治疗伤酒呕吐，加配率谷疗效更好。

◎ 木耳穴 ◎

【部位】在耳后上半部横血管之下约 3 分。

【解剖】肝神经。

【主治】肝病、肝硬化、肝肿大、肝衰弱引起之疲劳、久年淋病（需长期针刺）。

【取穴】当耳后上半部横血管之下约 3 分处是穴。（见图 2-9-2）

【操作】用细毫针竖刺 0.1~0.2 寸。

◌ 火耳穴 ◌

【部位】在对耳轮之外缘中部。

【解剖】心之神经。

【主治】心脏衰弱及膝盖痛、四肢痛。

【取穴】在对耳轮之外缘中部取穴。（见图 2-9-3）

【操作】用细毫针竖针 0.1~0.2 寸。

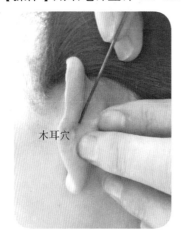
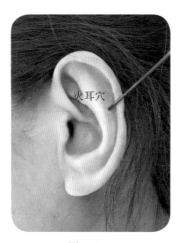

图 2-9-2　　　　　　　　　　　图 2-9-3

◌ 土耳穴 ◌

【部位】在耳甲腔部之中。

【解剖】脾之神经。

【主治】神经衰弱、红细胞过多、发高热、糖尿病。

【取穴】在耳甲腔之中取之。（见图 2-9-4）

【操作】用细毫针竖刺 0.1~0.2 分。

◎ 金耳穴 ◎

【部位】在耳窍背之外缘上端。

【解剖】肺之神经。

【主治】肺衰弱之坐骨神经痛、腰脊椎骨弯曲、过敏性感冒。

【取穴】在耳壳背之外缘上端取之。（见图 2-9-5）

【操作】用细毫针竖刺 0.1~0.2 寸。

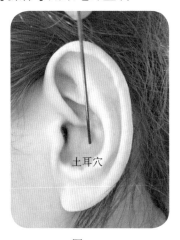
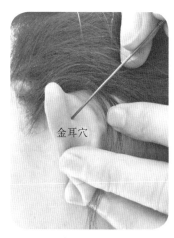

图 2-9-4　　　　　　　　　　图 2-9-5

◎ 水耳穴 ◎

【部位】在对耳轮之外缘下端。

【解剖】肾之神经。

【主治】肾亏、腰部两边痛、腹部发胀。

【取穴】在对耳轮之外缘下端取之。（见图 2-9-6）

【操作】用细毫针竖刺 0.1~0.2 寸。

【临床运用及说明】

五穴皆以五行而命名，分别冠以木耳、火耳、土耳、金耳、水耳之名，各穴对应于五脏，并治疗相应五脏之疾，所以各穴主治既明确又便于记

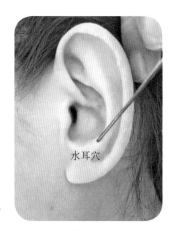

图 2-9-6

忆。这与传统的耳穴之不同，董氏针灸耳穴穴位点少，疗效高，便于定穴。从本组穴的定位来看，董师极为重视五行理论的运用，再次印证了董师重视传统中医之思想运用。五穴在选穴时不必过于拘泥准确定位点，主要以敏感点和反应点为用，疗效才能充分有效发挥。

◎ 耳背穴 ◎

【部位】在木耳穴之上约 3 分处。

【解剖】喉部神经。

【主治】喉炎、喉蛾。

【取穴】在木耳穴之上约 3 分处血管中取之。（见图 2-9-7）

【操作】以三棱针扎出血。

【临床运用及说明】

耳背穴部位是传统针灸刺血之重要穴位，在董氏针灸中仍以刺血为用，在临床运用中不拘泥于穴位，而是以此处之瘀络为用。主要用于皮肤病、面部及五官疾病（如眼结膜炎、角膜炎、青春痘、黄褐斑、张口不灵）等治疗。

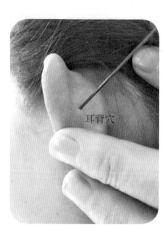

图 2-9-7

◎ 耳三穴（耳上穴、耳中穴、耳下穴）◎

【部位】在耳轮之外缘。

【解剖】肺、肾神经。

【主治】霍乱、偏头痛、感冒。

【取穴】在耳轮之外缘上端一穴（耳上穴）、中央一穴（耳中穴）、下端一穴（耳下穴）。（见图 2-9-8）

【操作】用三棱针扎出血，一用二穴可矣。

【临床运用及说明】

耳上穴与传统针灸经外奇穴耳尖穴相符，传统耳尖穴主要用于发热、面疾、眼疾、头痛等，

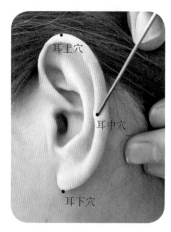

图 2-9-8

所以耳上穴也具备这些最基本的作用。董氏针灸将耳轮外缘分外上中下 3 个点，设有 3 个穴点，并联合运用，起到协同加强的作用，临床主要以 2 个点联合用针，以治疗扁桃体炎、感冒发热、头痛等外感表证，并以点刺放血为用。笔者在临床主要以耳上穴配耳背穴瘀络点刺放血治疗各相关疾病。

❧ 本节小结 ❧

本部分为耳朵部，又称为九九部位。本部分总计 8 穴名，10 个穴点。

耳针疗法在针灸中独成体系，能够独立治疗全身疾病，从晋代开始，医家们就开始借用耳郭来诊断疾病，至今已有上千年的历史。无论国内外均极为重视耳穴的运用，法国于 1957 年正式公布了耳针图，对世界耳针发展影响颇大，推动了耳针的发展运用。耳针的运用是全息针灸运用的雏形，因耳朵像一倒置在子宫内的胎儿，头部朝下，臀部朝上，以相对应法而取穴，在经络理论中有"耳者，宗脉之所聚"，故用耳穴治疗疾病有着丰富的理论基础，也确有很好的实效性。

在董氏针灸耳穴中，有其自身的特点，既不同于国外之耳穴，也不同于传统耳针疗法，董氏针灸耳穴设穴思维独到，概括全面，穴点少，易于掌握便于运用。

董氏针灸之耳穴则以五行命名，完全不同于其他各种流传的耳穴，临床以五脏病而应五行运用即可。由于耳穴是全身各部位之反应点聚合处，加之耳穴非常敏感，所以在针刺运用时，最好寻找其敏感点为用，这样疗效会更好。

第十节 十十部位（头面部）

○ 正会穴 ○

【部位】在头顶之正中央。

【解剖】脑之总神经。

【主治】四肢颤抖、各种风症、身体虚弱、小儿惊风、眼斜嘴歪、半身不遂、神经失灵、中风不语。

【取穴】正坐，以细绳竖放头顶中行，前垂鼻尖，后垂颈骨正中，另以一绳横放头顶，左右各垂耳尖，此两绳在头顶之交叉点是穴。（见图 2-10-1）

【操作】针深 0.1~0.3 寸。

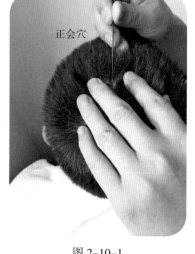

图 2-10-1

【临床运用及说明】

正会穴作用特性：具有开窍宁神、平肝息风、升阳益气的作用特性。

1. 通过正会穴的取穴方法来看，其穴位与传统针灸百会穴位置完全相符，其功效也相近。作用功效还是没有离开经脉的相关理论，百会属于督脉之穴，督脉入脑，所以可用于各种脑病的治疗，如头痛、头晕、半身不遂、语言障碍、脑外伤等。肝经与督脉交会于巅，所以百会不但有镇静之功，而且还有祛风之效，是治疗肝风内动之要穴，配上三黄穴可用于各种风症、口眼歪斜、四肢颤抖、舞蹈病、帕金森、面肌痉挛等肝风之疾。百会还有补虚纳气的作用，所以用于气虚下陷、身体虚弱之疾，故本穴也有这一作用特性。

2. 董师善将本穴与镇静穴联合运用，来加强镇静安神作用，用于脑病、失眠、痉挛等病的治疗。如董师所治医案：一小儿，走路脚跟不着地，董师诊断为脑神经性疾患，针正会及镇静穴而愈；一患者因手抖不能持物，经西医诊断为脑神经疾患，拟手术。后请董师治疗，即针镇静穴与正会穴两次而愈

（《陈渡人针灸医案》）；董师还记载一医案：高雄一船夫之小儿，约四五岁，只叫"妈"，余无他证。董师曰：此脑神经病也。针百会及镇静二穴。从董师治疗的病案来看，正会穴与镇静穴作用于脑部神经，临床对此应当领悟，有效地运用到临床中。

3. 本穴处点刺放血，可用于火气上逆而引起的头晕、头胀、头痛，尤其西医所言的高血压，有立竿见影之效，对头脑不清者刺后即感神清目爽。

4. 胡光医师还将正会穴、左鼻翼、右次白组成了一组特效用穴，名为"怪三针"，专用于治疗小儿脑瘫、痴、呆、发育不良、多动症、癫病等许多疑难顽疾的治疗，并言其功效巨大，作用迅速，因其本穴组操作需要特殊针法技巧，笔者因未能掌握所用之技巧，所以针刺本穴组尚达不到胡医师所言之效，胡光医师则为京城名医，对董氏针灸研究深透，针刺功力好，所以则能见奇效，请读者对此学之、用之。

◎ 州圆穴 ◎

【部位】在正会穴旁开 1.3 寸。

【解剖】肺之神经。

【主治】半身不遂、四肢无力、虚弱、气喘、肺功能不够引起之坐骨神经痛及背痛、神经失灵。

【取穴】当正会穴向右及左旁开 1.3 寸处是穴。（见图 2-10-2）

【操作】针深 0.1~0.3 寸。

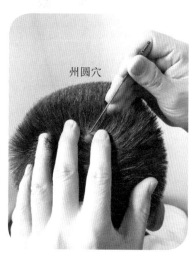

州圆穴

图 2-10-2

◎ 州昆穴 ◎

【部位】在州圆穴直后 1.5 寸。

【解剖】肺神经。

【主治】同州圆穴。

【取穴】当州圆穴直后 1.5 寸处取穴。（见图 2-10-3）

【操作】针深 0.1~0.3 寸。

◎ 州仑穴 ◎

【部位】在州圆穴直前 1.5 寸

【解剖】肺神经。

【主治】脑瘤及州圆穴主治各症。

【取穴】当州圆穴直前 1.5 寸处取穴。（见图 2-10-4）

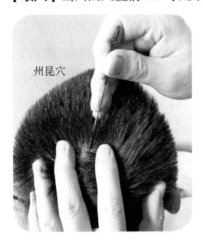
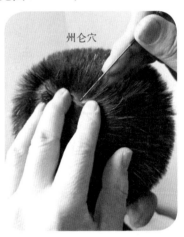

图 2-10-3　　　　　　　　　　　图 2-10-4

【操作】针深 0.1~0.3 寸。

【运用】左脑生瘤取右穴；右取左穴。

◎ 前会穴 ◎

【部位】在正会穴前 1.5 寸。

【解剖】脑之副神经。

【主治】头昏、眼花、脑胀、神经衰弱。

【取穴】当正会穴直前 1.5 寸处是穴。（见图 2-10-5）

【操作】针深 0.1~0.3 寸。

【运用】本穴对不省人事之病患有使其复苏之效。

◎ 后会穴 ◎

【部位】在正会穴直后 1.6 寸。

【解剖】脑之总神经、脊椎神经。

【主治】骨结核、头痛（轻度）、头晕、脊椎骨痛（对第 19~21 椎最有效）、脑充血、中风不语、半身不遂、神经麻痹。

【取穴】当正会穴直后 1.6 寸处是穴。（见图 2-10-6）

【操作】针深 0.1~0.3 寸。

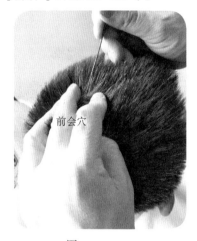
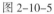

图 2-10-5

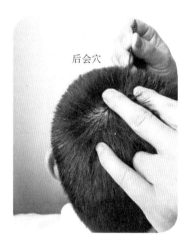

图 2-10-6

【临床运用及说明】

州圆穴、州昆穴、州仑穴作用特性：具有补益肺气的作用特性。

前会穴、后会穴作用特性：具有醒脑明目的作用特性。

1. 董师在头部设穴很有规律性，根据其规律性设有两组穴位，一组是以正会穴为中心之穴组，其组成是正会穴、州圆穴（在正会穴左右旁开 1.3 寸）、前会穴（在正会穴前 1.5 寸）、后会穴（在正会穴后 1.6 寸），这几穴点犹如传统针灸之百会和四神聪组成。董师将此穴组定为肺之神经，根据肺在上焦，为华盖之府，朝百脉的理论，其穴组在人身之头顶，是肺气笼罩之处，所以有调补肺气之功，临床除了传统针灸治疗脑部疾病及安神镇静之效，在董氏针灸中还用于身体虚弱、四肢无力、肺气不足之虚证；另一组穴则是以州圆穴为中心，在州圆穴直后 1.5 寸为州昆穴，在州圆穴直前 1.5 寸为州仑穴，此三穴均近于膀胱经脉，所以能治疗足太阳膀胱经所行的坐骨神经痛，本穴组均为肺之神经，肺与膀胱相别通，所以对肺气不足而致的坐骨神经痛为一组效穴，三穴倒马针并用，主要以调补肺气为用，用于各种虚证。

2. 前会穴又被定为董氏三十二解穴之一，言之能解昏迷不醒以及肢体颤抖之疾病。救昏迷不醒则配正会穴、火包穴、地宗穴；治疗震颤性疾病常用正会、前会、后会、镇静穴为特效穴组运用。

◎ 总枢穴 ◎

【部位】在头部入发际 0.8 寸。

【解剖】丹田神经。

【主治】呕吐、六腑不安、项痛、心脏衰弱、霍乱、发言无声。

【取穴】当头部入发际 8 分处是穴。（见图 2-10-7）

【操作】针深 0.1~0.2 寸，用三棱针最有效，尤其小儿。

【注意】本穴一般针深禁止超过 3 分，但失音者可针至 3 分，是其发音恢复正常。用三棱针出血时，须用手将本穴之肌肉捏起，而后刺之。

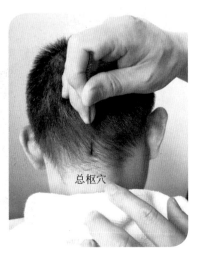

总枢穴

图 2-10-7

【临床运用及说明】

总枢穴作用特性：具有降逆止呕、祛风活血的作用特性。

1. 就其定位看，本穴近于传统针灸风府穴，风府穴是临床重要穴位，主要用于祛内风，中医认为脑病多为内风疾病，所以本穴是临床治疗脑病重要穴位之一。

2. 董师还将此穴用于呕吐的治疗，此穴处止吐确有佳效，本穴是民间常用的止吐之穴点，有良好的止吐作用，其治疗原理根据前后对应，其穴正对于前面的口部。本处在小儿推拿中有天柱骨穴，也是为止吐之效穴，有降逆止呕的特性。降逆则是本穴主要特性，笔者善在此处用穴治疗六腑不安而致的各种气逆之证，均以刺血为用。

◎ 镇静穴 ◎

【部位】在两眉头之间正中之上 3 分。

【解剖】脑神经。

【主治】神经错乱、四肢发抖、两腿酸软、四肢神经麻痹、失眠、小儿梦惊。

【取穴】当两眉头之间正中之上 3 分处是穴。（见图 2-10-8）

【操作】针深 0.1~0.2 寸，由上往下扎（即皮下针）。

【运用】本穴应与正会穴配针，才有疗效。

【临床运用及说明】

镇静穴作用特性：具有统督安神的作用特性。

镇静穴与传统针灸之印堂相近，作用功效也相近。印堂穴在古代为经外奇穴，因其

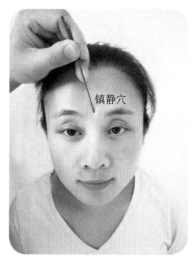

图 2-10-8

穴位处于督脉，其功效也完全是督脉的作用，故现代针灸将其归入到督脉，为督脉之穴。在传统针灸的印堂和董氏针灸中的镇静功效基本相同。传统针灸则以所在部位而定名，董氏针灸之名称更贴近于临床，突出了临床功效。董氏针灸非常强调本穴与正会穴合用的重要性，言之二穴合用才能有疗效，二穴合用有调节人体阴阳的作用，并能达到镇静安神的功效。对于二穴其临床运用已于正会穴中详解，可参考阅之。

◎ 上里穴 ◎

【部位】在眉头上 2 分。

【解剖】肺之区支神经、眼神经。

【主治】眼昏、头痛。

【取穴】当眉头之上 2 分处是穴。（见图 2-10-9）

【操作】皮下针，针深 0.1~0.2 寸。

◎ 四腑二穴 ◎

【部位】在眉毛之中央上 2 分。

【解剖】肺之区支神经、眼神经。

【主治】小腹胀、眼昏、头痛。

【取穴】当眉中央之直上2分处是穴。（见图 2-10-10）

【操作】皮下针，针深 0.1~0.2 寸。

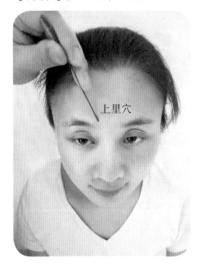

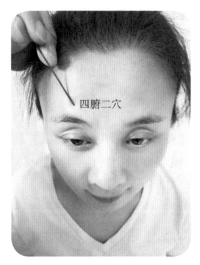

图 2-10-9

图 2-10-10

○ 四腑一穴 ○

【部位】在眉尖之上 2 分。

【解剖】肺之区支神经、眼神经。

【主治】小腹胀、眼昏、头痛。

【取穴】当眉尖之上二分处取之。（见图 2-10-11）

【操作】皮下针，针深 0.1~0.2 寸。

【运用】四腑一、四腑二及上里三穴用三棱针同扎出血为治疗临时头痛之特效针。

【临床运用及说明】

上里穴、四腑二穴、四腑一穴作用特性：具有疏风清热的作用特性。

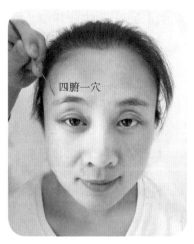

图 2-10-11

上里穴近于传统针灸的攒竹穴，在攒竹穴上2分处，四腑二穴、四腑一穴、上里三穴几乎在同一水平线上，处于眉棱骨之上，根据穴位局部的作用原理，用以点刺放血，可治疗眼睛红肿、胀痛、迎风流泪、视物昏花等眼疾，临床运用不需要出血太多，每穴点七八滴出血即可。也可用于风邪而致的前头痛、眉棱骨痛，方法如同治疗眼疾。这些功效均是局部所用，乃疏调局部气血的功效。

四腑一、二穴比较特殊的功用是治疗小腹胀，笔者对此尚无临床应用经验。赖金雄医师言用本穴组则是用于治疗肺气不足而致的腹胀。董师言本穴组为肺之神经，所以其功效有调肺气的功能。

◎ 正本穴 ◎

【部位】鼻端。

【解剖】肺之交叉神经。

【主治】敏感性鼻炎、治妖邪（鬼迷）。

【取穴】仰卧正坐均可，头稍仰起，于鼻之尖端以手摸之左右各有小软骨；中有陷凹处是穴。（见图 2-10-12）

【操作】针深 0.1~0.2 寸。

【运用】用三棱针出血最有效。脑力衰退及肺弱者，可针本穴补之。

【临床运用及说明】

正本穴作用特性：具有清热开窍、苏厥醒神的作用特性。

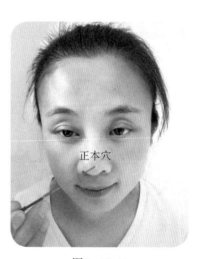

正本穴

图 2-10-12

正本穴就是传统针灸的素髎穴，传统之素髎穴主要治疗鼻疾与急救的作用，本穴也与素髎功效相同。本穴除了治疗鼻疾具有特效，主要对过敏性鼻炎和酒糟鼻。另本穴还有较好的解酒功效，笔者常以本穴配耳环穴运用醉酒的解救，可有立竿见影之效，其详细运用说明见耳环穴。

◎ 马金水穴 ◎

【部位】在外眼角直下至颧骨之下缘陷凹处。

【解剖】肾神经、肺之副支神经。

【主治】肾结石、闪腰、岔气（呼吸时感觉痛楚）、肾脏炎、鼻炎。

【取穴】当外眼角之直下至颧骨下缘一分五陷凹处是穴。（见图 2-10-13）

【操作】针深 0.1~0.3 寸。

【注意】下针后痛楚立即解除者，表示取穴正确；起针后出血者，表示取穴不准。

☉ 马快水穴 ☉

【部位】在马金水穴之直下 4 分。

【解剖】肾神经、膀胱神经。

【主治】膀胱结石、膀胱炎、小便频数、腰脊椎骨痛、鼻炎。

【取穴】在马金水穴之直下 0.4 寸，约与鼻下缘齐处是穴。（见图 2-10-14）

【操作】针深 0.1~0.3 寸。

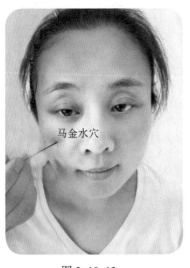

图 2-10-13

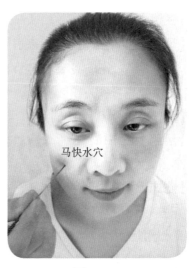

图 2-10-14

【临床运用及说明】

马金水穴、马快水穴作用特性：具有补肾益气、通滞化瘀、利便排石的作用特性。

马金水乃金水相生之意，作用于肺肾，治疗肺肾同病，其功效重在肾。马快水在马金水直下，其治疗在肾之下的膀胱。曰马者，速度快也，言其作用疗效若马之飞驰快捷。二穴组合尤对肾结石之疼痛、肾积水有特效，笔者常配肾俞、中封治疗肾结石而致的绞痛有立止的作用。笔者一邻居于某日晚上 8 点左右突发腰牵及腹痛，疼痛难忍，以致在地上翻滚，呼天喊地，家人急邀余察看，经诊断为肾结石发作，立针刺马金水、马快水、中封、肾俞几穴，5 分钟疼痛即可缓解，10 分钟后患者恢复常态，立马像换了个人，疼痛若失。第 2 日去医院相关检查，诊断为肾结石。笔者曾以此方案治疗 5 例肾绞痛患者，均达立止。

◎ 腑快穴 ◎

【部位】在鼻下缘平齐，鼻角外开 5 分。

【解剖】肾之神经、六腑神经。

【主治】腹胀、腹疼痛、疝气。

【取穴】与鼻下缘齐平，从鼻角向外横开 5 分处是穴。（见图 2-10-15）

【操作】针深 0.1~0.3 寸。

【临床运用及说明】

腑快穴作用特性：具有通腑化滞、行气止痛的作用特性。

本穴与迎香穴位置相近，其穴近于鼻子，故治疗鼻子疾病是最基本的作用。其穴所处

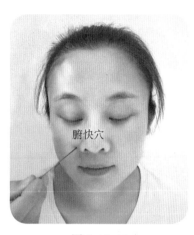

图 2-10-15

的位置在大肠经脉上，手阳明大肠经脉"还出夹口，交人中，左之右，右之左，上夹鼻孔"。用本穴治疗肠腑而致的腹胀、腹痛，则是手阳明大肠之基本作用，其功效也是本穴的合理运用，若从董氏针灸取穴所常用的方法来看，此处以面部与人体对应来看，正对应于膀胱，所以对尿潴留、膀胱结石有效。

◎ 六快穴 ◎

【部位】在人中（鼻至唇之中央）向外平开 1.4（约距口角外纹一分五）寸。

【解剖】分泌神经。

【主治】尿道结石、尿道炎。

【取穴】从人中之中央向外平开 1.4 寸处是穴。（见图 2-10-16）

【操作】针深 0.1~0.3 寸。

【运用】与马快水穴配针治尿道结石。

○ 七快穴 ○

【部位】在嘴角外侧 5 分。

【解剖】肺神经。

【主治】面部麻痹、肺虚弱、尿道结石。

【取穴】当嘴角外开 5 分处是穴。（见图 2-10-17）

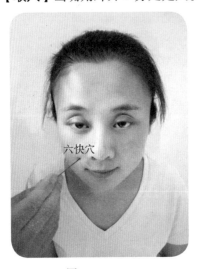

图 2-10-16

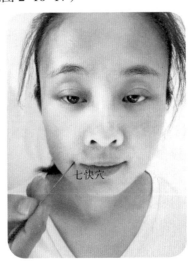

图 2-10-17

【操作】针从嘴角向外斜扎，针深 0.5~1.5 寸。

【运用】右脸麻痹取左穴；左脸麻痹取右穴。

【临床运用及说明】

六块穴、七快穴作用特性：具有通利下焦、利尿排石的作用特性。

当年学习董氏针灸时不明白董师为何以六、七而命名，一直困惑不得其解，当读到刘毅医师所写的《董氏针灸注疏》一书时，对本组穴之名则豁然开朗。六、七则是从八卦而来，"六"在先天八卦中应坎水，对应于肾，"七"在后天八卦中应金，对应于肺。这样解释用"六""七"来命名是有其道理的，也表明了作用特性。

六快穴其解剖为分泌神经，分泌神经是指其何意呢？仍然引述刘毅医师对此注释之理："大肠手阳明之脉……其支者，从缺盆上颈贯颊，入下齿中，还出挟口，交人中，左之右，右之左，上挟鼻孔。是动则病：齿痛，颈肿。是主津所生病者。由此可知，手阳明是主津所生病者，针刺本穴，能分泌津液而用于结石病和尿道病的治疗。"通过这一理论的解释就能明确了本穴的作用主治和其解剖的合理性。

七快穴在面部，其下为肺神经，作用于肺，肺在上焦，与下焦膀胱相别通，有开上窍启下窍，提壶揭盖的作用，用于小便不利结石之证。二穴常与马快水合用治疗尿道结石。董氏针灸在治疗肾结石、膀胱结石、尿道结石等泌尿系结石均具特效，其运用更具有细腻性。

◎ 木枝穴 ◎

【部位】在马金水穴向外上方斜开 1 寸。

【解剖】肝胆神经。

【主治】肝虚、胆虚、胆结石、小儿夜哭。

【取穴】从马金水穴向外上方斜开 1 寸处是穴。（见图 2-10-18）

【操作】针深 0.1~0.3 寸。

【临床运用及说明】

木枝穴作用特性：具有温胆补虚的作用特性。

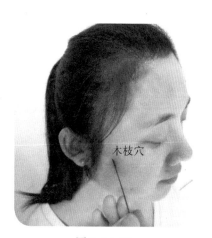

图 2-10-18

1. 本穴作用于肝胆而用之，故以木而命名，本穴以调心胆气虚为用，不以泻肝胆之火为用。用于肝胆之虚证，类似的穴位还有胆穴，对肝胆之火可有木穴、木炎、火枝、火全来解决，因胆虚而致的胆囊炎、心悸不安、心胆虚损之失眠、小儿夜哭不安就以本穴配胆穴为用。另还有以实脾而调肝胆的木斗、木留穴。董氏针灸依然注重虚实的调变用穴，穴位分辨率极高，用穴非常细腻，临床当细思辨之，应区别对待。

2. 杨维杰医师其经验还用于治疗老人双脚无力易摔跤的情况。

◎ 水通穴 ◎

【部位】在嘴角之下 4 分。

【解剖】肾神经。

【主治】肾脏性之风湿病、肾功能不够之疲劳、头晕、眼花、肾虚、肾亏、腰痛、闪腰、岔气。

【取穴】当嘴角直下 4 分处是穴。（见图 2-10-19）

【操作】针由内向外斜扎，针 0.1~0.5 分。

◇ 水金穴 ◇

【部位】在水通穴向里平开 5 分。

【解剖】肾神经。

【主治】同水通穴。

【取穴】从水通穴向里平开 5 分处是穴。（见图 2-10-20）

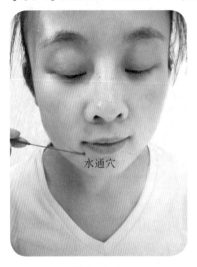
水通穴

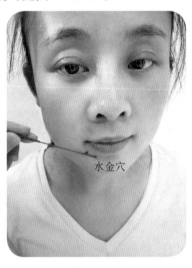
水金穴

图 2-10-19　　　　　　　　　　图 2-10-20

【操作】针由内向外斜扎，针深 0.5~1 寸。

【运用】水通、水金两穴均主治肾病，取穴下针时应就发青处针之。

【临床运用及说明】

水通穴、水金穴作用特性：具有补肺益肾的作用特性。

1. 水通、水金二穴是董氏针灸之重要穴组，水通穴作用于肾水，水金穴作用于肺肾，故二穴有补肾利水、肺肾同调的功效。其补肾之效有别于下三皇和通肾、通胃、通背。下三皇与通肾、通胃、通背以健脾养后天而发生治疗作用，下三皇以补肾阳为要，通肾、通胃、通背以滋肾阴为主，水通、水金穴以补气益肾为治，三穴组均能补肾，但所用的立脚点则不同，这正是中医最基本的特色，明确穴位各自的特性则将有效发挥好穴位最大作用。

2. 水通穴在嘴角下 4 分，水金穴在水通穴向里平开 5 分处，在临床实际所用，多以反应点针之，也就是以此处发青或发乌处用针，多不以定位法取穴，一般需要此穴组时，在此处多有相关变化反应，会出现发青或发乌之变化。在临床多以水金透水通为用，以减少针刺给患者带来的疼痛。

3. 水通、水金穴不但有较强的补肾作用，而且其顺气作用较强，凡咳嗽、气喘、打嗝、腹胀、呕吐、霍乱、胸闷、腹胀等肾不纳气而致的气逆之疾则有特效作用。此穴处若按董氏针法全息理论来看，正处于肾区，所以补肾益肾之功非常确实，董师用本穴组治疗上述疾病有许多相关临床病案，均有取穴少见效速的特点，临床应当深入领悟运用。

4. 本穴组治疗肺气上逆之外感咳喘则有立效之功，笔者在临床若见外感咳喘之症常以本穴组为主穴，再配列缺或尺泽，一般可有立竿见影之效，具有特效作用，早期多能一次明显缓解或能立愈，针刺时宜浅，笔者在临床曾以此为基本处方治疗患者难以计数，董氏针灸不仅在大病重症方面有立起沉疴之功，其对常见病更能针到病除。

5. 喘之原因不同，用法有别，根据不同之因所致的喘证，在董氏针法中各有特效穴组来对应治疗：肾喘穴组水金、水通用之，此时宜深刺，多针刺到 1.5 寸深；肺喘主用驷马穴组；心喘主用三士穴组，若能明辨，自然针到病解。

○ 玉火穴 ○

【部位】在眼中央直下之颧骨直下陷处。

【解剖】心、肝神经。

【主治】心经之坐骨神经痛、肩臂痛、四肢痛、膝盖痛、颧骨痛、腮骨痛。

【取穴】当眼中央正下方之颧骨直下陷凹处是穴。（见图 2-10-21）

【操作】针深 0.1~0.3 寸。

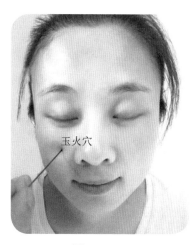

图 2-10-21

◎ 鼻翼穴 ◎

【部位】在鼻翼穴上端之沟陷中。

【解剖】肺、肾、脾神经。

【主治】眉棱骨痛、头昏眼花、肾亏之各种神经痛、半身不遂、四肢骨痛、脸面麻痹、舌痛、舌硬、舌紧、偏头痛、喉痛。

【取穴】当鼻翼中央上端之沟陷中取之。（见图 2-10-22）

【操作】针深 0.1~0.2 寸。

【临床运用及说明】

玉火穴作用特性：具有活血祛瘀、通痹止痛的作用特性。

鼻翼穴作用特性：具有醒神醒脑、解痉止痛的作用特性。

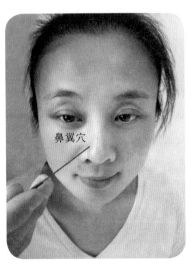

图 2-10-22

玉火穴与鼻翼穴在董氏针灸中认为均是具有止痛作用的穴位，二穴其治疗作用同中有异，玉火穴针对身体具体部位疼痛的治疗，如肢体中的坐骨神经痛、肩臂痛、膝盖痛、四肢痛，面部之颧骨痛、腮骨痛等诸痛证。而必须用于病因是为血虚、血瘀而致的相关痛证，而对于其他病因而致的疗效则不佳。

鼻翼穴作用于肺、脾、肾，以理气为主，针对气虚、气郁而致的病证，有时玉火穴和鼻翼穴也经常合用，可用于气血虚弱或气血瘀滞而致的各种痛证。鼻翼穴对全身各部位酸痛的治疗有殊效，并具良好提神醒脑、消除疲劳的作用。

◎ 州火穴 ◎

【部位】在耳尖上 1.5 寸。

【解剖】心之神经。

【主治】心悸、心脏性之风湿病、四肢无力及腰痛。

【取穴】用手压耳抵头，在耳尖上 1.5 寸处是穴。（见图 2-10-23）

【操作】针深 0.1~0.5 分。

◦ 州金穴 ◦

【部位】在州火穴后 1 寸。

【解剖】肺之神经。

【主治】肺经之腰痛、坐骨神经痛及风湿病。

【取穴】从州火穴向后 1 寸处取之。（见图 2-10-24）

【操作】针深 0.1~0.3 寸。

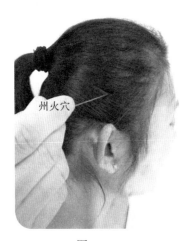

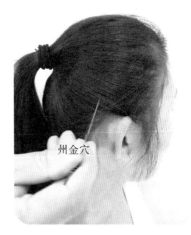

图 2-10-23   图 2-10-24

◦ 州水穴 ◦

【部位】在后脑高骨之中央及其上 8 分。

【解剖】肾之神经。

【主治】腰部脊椎骨痛、下肢麻痹、神经无力。

【取穴】在后脑高骨之尖端中央一穴，其上 8 分又一穴，共 2 穴。（见图 2-10-25）

【操作】针深 0.1~0.3 寸。

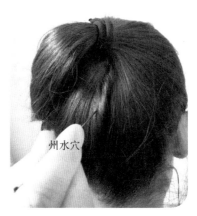

图 2-10-25

【临床运用及说明】

州火穴、州金穴、州水穴作用特性：各穴相应于对应五行之特性。

州火穴作用于心，州金穴作用于肺，州水穴作用于肾，其治疗与各经相应。州火穴与率谷穴相符，州金穴近于天冲穴，州水穴近于督脉脑户穴，但其功用与传统之穴用之不同，三穴笔者在临床尚无运用之经验，对其临床运用不能强行解释，请读者恰逢时机时验证几穴各种功效。

❈ 本节小结 ❈

本部分为头面部位，又称为十十部位。本部分总计25穴名，44个穴点。

头面部仍然为董氏针灸穴位较为重要的一个部位，多数穴位临床运用非常广泛，这一部位的穴位临床运用与传统针灸穴位有很大的区别。在此部位董氏设穴多以全息理论而用，功效独到，并主要用于治疗远端疾病，较少单独用于头面部疾病，这是与传统针灸穴位有较大差别。根据临床所用情况，将此部位穴位分为一、二、三级，一级穴位为最常用穴位，是必须深入掌握的穴位，二级穴位为次常用穴位，为系统性掌握穴位，三级穴位为了解穴位。这一分类法可供读者学习参考。

一级穴位：正会穴，总枢穴，镇静穴，马金水穴，马快水穴，六快穴，七快穴，木枝穴，水通穴，水金穴，鼻翼穴。

二级穴位：前会穴，后会穴，正本穴，腑快穴。

三级穴位：州圆穴，州昆穴，州仑穴，上里穴，四腑二穴，四腑一穴，玉火穴，州火穴，州金穴，州水穴。

本部分针刺注意事项及取穴要点

头面部穴位在临床仍然较为常用，这一部分穴位独具特色，且广用于全身性疾病的治疗，尤对于一些杂症顽疾可有意想不到之效，所以应掌握好本部分的取穴。

面部穴位既浅薄又较为敏感，因此在这一部位针刺一般要求用细针浅针。在取穴时应掌握好以下解剖标志：口角、下颌角、人中沟、颧弓、鼻尖、鼻下缘、鼻翼、瞳孔直下、眉角、眉头、外眼角、耳尖、发际等解剖标志。

于头顶正中央取正会穴。

于两眉毛内侧端中间取镇静穴。

于鼻尖取正本穴。

于外眼角直下与鼻下缘相交处取马快水穴。

于嘴角直下取水通穴。

于瞳孔直下与颧骨下凹陷相交处取玉火穴。

于鼻翼上端之凹陷处取鼻翼穴。

于耳尖直上取州火穴。

第十一节 十一部位（后背部位）

⊙ 分枝上穴 ⊙

【部位】在肩胛骨与肱骨连接之交叉口下。

【解剖】分泌神经。

【主治】药物中毒，蛇、蝎、蜈蚣等虫毒，狐臭，口臭，糖尿病，疯狗咬伤，小便痛，血淋，性病之淋病，食物中毒，服毒自杀（轻则可治，重则难医），全身发痒，瓦斯中毒。

【取穴】在肩峰突起后侧直下之腋缝中，当肩胛关节之下 1 寸处是穴。（见图 2-11-1）

【操作】针深 1~1.5 寸。

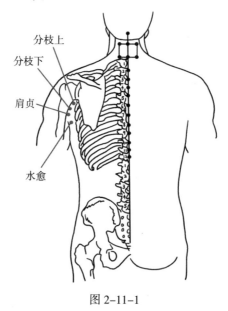

图 2-11-1

⊙ 分枝下穴 ⊙

【部位】在分枝上穴稍向内斜下 1.5 寸。

【解剖】分泌神经、肺分支神经、乳神经。

【主治】同分枝上穴各症及乳炎。

【取穴】当分枝上穴之直下 1 寸处向内横开 0.5 分处是穴。（见图 2-11-2）

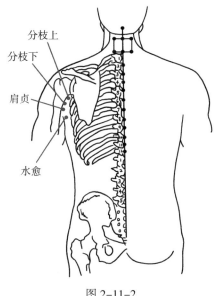

图 2-11-2

【操作】针深 0.5~1 寸。

【运用】本穴通常为分枝上穴之配针。

【临床运用及说明】

1. 分枝上、下一般倒马组穴运用，分枝下穴为上穴之倒马针。二穴专为解毒所设，用于药物中毒、食物中毒、毒虫咬伤等各种中毒性疾病，故有解穴之称。在针灸临床很难见到中毒的患者，所以本穴组在临床很少能够用到，对于药物中毒、食物中毒的疗效性如何，笔者也未用过，故难以言明。董氏针法之后人均认为本穴组的解毒作用肯定。笔者曾以本穴组治疗过毒虫咬伤和一氧化碳中毒的治疗，确具其效。

二穴处于小肠经脉上，小肠主液所生病，小肠能分清泌浊，其分泌神经就此而来，用之可起到分泌清浊利尿利湿的功效，从而能达到解毒的作用。

2. 分枝下穴还能作用于乳神经，其解剖为分泌神经，笔者将本穴也常用于乳房疾病的治疗，且获得了较为显著的疗效，在临床运用发现对乳汁的调节有特殊性治疗作用，乳汁过多及乳汁过少均可运用，尤其乳汁不足者，配用十四经之少泽穴可有显著的疗效，本穴的这一功效性是笔者在临床用之最多的一个作用。

◌ 七星穴 ◌

【部位】包括在项部入发际 8 分之总枢穴，其下 1 寸之分枢穴，下 2 寸之时枢穴，以及向两旁横开 8 分去发 1 寸之支禹穴，以及支禹穴下 1 寸之士禹穴（共 7 穴）。

【解剖】总枢、分枢、时枢三穴属脑总神经，两旁支禹、士禹四穴属肺分支神经。

【主治】呕吐（五脏不安），感冒头痛、小儿高热、小儿各种风症。

【取穴】详见上述部位（见图 2-11-3）。

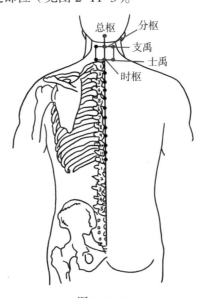

图 2-11-3

【操作】用三棱针放血，以总枢、分枢、时枢为主，支禹、士禹穴为配针。

【注意】放血时，应用拇指及食指捏起穴位肌肉，然后对准穴位扎针出血，扎小儿应特别注意，以免伤脑部总神经，下伤丹田，致耳聋喑哑。

【临床运用及说明】

本穴组有 7 个穴点组成，犹如北斗星之排列，故名七星穴。其 7 穴分布在颈椎部位，分布极有规律性，作用功效并不在颈椎，而主要以外感风寒为治。这一部位正是风邪易于客居之地，传统针灸之风府穴、风池穴、天柱穴、哑门穴均在此处，皆是祛风之要穴，所用与传统针灸也基本相符，此处用穴不以毫针刺，而是点刺放血为用，既能增强了疗效，又降低了临床之风险性。在临床所用并不要求 7 穴点同用，一般以督脉总枢、分枢为要点，总枢穴前面已详述，是七穴中最主要的穴位，其他穴位常仅作为配穴用之。在此部位刺血时宜捏起穴位处的肌肉，然后再刺之，以免伤及脑部总神经。

◎ 五岭穴 ◎

【部位】包括五道穴线。第一条穴线从大椎骨下第二节的江口穴起，每下一节为一穴，其顺序为火曲、火云、火长、火明、火校、火门、土月、土泄，直至第 9 椎下土克穴为止，共 10 穴。第 2 条穴线（左右共 2 条）从江口穴向左右平开 4 指，金北穴起下 1 寸为一穴，其顺序为金斗、金吉、金陵、火金、木东、木杜，直至木梅穴为止，共 8 穴。第 3 条穴线（左右共 2 条）从第 2 条线向外横开 4 指，共有金枝、金精、金神、木原、木太、木菊、木松 7 穴、每穴间隔约 1 寸。

【解剖】从火云穴至火门穴属心之神经；从土月穴至土克穴属脾之神经；从火金穴以上属心肺交义神经；从火金穴以下，左边属肺神经，右边属肝神经；从金神穴以上属肺之神经；从金神穴以下，左边属肺脾交叉神经，右边属肝肺交叉神经。

【主治】血压高、重感冒、发高热、发冷、突然间引起之头晕、头痛、高血压引起之手足麻痹、半身不遂、阴霍乱、阳霍乱、呕吐及各种痧症、血管硬化之腰痛、干霍乱、阴阳霍乱、急性胃痛。

【取穴】详见上述部位。（见图 2-11-4）

【操作】用三棱针扎出血。

【注意】刺血部位，先以酒精棉球擦净，然后以指或针柄按压穴处，接着再以三棱针刺出黑血。

【临床运用及说明】

1. 五岭穴是董氏针灸最大的一穴组，包括 40 个穴点，各穴点分为 5 道线排列，这些穴位并均处在身体较高之背部，所以称为五岭穴。这一穴组穴位是董氏针灸中极有韵味有特色的一部分，相当于传统针灸之背俞穴，唯有不同的是几穴点并用，并均以点刺放血为用，这样既降低了临床风险，还能加强临床疗效，董氏针灸其精华就在于此。

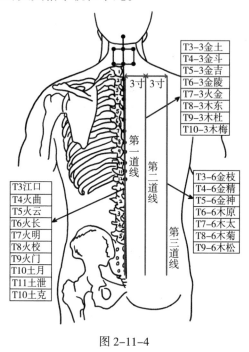

图 2-11-4

五岭穴第 1 道线在督脉上，自第 2 椎开始，每下一椎一穴，计有 10 穴；第 2 道线自第 2 椎旁开 3 寸起每下一椎一穴，计有 8 穴；第 3 道线自脊椎旁开 6 寸起每下一椎一穴，计有 7 穴，这样除了督脉 1 条线外，其余 3 寸及 6 寸均为左右各一道线，共计 5 线、40 穴。

2. 这 40 个穴，如何具体运用呢？临床运用时不是 40 穴一起用，根据发病的原因、症状确定病变脏腑，然后根据穴下解剖及特性而用，所有 40 穴均以五行属性而命名。以土为命名的治疗脾胃病；以火命名的作用于心；以金为命名的作用于肺；以木为命名的作用于肝。第 1 道督脉上 7 穴属于火，下三穴属于土；第 2 道线膀胱经上 5 穴属于金，下 3 穴属于木；督脉 6 寸的第 3 道线上 3 穴属金，下 4 穴属木。临床运用时就根据这相关之五行属性对应用穴，易于理解，便于取用。

◦ 双凤穴 ◦

【部位】从大椎骨以下第 2 与第 3 脊椎骨间，向左右横开 1.5 寸之火凤穴起，每下 1 寸一穴，其顺序为火主、火妙、火巢、火重、火花、火蜜七穴（左右共计 14 穴）。

【解剖】心之神经。

【主治】手痛、脚痛、手麻脚麻、手足血管硬化、产后风证。

【取穴】详见上述部位。（见图 2-11-5）

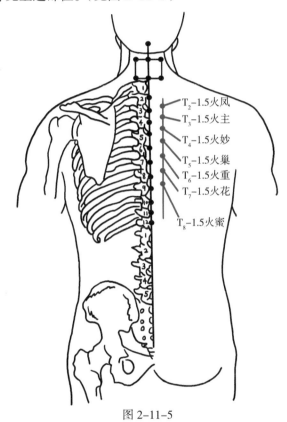

T_2-1.5火凤
T_3-1.5火主
T_4-1.5火妙
T_5-1.5火巢
T_6-1.5火重
T_7-1.5火花
T_8-1.5火蜜

图 2-11-5

【操作】用三棱针出血。

本穴组自第 2 胸椎旁开 1.5 寸起，每下 1 寸为 1 穴，连续 7 穴（两边共有 14 个），这一部位就是传统针灸所言的心肺区之部位，这组穴位实际是董氏针法对背俞穴的特殊运用，具有确实的功效，是传统针灸背部重要穴组之一，在董氏针法中则是解四肢之瘀血，因此主要用于四肢瘀血疾病的治疗，尤其久年之四肢顽麻痹痛有殊效。若能正确地运用，则有立起沉疴之效，笔者治疗数例相关患者，多有应针之喜。

◎ 九猴穴 ◎

【部位】包括火凤、火主、火妙、金堂（金斗上 2 寸）、金北、金斗、金吉、金枝、金精 9 穴（左右共 18 穴）。

【解剖】心、肺神经。

【主治】猴瘵。

【取穴】共 3 行排列，位置为：分别第 3、4、5 胸椎旁开 1.5 寸各 1 穴，共 3 穴；分别第 2、3、4、5 胸椎旁开 3 寸各 1 穴，共 4 穴；分别第 3、4 胸椎旁开 6 寸各 1 穴，共 2 穴。（见图 2-11-6）

【操作】用三棱针出血。

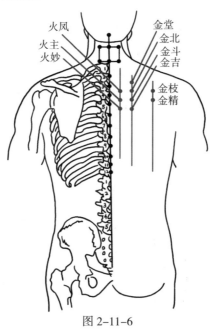

图 2-11-6

【临床运用及说明】

九猴穴一侧为 9 穴，左右共 18 穴，也包括了其他穴组中的穴位所构成，本穴组排列共分为 3 行，分别是第 3 胸椎至第 5 胸椎旁开 1.5 寸有 3 穴；第 2 胸椎至第 5 胸椎旁开 3 寸有 4 穴；第 3 胸椎与第 4 胸椎旁开 6 寸各 1 穴，有 2 穴，共计 9 穴。因专治猴瘵，故称为九猴穴。猴瘵为瘵症的一种，据考证患此症者坐立不安如猴子而故名。

◎ 三金穴 ◎

【部位】包括金斗、金吉、金陵3穴（左右共6穴）。

【解剖】心肝交叉神经。

【主治】膝盖痛。

【取穴】分别第3、4、5胸椎旁开3寸各1穴，共3穴。（见图2-11-7）

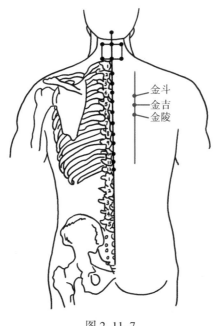

金斗
金吉
金陵

图2-11-7

【操作】用三棱针出血。左痛取左穴；右痛取右穴；两脚痛则双边取穴。

【临床运用及说明】

　　此三穴所处的定位与传统针灸之魄户、膏肓、神堂相对应，因本穴组合用有其治疗的特殊性，故单独被列为一组穴，成为董氏针灸背部之重要穴组，这组穴特效性主要用于膝痛的治疗，尤对久年膝痛最具特效，对多年束手无策之膝痛往往能针到立解，数年久治难愈的顽固性膝痛用之也往往霍然痊愈。临床依然点刺放血为用，一般出血数滴即可，取用患侧穴点，双侧有病，双侧同取。临床实效性已得到临床的验证，功效强大，临床对此已经记述非常详备，不再赘述。如笔者所治一病案，女性，53岁，双膝痛已有数年，以左侧为显著，曾多种方法治疗而未获效，西医相关检查诊断为膝关节增生、半月板损伤、胫骨平台炎等疾病，来诊后先于左侧的三金穴点刺放血，各穴点刺挤捏出血数滴，患者起床后立感左侧膝关节疼痛明显缓解，并自感右侧膝痛又重于左侧，患者既感神又感奇，神的是能有这么快的疗效，奇的是在背部刺血就能治疗膝痛。患者立马增强了治疗信心。第 2 日复诊，同时带来 2 名膝痛患者，一再言昨日治疗其神奇性。

◎ 精枝穴 ◎

【部位】包括金枝、金精两穴（左右共 4 穴）。

【解剖】肺肾交叉神经。

【主治】小腿发胀、小腿痛。

【取穴】分别第 3、4 胸椎旁开 6 寸各 1 穴。共 2 穴。（见图 2-11-8）

【操作】用三棱针出血。

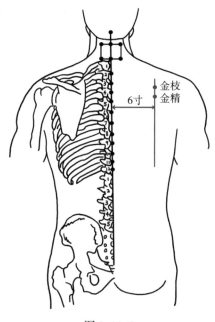

图 2-11-8

【临床运用及说明】

精枝二穴包括金枝和金精二穴，此二穴是九猴穴其中二穴，其定位在第 3 胸椎旁开 6 寸和第 4 胸椎旁开 6 寸，左右两侧共 4 穴。因有特殊性实际功效，二穴单独又组成一穴组，专用于小腿发胀、小腿痛的治疗，因其作用疗效肯定，二穴成为背部重要穴组之一。

◎ 金林穴 ◎

【部位】包括金神、木原、木太三穴（左右共6穴）。

【解剖】肺总神经，右属肝肾交叉神经，左属脾肾交叉神经。

【主治】血管硬化之坐骨神经痛。

【取穴】分别在第5、6、7胸椎旁开6寸各1穴，共3穴。（见图2-11-9）

【操作】用三棱针放血。

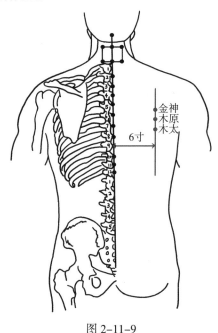

图 2-11-9

【临床运用及说明】

　　本穴组是由一金（金神）二木（木原、木太）组成，故有金林穴之称。三穴分别在第5胸椎至第7胸椎旁开6寸之部位，一侧3穴，两侧共6穴，其三穴组是顶柱穴其中三穴，因三穴对肝肾亏虚型坐骨神经痛有其特殊的作用，故又被单独组成一穴组，既便于理解又能使大家引起临床重视，主要用于老年性肝肾亏虚型坐骨神经痛的治疗。

◎ 顶柱穴 ◎

【部位】包括金吉、金陵、火金、金神、木东、木杜、木梅、木原、木太、木菊、木松（左右共22穴）。

【解剖】右侧属心肝肺交叉神经，左侧属心肝脾交叉神经。

【主治】血管硬化之腰痛、闪腰、岔气。

【取穴】分2行排列，位置为：分别在第4、5、6、7、8、9胸椎旁开3寸各1穴，共6穴；分别在第4、5、6、7、8胸椎旁开6寸各1穴，共5穴。（见图2-11-10）

【操作】用三棱针出血。

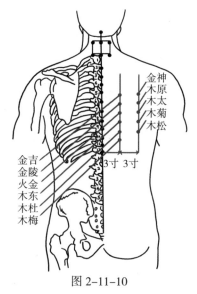

图 2-11-10

【临床运用及说明】

顶柱穴是一组大穴，一侧有11个穴位组成，一侧是从第5胸椎到第10胸椎旁开3寸，一侧6个穴位；一侧从第5胸椎到第9胸椎旁开6寸，一侧有5个穴位。

本穴组左右两侧的解剖略有不同，两侧穴位排列也略有不同，右侧为心肝肺交叉神经，左侧为心肝脾交叉神经。查看董氏奇穴的相关资料，本穴组运用较少，笔者也无临床经验，所以对其功效性也无法予以临床解析。

◎ 后心穴 ◎

【部位】包括大椎骨下第4个脊椎关节处火云、火长、火明、火校、火门、土月 6 穴及脊椎旁开 1.5 寸之火妙、火巢、火重、火花 4 穴（两边共 8 穴）与金吉、金陵、火金 3 穴（两边共 6 穴）。

【解剖】心之总神经。

【主治】羊毛痧、疔疮、心脏功能衰弱、胃病、急性心脏麻痹、风寒入里、重感冒、中风、各种急性痧症。

【取穴】分 3 行排列，位置为：分别在第 4、5、6、7、8、9 胸椎下各 1 穴，共 6 穴；分别在第 4、5、6、7 胸椎旁开 1.5 寸各 1 穴，共 4 穴；分别在第 4、5、6 胸椎旁开 3 寸各 1 穴，共 3 穴。（见图 2-11-11）

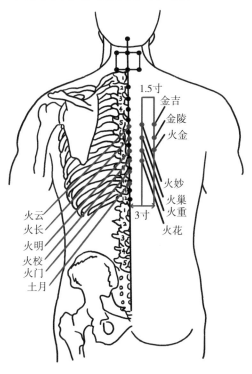

图 2-11-11

【操作】治羊毛痧（羊毛疔）时，用三棱针对着紫点（重者现黑点）将毛丝抽出；治疔疮、心脏功能衰弱及胃病用三棱针出血（限于四肢及面部之疔疮）。

【临床运用及说明】

本穴组是由 3 条线组成：第 1 道线是从第 5 胸椎到第 10 胸椎后正中线上（督脉），计 6 穴；第 2 道线是从第 5 胸椎到第 8 胸椎旁开 1.5 寸（背俞穴线），计 4 穴；第 3 道线是第 5 胸椎到第 7 胸椎旁开 3 寸处，计 3 穴，共计 20 穴（督脉线上 6 穴、旁开 1.5 寸一侧 4 穴，两侧为 8 穴，旁开 3 寸一侧 3 穴，两侧 6 穴)。

本穴组主要用于急症患者的治疗，出血少许即可，不必求太多量的出血。

◦ 感冒三穴 ◦

【部位】包括安全、金斗（两侧）共 3 穴。

【解剖】安全穴为脊椎总神经及四肢神经所在，金斗穴为心脏二尖瓣神经所在。

【主治】重感冒。

【取穴】安全穴在大椎骨下缘陷凹处，金斗穴在大椎之下第 5 椎旁开 4 指处（见图 2-11-12）。

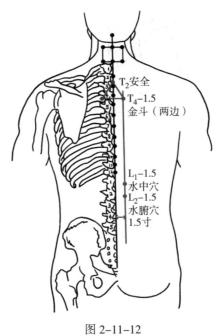

T_2安全
T_4-1.5
金斗（两边）

L_1-1.5
水中穴
L_2-1.5
水腑穴
1.5寸

图 2-11-12

【操作】用毫针针入皮下即见奇效。

【临床运用及说明】

主治如名，因其主要用于治疗感冒，并由 3 穴组成，故以此名。本穴组是由第 1 胸椎下（传统针灸陶道穴）安全穴、第 5 胸椎旁开（3 寸的神堂穴）4 指处（左右 2 穴），共计 3 穴。

本穴组治疗感冒疗效确实，尤其对流感有较好的疗效。毫针浅刺（外感表证）或刺血均能获得显著疗效，重感冒、流感者配感冒一、二穴同用。

◦ 水中穴 ◦

【部位】第 13 椎下旁开 1.5 寸。

【解剖】肾总神经。

【主治】肾亏、肾虚、肾脏炎、妇科经脉不调、便秘、口渴、腰脊椎骨痛。

【取穴】当第 13 椎旁开 1.5 寸处取穴。（见图 2-11-13）

【操作】针深 0.8~1 寸。

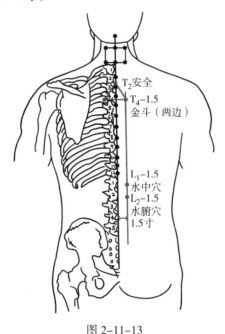

T₂安全
T₄-1.5
金斗（两边）

L₁-1.5
水中穴
L₂-1.5
水腑穴
1.5 寸

图 2-11-13

◦ 水腑穴 ◦

【部位】在第 14 椎下旁开 1.5 寸。

【解剖】肾总神经。

【主治】脊椎骨痛及弯曲困难、妇女经脉不调、肾虚、肾脏炎、口渴、便秘、肠炎、失眠、阳痿、早泄、头痛、糖尿病、闪腰、岔气、头晕眼花、腰酸背痛、急性肾炎、膀胱结石、小便不通、死胎不下。

【取穴】当第 14 脊椎骨下旁开 1.5 寸处是穴。(见图 2-11-14)

【操作】针深 0.8~1 寸。

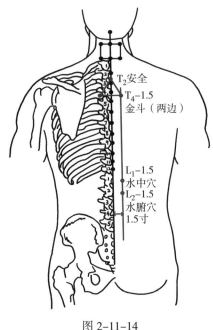

图 2-11-14

【临床运用及说明】

水中穴就是传统针灸之三焦俞、水腑穴就是传统针灸肾俞,三焦通行水液,肾主水,故有水中、水腑之称。三焦与肾相别通,两脏腑关系密切,互为同治。其功效如主治所言。

○ 三江穴 ○

【部位】包括第 13 椎下之分线穴起,每下 1 节 1 穴,其顺序为水分、水克、水管、六宗、凤巢、主巢 7 穴及 14 椎下旁开 3 寸之六元、六满、六道、华巢、环巢、河巢 6 穴(两边共 12 穴)。

【解剖】肾神经及六腑神经。

【主治】经闭、子宫炎、肠炎、闪腰、岔气、急性肠炎。

【取穴】详上述部位。(见图 2-11-15)

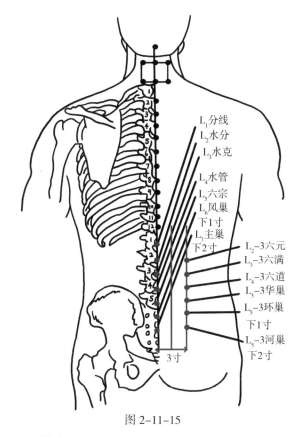

图 2-11-15

【操作】用三棱针出血。

【临床运用及说明】

　　用穴范围如上所述。临床主要以所记述的功效为用，笔者用本穴组曾治疗经闭及妇科类疾病，主要以瘀滞、下焦湿热类病证为运用指证，疗效满意，其他方面的功效笔者尚无明确的治疗经验。

○ 双河穴 ○

　　【部位】包括第 14 椎下之六元、六满、六道、华巢、环巢、河巢 6 穴（两边共 12 穴）。

　　【解剖】肾神经、六腑交叉神经。

　　【主治】手臂痛、肩臂痛。

　　【取穴】自第 14 椎旁开 3 寸起，每下 1 椎旁开 3 寸各 1 穴，共 6 穴。（见图 2-11-16）

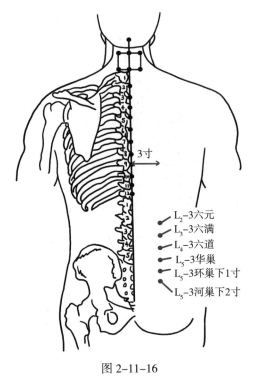

L₂-3六元
L₃-3六满
L₄-3六道
L₅-3华巢
L₅-3环巢下1寸
L₅-3河巢下2寸

3寸

图 2-11-16

【操作】用三棱针出血。

【注意】出黑血有效，出红血无效。

【临床运用及说明】

本穴组是三江穴中的部分穴位，其穴位位置在第 2 腰椎后正中线旁开 3 寸起，每下一椎旁开 3 寸各 1 穴，计有 6 穴，两侧合计 12 穴。

临床主要用于瘀血而致的手臂及肩臂痛。笔者临床用之较少，尚无运用经验可谈，故不能强解。

◎ 冲霄穴 ◎

【部位】包括第 20 椎下之妙巢穴，21 椎下之上对穴及上对穴及上对穴下 1 寸之上高穴，共 3 穴。

【解剖】小脑神经。

【主治】小脑痛、小脑发胀、项骨正中胀痛。

【取穴】详见上述部位。（见图 2-11-17）

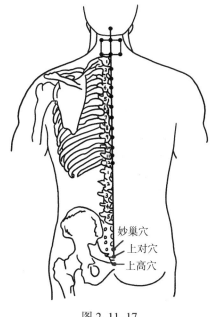

图 2-11-17

【操作】用三棱针出血。

【临床运用及说明】

此穴组定位在腰骶部，其治疗为头顶后脑之疾，取穴则是根据全息之对应取穴的理论而设。本穴对小脑疾患为特效，以点刺放血为用。笔者治疗一女性患者，38 岁，原来身体一直强壮，爱好武术，并曾获过省级武术冠军。小脑萎缩 2 年余，多方治疗无进展，病情逐渐加重，以致行走困难。经人介绍在他处针灸半年余，病情也未曾控制，病情继续发展，后经一家医院针灸科医师推荐患者联系于笔者。来诊后经针刺治疗 1 个月，症状不但有效控制，且有好转，患者及家人均激动不已，患者激动心情难以言表，言之动情处，总抑制不住泪流满面。主要处方：以本穴组点刺，每周 2 次，并针灵骨、正筋、正宗（与足三重交替用针）、上三黄穴、人皇穴、上瘤穴、正会穴、后会穴、足三里，分两组处方交替用针，经治疗 2 个月后患者已能基本自理。

❀ **本节小结** ❀

本部分为后背部位。这一部位总计 17 穴名，176 个穴点。

这一部位又是董氏针灸一大特色，完全区别于传统针灸之用。在传统针灸中非常重视背俞穴的运用，五脏六腑之病皆以背俞穴为主，并多以毫针为用，是传统针灸之重要穴位。而在董氏针灸中，本部分皆以组穴出现，并且均以刺血为用，这正是董氏针灸的一大特色，倡导这一方法的临床运用有诸多方面的实际意义。一是方便了临床运用，尤其前后用穴时，毫针针刺十分不便，后背刺血有利于临床取穴；二是取效迅速。《内经》云："凡治病，必先去其血，乃去其所苦，伺之所欲，然后泻有余，补不足。"因此董氏针灸积极倡导刺血的运用，特别是在背胸部。若有其适应证，可在背部选用相关穴位刺血，临床选穴，并不必拘泥于穴点上，见到青筋瘀络即刺血，即可有很好的效果；古人曰"背部薄似饼"，背部刺血而完全避免了针刺风险性，有效地防止了医疗事故的发生。

本部位的穴位用途广泛，作用疗效肯定，根据临床运用将此部位穴位仍然分为三级，便于大家掌握学习。

一级穴位：三金穴，精枝穴，金林穴，五岭穴，冲霄穴。

二级穴位：分枝上穴，分枝下穴，七星穴，双凤穴，三江穴。

三级穴位：九猴穴，顶柱穴，后心穴，感冒三穴，水中穴，水腑穴，双河穴。

本部穴位临床运用

背部穴位皆以组穴合成，并且每组穴位都有较多穴点组成，在临床运用治疗某一疾病时候，并不是将一组穴位的穴点全部用上，这一点必须明确，如五岭穴有四十个穴点组成，在用此穴组时不是四十个穴点均针刺，应根据具体的疾病辨证用相应的穴点即可，一是根据穴位下的解剖选穴：从土月穴至土克穴属脾之神经，从火金穴以上属于心肺交叉神经，从火金穴以下，左边属肺神经，右边属肝神经（其左右还不同，如果有感冒就可以选择左侧的穴位刺血，若是高血压时，就在右边部位刺血），从金神穴以上属肺之神经，从金神穴以下，左边属肺脾交叉神经，右边属肝肺交叉神经。选穴时根据五脏六腑之疾选择相对应的穴下解剖即可。二是可以根据穴位周围之瘀络点刺放血，不必针对具体穴位点以刺血，这样会获得更确实的疗效，这也是董氏针灸不定针法的一个具体运用。

第十二节　十二部位（前胸部位）

◦ 喉蛾九穴 ◦

【部位】在喉结及其上 1 寸与下 1.5 寸处，另加该三处各左右旁开 1.5 寸处，共 9 穴。

【解剖】肺神经。

【主治】喉蛾、喉痛、甲状腺炎、喉痒、痰塞喉管不出（呼吸困难，状如哮喘）。

【取穴】详见上述部位。（见图 2-12-1）

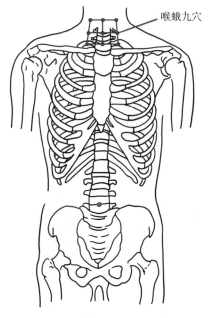

图 2-12-1

【操作】用三棱针放血。

【注意】扎针时需将穴部皮肉捏起，以免扎伤筋及软骨。

【临床运用及说明】

喉蛾为咽喉诸疾之统称，顾名思义，本穴组主治咽喉诸疾，以治疗咽喉部急症为特效，本穴组早在民间治疗咽喉疾病广为运用之法，在传统针灸中也有经外奇穴与之相应，有增音穴、上廉泉等，本法操作简单，功效确实，临床点刺不需要出血太多，轻轻点刺后最好再用手挤捏，并在局部捏出痧来为最佳，每穴点几滴血即可，一般出血多紫暗。笔者在临床曾运用本穴组治疗过西医所言的急性扁桃体炎、急性喉炎、急性咽炎以及急性哮喘发作患者，疗效非常满意，均能达针到病缓之效。如笔者所治一急性咽喉肿痛者，患者男性，32岁，感冒后喝烈性酒，酒后因吵架，引发咽喉部干燥肿胀疼痛，说话声音高度嘶哑，立在本穴组点刺（当时仅点刺5点），点刺完毕症状立即缓解，患者言神效也。

◎ 十二猴穴 ◎

【部位】平行锁骨下1.3处共3穴，再下1.5寸处又3穴，两边总共12穴。

【解剖】肺神经。

【主治】猴痧、血管硬化之哮喘、干霍乱（伤寒、重感冒、霍乱均会引起猴痧）。

【取穴】详见上述部位。（见图2-12-2）

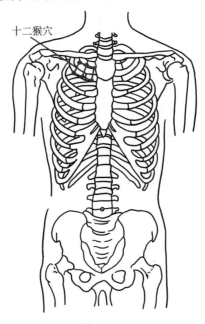

图 2-12-2

【临床运用及说明】

　　背部有九猴穴，在胸部有十二猴穴，因有十二穴，能治疗猴瘵之疾，故有此名。本穴组与九猴穴取名之意相同，功效也同，用法相同，唯部位不同，临床可据证灵活运用。

◎ 金五穴 ◎

　　【部位】在胸骨上端半月状之下陷凹处金肝穴，每下 1 节为 1 穴，其顺序为金阴、金阳、金转、金焦共 5 穴。

　　【解剖】心神经、气管神经。

　　【主治】干霍乱、消化不良（胃胀）、肋痛、气管不顺、各种痧症。

　　【取穴】详见上述部位。（见图 2-12-3）

　　【操作】用三棱针出血。

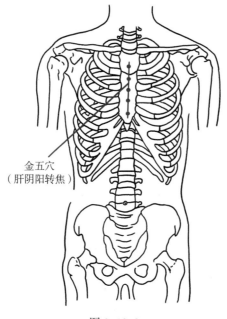

金五穴
（肝阴阳转焦）

图 2-12-3

【临床运用及说明】

　　本穴组均在胸骨上，金肝穴与天突穴相符，金阴、金阳、金转、金焦四穴分别与任脉璇玑、华盖、紫宫、玉堂相应。共有 5 穴，均在任脉之胸部，以调气为要，故名为金，与肺相应。本穴组具有理气降逆的作用，凡心气郁滞、肺气不降、胃气上逆、肝气不舒所致之证，皆可以取之相关几穴，则为调气之效穴。均点刺放血为用，犹如膻中穴之效，临床所用具有简、便、廉、验的特点。

◎ 胃毛七穴 ◎

【部位】从歧骨下缘陷凹处起，直下1寸1穴，共3穴。旁开1.5寸各2穴（两边4穴）。

【解剖】心胃交叉神经。

【主治】羊毛痧、胃病、各种霍乱、心跳、胃出血。

【取穴】详见上述部位。（见图2-12-4）

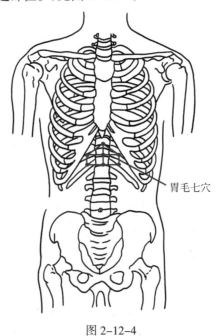

胃毛七穴

图 2-12-4

【操作】用三棱针出血，治羊毛痧则需抽出毛丝。

◎ 腑巢二十三穴 ◎

【部位】肚脐直上1寸一穴，共2穴，肚脐每下1寸一穴，共5穴，肚脐旁开1寸一穴，其上一穴，其下2穴（共4穴，两边共8穴），肚脐旁开2寸一穴，其上一穴，其下 2 穴（共 4 穴，两边共 8 穴），总共 23 穴。

【解剖】六腑神经。

【主治】肠炎、子宫炎、肾炎、肾痛、脐痛。

【取穴】详见上述部位（见图 2-12-5）。

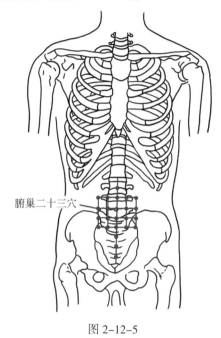

腑巢二十三穴

图 2-12-5

【操作】用三棱针出血。

【临床运用及说明】

胃毛七穴之位置与鸠尾、巨阙、上脘任脉三穴及足阳明胃经内侧各 5 分一穴，两侧计 4 穴，总共 7 穴，其穴位均在胃上区，又因治胃病，故称为胃毛七穴。

腑巢二十三穴的穴位均以脐为中心而设，能治小腹及妇科病症，所以称之为腑巢二十三穴，临床运用时也不是每穴皆用，必须做到合理运用，达到应有的精穴疏针之要求，临床实际运用主要以脐旁（脐的四周，上下左右）各开 1 寸的穴位为常用，对于重症痼疾可向四周加配相关穴位即可。

❧ 本节小结 ❧

本部分为后背部位。这一部位总计 5 穴名，56 个穴点。

这一部位与后背部设穴一样，均为穴组出现，每一个穴组皆有多个穴点组成，且与后背用法一样，皆是刺血为用，在临床运用时，不是每组穴中的每个穴点皆用，应根据病情选择相应的主穴，然后据病情轻重加相关配穴。这一部位的穴位在临床用之相对较少，笔者在临床对此也尚无更多的临床经验，有些功效或特殊运用请有心读者在临床中不断的验证与总结，加强对董氏奇穴在临床中的不断探索，以便进一步完善和提高董氏针灸的发展。

第十三节　补遗穴位

◦ 凤巢穴 ◦

【部位】在无名指中节（手心向下）桡侧。

【主治】子宫痛、子宫瘤、子宫炎、月经不调、赤白带下、输卵管不通、子宫不正、小便过多、阴门发肿、安胎、预防流产（主治同还巢穴）。

【取穴】当无名指中节内侧正中央点是穴。（见图 2-13-1）

【操作】针深 0.1~0.3 寸。

【经验】同还巢穴配妇科穴治不孕症特效。

【临床运用及说明】

本穴首见于赖金雄医师所著的《董氏针灸奇穴经验录》中，认为有凰巢穴（还巢穴）就应有凤巢穴，与还巢穴（又名凰巢穴）和妇科穴同用治疗各种妇科病，尤其治疗不孕症更具特效。言凤巢、凰巢同用疗效更著。但作者在临床较少用本穴，仍主要以还巢穴（凰巢穴）为主。

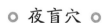

图 2-13-1

◦ 夜盲穴 ◦

【部位】在手掌小指第 3 节之正中央。（见图 2-13-2）

【主治】夜盲。

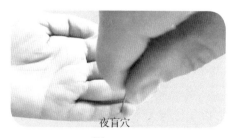

夜盲穴

图 2-13-2

【临床运用及说明】

本穴见于杨维杰医师所著的书中，专用于夜盲症的治疗。笔者尚无用针灸治疗夜盲症的经验，有机缘的读者可试用本穴疗效如何。

◎ 小节穴 ◎

【部位】 位于大指本节掌骨旁（在肺经上）赤白肉际上，握拳（大拇指内缩）。（见图2-13-3）

【主治】 踝痛踝扭伤特效。亦可治颈痛、肩痛、背痛、腰痛、坐骨神经痛、胸痛、胃痛、慢性腹泻、腕肘痛。

【操作】 斜向掌心方向刺，针深1.0~1.5寸。

【临床运用及说明】

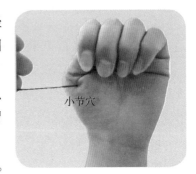

图 2-13-3

本穴见于杨维杰医师所著的相关书籍中，对此穴的功效高度肯定，并著有专篇文章报道本穴治疗踝关节的功效性，对本穴之疗效高度赞誉。通过对本穴治疗踝关节疼痛临床实效性看，杨维杰医师所言不虚，功效确实。本穴在踝关节治疗方面具有广泛性，不分经不辨证可用之，可谓是踝关节之有效反应点。本穴所在位置，传统针灸也有经外奇穴在此处治疗踝关节的穴位，名为踝灵穴。此穴名和胡文智医师之定名相同。此穴名贴近功用，更易于理解。

笔者通过临床实践运用来看，本穴对其他方面的功效不甚明显，仅对足跟痛、足趾痛、足背痛疗效较为满意。

通过本穴的发现来看确实还有一部分穴位需要积极进一步开发，任何一门学问的进步发展都需要不断的积极探索和开发，但是不科学、不审慎、不求研究形而上学的发展是不足取的。

◎ 次白穴 ◎

【部位】 在手背中指掌骨与无名指掌骨之间，距指骨与掌骨接连处5分。（见图2-13-4）

【主治】小腿酸痛及发胀、头痛、腰背痛。

【操作】针深 0.3~0.8 寸。

【临床运用及说明】

本穴在董师原著中及赖医师所著的《董氏针灸奇穴经验录》中均无本穴的记载，后在杨维杰医师著作中载有本穴，另在胡文智医师著作中也载有本穴，其名为内白穴（并有外白穴记载，在本穴上 1 寸），主治荨麻疹、白癜风、紫癜症及过敏性皮肤病、慢性胰脏炎、脾肿大、痞块、牙齿肿痛、齿龈炎、腰痛、坐骨神经痛等，主治甚广，因笔者无对此运用之经验，所以唯其疗效性难以肯定。临床用本穴最多报道的经验唯见胡光医师

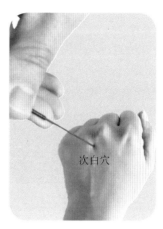
次白穴

图 2–13–4

用本穴配正会、鼻翼穴组成怪三针，言能治疗一切小孩多动症、抽动秽语综合征、脑瘫、神志等怪病，并言之功效强大，也有专篇文章介绍，但未见到更多董氏针灸医者相关运用报道，笔者对此亦尝试运用，或是因运用不得法，或功力不到，而致其功效没有所言及之效。

❂ 三叉一穴 ❂

【部位】在食指与中指叉口之中央处，握拳取穴。（见图 2–13–5）

【主治】肩痛、背痛、颈项痛、腰痛、胁痛、胃痛、月经不调、崩漏、调补肺气、角膜炎、眼睛酸痛(特效)、坐骨神经痛(有卓效)、眉棱骨酸、胀痛、(特效)、视神经萎缩、半身不遂、痿证。

【操作】直刺 1~2 寸深。

❂ 三叉二穴 ❂

【部位】在中指与无名指叉口之中央处，握拳取穴。（见图 2–13–6）

【主治】膝痛、腰扭伤、五官科疾患、强心、脾肿大、胰脏炎、半身不遂、坐骨神经痛、手脚麻痹、肝弱。

【操作】直刺 1~2 寸深。

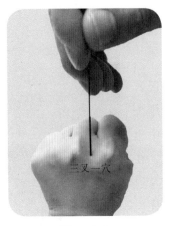

图 2-13-5

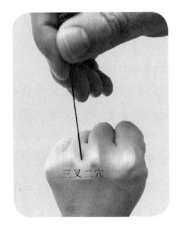

图 2-13-6

◎ 三叉三穴 ◎

【部位】在无名指与小指叉口之中央处，握拳取穴。（见图 2-13-7）

【主治】感冒、头痛、肩痛、五官科疾患、喉痛、耳鸣、心悸、目赤肿痛、荨麻疹、腿痛、眼皮下垂、眼皮沉重、疲劳、提神、重症肌无力、益脾补肾、坐骨神经痛、骨刺、腰酸、腰痛、肾盂肾炎、肾脏病水肿。

【操作】直刺 1~2 寸深。

◎ 大叉穴 ◎

【部位】在大指与食指叉口之中央处，握拳取穴。（见图 2-13-8）

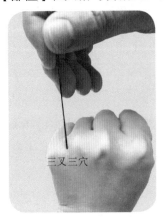

图 2-13-7

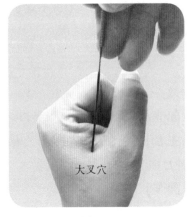

图 2-13-8

【主治】温阳补气、通调全身气血的作用。

【临床运用及说明】

本穴组在董师原著中没有出现三叉一、二、三穴，初见于胡文智医师所著的书籍中，并言之为董氏七十二绝针，言之疗效极具特效，所治均注为特效、奇效、卓效，但在临床所用却难以发挥出这些极具特效的作用，请有心读者试用其功效能否所言一致。杨维杰医师所著的书中也有此穴组，临床所用均根据经络所行的理论而发挥运用，这些所用在临床较为可靠。杨维杰医师尤其重用三叉三穴，本穴与液门穴取穴相符，临床所用比液门穴更广，主要用于各种五官科疾患及补气提神，而对杨师所言其主治，笔者在临床运用疗效较为确实。随着上述三穴的临床运用，左常波医师受三叉一、二、三穴的设穴影响，左医师以取象比类法又设了大叉穴，并言之本穴作用功效极其强大，有通调全身气血的作用。对本穴的具体操作、注意事项、临床运用等实际内容，左医师都有详细的解说，内容非常丰富，感兴趣的读者可以参考相关资料。左医师是杨维杰医师之得意弟子，是国内董氏针灸的重要传承人，对董氏针灸做出了巨大贡献。

◎ 骨关穴 ◎

【部位】手掌腕横纹中点往远心端上 5 分偏桡侧 5 分处。（见图 2-13-9）

【解剖】正中神经、肾之神经、肺之神经。

【主治】坐骨神经痛（奇效）、半身不遂（特效）、骨刺、十二指肠炎、解尿酸毒、食物中毒、药物中毒。

【操作】直刺 3~5 分。

◎ 木关穴 ◎

【部位】手掌腕横纹中点往远心端上 5 分偏尺侧 5 分处。（见图 2-13-10）

【解剖】正中神经、肾之神经、肝胆神经。

【主治】腰痛（特效）、心闷、两胁痛、黄疸病、坐骨神经痛、腿痛、腹膜炎、全身关节痛（特效）、解尿酸毒、食物中毒、药物中毒。

【操作】直刺 2~5 分。

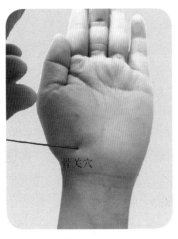

图 2-13-9

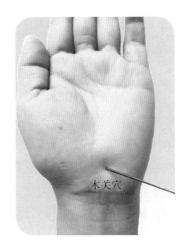

图 2-13-10

【临床运用及说明】

1. 骨关穴、木关穴首见于胡文智医师书中记载，并言之为董氏七十二绝针之一、三十二解穴之一，用于药物中毒、食物中毒和尿酸增高的情况。后在邱雅昌医师所著的《董氏奇穴实用手册》中有载，二穴功效与后背部位之分枝上穴、分枝下穴相近，也能解药物及食物中毒的情况，所以又被称为三十二解穴之一。

2. 笔者曾将二穴用于坐骨神经痛、全身关节疼痛及高尿酸而引起的关节疼痛，通过临床十余例患者的治疗观察，发现对坐骨神经痛的治疗效果不佳，但对关节疼痛（感冒及疲劳而致者）和高尿酸血症而引发的关节疼痛有一定的临床治疗效果。

◎ 消骨穴 ◎

【部位】在外膝眼与解溪穴之直线上。

【主治】全身各部位骨节肿大（如膝关节、指间关节肿大）皆效。

【取穴】当外膝眼至解溪间中点一穴，再各二等分各取一穴（或其上下 3 寸各取一穴），共 3 穴。自上而下依次称为消骨一穴、消骨二穴、消骨三穴。（见图 2-13-11）

【操作】紧贴胫骨外缘，自前往后直刺 1~2 寸深。

【注意】本穴组针感很强，最好采取卧位取穴。

【临床运用及说明】

本穴首见于赖金雄医师所著的《董氏针灸奇穴经验录》中，后在邱雅昌医师所著的《董氏奇穴实用手册》载入，顾名思义，消骨穴则用于治疗关节肿胀疼痛。现代临床主要将本穴用于西医所言的骨质增生类疾病，笔者曾多次临床实践本穴在骨质增生方面的运用，并未获得明显的临床疗效，但对无名原因的关节肿痛有一定的疗效。

◎ 上反穴 ◎

【部位】在下三皇穴线上。

【主治】为甲状腺功能亢进特效穴。此症女性患者为多，针本穴有镇静的作用，可治愈其病，亦可缓和其暴躁之脾气，故亦名为"温柔穴"。

【取穴】当下三皇穴线上，取地皇穴为基准点，其上下3寸各加一穴，共三穴。自上而下依次称为上反一穴、上反二穴及上反三穴，合称三反穴。沿胫骨由内侧往外侧进针。（见图2-13-12）

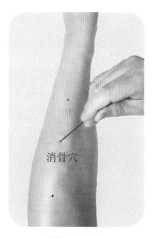

图2-13-11

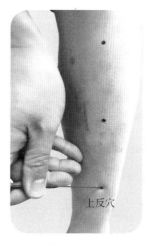

图2-13-12

【赖金雄医师经验】

1. 三反穴治疗向内长者。

2. 驷马穴治眼突出者。

3. 三重穴治往外长者。

4. 治内外皆长者皆以三重穴取穴。

【临床运用及说明】

本穴首见于赖金雄医师所著的《董氏针灸奇穴经验录》中，临床运用皆为赖医师之经验。

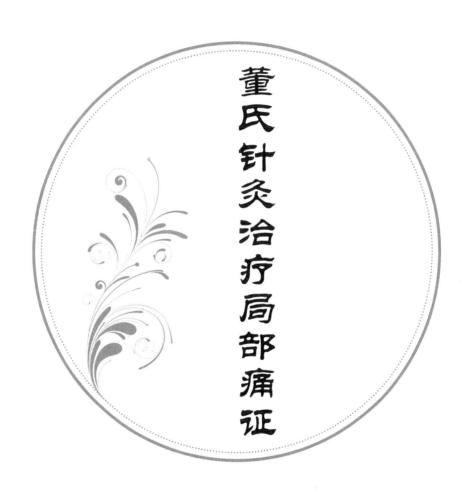

董氏针灸治疗局部痛证

第一节　头面部病证

一、头痛

（一）前头痛

·治疗处方·

◆ **点刺放血**：镇静穴；上里穴、四腑二、四腑一穴（胀痛严重者）；四花中穴。

◆ **毫针治疗**：天皇穴（适宜于湿气较重或肾气亏虚者）；火菊穴（适宜于伴有头晕、头脑不清及眼酸胀者）；五虎四；灵骨穴。

注：镇静穴（相当于印堂穴）刺血治疗前头痛临床常用，也是民间广用之法，点刺后以挤捏法出血为好；四花中穴适宜于头部闷痛、胀痛伴有恶心、呕吐者，刺血是以四花穴区周围以瘀络为用，若无瘀络者一般不取用；上里穴、四腑一穴、四腑二穴点刺出血不需要太多，一般数滴即可。

笔者临床中治疗头痛多以远端配合局部穴位用之，远端选穴多以同名经配合用穴，如前头痛，远端选穴常以手阳明合谷穴配足阳明内庭穴同用，也常取用中脘穴，这是笔者在既往临床常用的取穴方法，临床获效非常满意。

（二）眉棱骨痛

·治疗处方·

◆ **毫针治疗**：上里穴、四腑二、四腑一（刺血及毫针刺均可）；门金穴；花骨一穴（一般不作为首选穴，多用于其他穴位无效或疼痛较为剧烈的患者）；二角明穴（治疗眉棱骨酸痛最具特效）；三叉三（治疗眼皮沉重酸软无力）；肾关穴（治疗肾虚者）；火菊穴（治疗眉棱骨酸痛）。

注：在临床具体运用时，还是应根据患者的具体症状选择对症的穴位，非一穴所能解决。

（三）偏头痛

·治疗处方·

◆ **点刺放血**：太阳（本穴是针灸临床中治疗偏头痛最常用的重要刺血穴位，缓解期每周2次，急性期每日1次，一般3次即可治愈。尤其适宜于久年顽固性偏头痛，有立起沉疴之效）；耳上穴；足三重、四花外穴（适宜于瘀血严重的患者，在此处有明显瘀络者刺出黑血立见其效）。

◆ **毫针治疗**：侧三里、侧下三里（尤适宜于偏头痛波及前头痛者，可加配阳白或头维穴。肾虚者配用肾关穴）；足三重（适宜瘀血性偏头痛者）；六完穴（适宜于偏头痛伴眩晕者）；水曲穴；中九里；三泉穴（三穴从经络理论来看，均处于足少阳经脉上，所用均是经络所行的理论）；门金穴（最适宜于太阳穴处疼痛者）。

注：偏头痛在临床甚为常见，多反复迁延不愈，成为临床顽固性疾病，常与前头痛并见，临床常以刺血与毫针并用的方法取效理想，对于顽固性迁延不愈的患者，必须重视刺血疗法。在临床治疗时还注重其病性情况，尤其久年不愈的顽固性疼痛，根据患者虚实寒热并调之。笔者在临床曾治疗过多例顽固性偏头痛患者，取效均理想，常有立竿见影之效，故值得临床重视。

（四）头顶痛

·治疗处方·

◆ **点刺放血**：冲霄穴；正会穴；涌泉穴。

◆ **毫针治疗**：上瘤穴（对应取穴法的思维，头顶处于人身最高处，上瘤穴在人身最低处。犹如传统针灸之涌泉穴）；正筋、正宗穴（正筋、正宗穴在足太阳经脉上，足太阳膀胱经上额交于巅）；火主穴（其穴在肝经上，头顶痛又称为厥阴经痛，足厥阴肝经上出额，与督脉交会于巅）。

注：笔者在临床中最常用火主穴用以治疗，对于严重的头顶痛多是上瘤穴配正会穴。传统针灸中刺血则以中冲穴最为常用，效果也最为确实，其理论则是同名经同气相求的理论。

（五）后头痛

·治疗处方·

◆ **点刺放血**：冲霄穴（头骶对应取穴法的运用）；总枢穴；委中穴（经脉

所行的运用原理，尤其急性发作患者最适宜）；大椎穴。

◆ **毫针治疗**：正筋、正宗穴（正筋、正宗穴处于足太阳之经脉上，临床所用乃是经络所行之用，疗效非常确切，尤其疼痛波及颈项部者为首选）；腕顺一、腕顺二穴（腕顺一、二在小肠经脉循行线上，乃同名经的原理）；指三重（后项痛配人皇穴，乃赖金雄医师之经验）；至阴穴。

（六）颅内痛

·治疗处方·

◆ **毫针治疗**：上瘤穴、足三重或外三关。

注：应当注意的是颅内痛多为严重性疾病，病情往往较复杂，如颅内占位性疾病、炎症、脑血管意外等，所以在治疗时一般先要明确诊断，并结合对症处理。

（七）全头痛

·治疗处方·

◆ **刺血处方**：太阳（适宜于瘀血久年头痛）；五岭穴；脚背面瘀络；背部感冒三穴（专用于感冒而引发的头痛，尤其病情较重者，有立起沉疴之效）。

◆ **毫针治疗**：（1）气虚头痛：灵骨穴、大白穴（为温阳补气第一穴组）；（2）血虚头痛：通关穴、通山穴、通天穴（任选二穴即可，三穴以实子补母法而用）；（3）肾亏头痛：通肾穴、水通穴、水金穴；（4）神经衰弱头痛：正会穴、镇静穴、开四关；（5）久年头痛：侧三里、侧下三里，配肾关；（6）高血压头痛：富顶穴、后枝穴、火主穴；（7）疲劳性头痛：三叉三穴配灵骨穴；（8）感冒性头痛：三叉三穴或中白穴配风池穴。

注：头痛在临床甚为常见，并是针灸治疗的优势病种之一，疗效可靠，一般针之即效。在治疗时一般均配用刺血，尤其对久治不愈顽固性患者最适宜刺血。毫针治疗时首先根据疼痛的部位选取穴位，再根据病性（如瘀血、肾虚、血虚等病变性质）配用相关穴位，既有针到病解治标之效，又能达到彻底治愈的治本之作用。在传统针灸中笔者以至阴穴治疗头痛用之最多，不仅用于后头痛，也常用于前头痛、眉棱骨痛、头顶痛及偏头痛中，这是根据经络所行与标本根结之理取用，足太阳膀胱经起于"目内眦，上额，交巅。

其支者，从巅至耳上角。其直者，从巅入络脑，还出别下项"。可见其经络与前额、前头部、侧头部、头顶部、后头部、颅内均密切联系，至阴穴是本经之井穴，与头部为根结之理，所以可用于以上各种头痛，并且用之有确切的作用，符合简单实效的理论。对于全头痛或颅内痛在治疗时应重视病性的辨证，其他类型的头痛则以经络辨证为主。

二、面痛（三叉神经痛）

·治疗处方·

◆ **刺血治疗**：太阳穴；病痛部位及周围瘀络。

◆ **毫针治疗**：侧三里、侧下三里穴或下泉穴、中泉穴、上泉穴（简称三泉穴），配灵骨穴、听宫穴、下关穴（灵骨穴为健侧用穴，余为患侧用穴，笔者治疗本病以侧三里、侧下三里为常用，面肌痉挛时则常用三泉穴）；足三重穴、中九里穴、七里穴；腕顺一、腕顺二穴。

注：本病从西医方面来看，分为继发性和原发性，针灸治疗面痛主要用于原发性患者，继发性者仅以缓解疼痛为主。针灸治疗本病具有极佳的疗效，在临床治疗时根据患病具体部位配合病性辨证组方，因瘀血而致者常用足三重，因风邪所伤者常选用中九里，肾虚者常用腕顺一、二穴。笔者临床治疗本病常配合火针运用，通过临床实践来看，火针对本病有确切的疗效，尤其是顽固性患者，是提高疗效的重要方法，对此应引起临床的重视。

第二节　颈肩部病证

一、颈痛

（一）落枕

·治疗处方·

◆ **刺血治疗**：阿是穴刺血；尺泽刺血；冲霄穴点刺（颈项部正中央胀痛者

选用）。

◆ **毫针治疗**：正筋、正宗穴（本穴组治疗颈项强痛疗效非常满意，适宜于疼痛在颈项部两侧的患者）；重子、重仙穴配承浆（本穴组适宜疼痛面积较大的患者，有颈项部牵及肩部的患者，尤其膏肓部位的疼痛最具特效）；后溪穴、束骨穴、昆仑穴。

注：正筋、正宗穴适宜伤及颈部两筋者，感觉两筋紧急并向头部放射时最为适宜，具有立竿见影之效。重子、重仙穴适宜伤及肩背部者，临床应当根据病位点选择。笔者在尚未学习董氏针灸时治疗本病则以后溪穴、束骨穴用之较多，此二穴治疗本病也具有确切的疗效，至今，笔者也常常用之二穴治疗本病而获显著疗效。后溪为手太阳经之输穴，束骨为足太阳之输穴，早在《灵枢·杂病》载曰："项痛不可俯仰，刺足太阳；不可以顾，此手太阳也。"二穴均为输穴，故用此二穴具有立竿见影之效则是必然。若对急性病痛，疼痛面积较大，波及多条经络时，以重子、重仙穴为首选。

（二）颈项部酸痛

·治疗处方·

◆ **毫针处方**：灵骨穴；火菊穴；人皇穴。

注：酸痛发生一般为虚证，所以用的穴位多有补的特性，临床应当注意。临床遇到痛证，应当明确疼痛的性质，各种疼痛与其病性密切相关，所以要知道是胀痛、刺痛、酸痛、绞痛、隐隐痛等不同疼痛性质之病性与病因，明确了疼痛性质能够有效地帮助确定疾病性质。

（三）颈肩痛

·治疗处方·

◆ **毫针处方**：肾关穴配四花上穴；重子、重仙穴。

（四）颈部胸锁乳突肌痛

·治疗处方·

◆ **毫针处方**：心门穴；腕顺一穴；木斗、木留穴。

二、肩痛

（一）五十肩

·治疗处方·

◆ **刺血治疗**：疼痛部位点刺放血；尺泽穴点刺放血。

◆ **毫针治疗**：肾关穴；足千金、足五金；四花上及四花中穴（除四花中穴为患侧穴位，其余穴位均为健侧取穴，四花上及四花中穴处于足阳明胃经上，足阳明胃经多气多血。犹如传统针灸的中平穴、条口穴用意）。

注：五十肩归属于西医学中的肩周炎，是肩周炎常见的一种类型，在西医治疗本种类型的肩痛疗效多不佳，往往缠绵不愈，若能正确针刺治疗，多能立见奇效。本病发生之因，多为阳明气血不足、肝肾亏虚所致，为本虚标实证，传统针灸主要以阳明经取穴为主，董氏针法治疗本病也具有很好的治疗效果，笔者常以肾关穴配足千金及足五金穴运用，可有立起沉疴之效。

（二）肩臂不举

·治疗处方·

◆ **刺血治疗**：阿是穴。

◆ **毫针治疗**：足千金、足五金穴（对肩臂不能往后抬者疗效最好）；肾关穴配人皇穴（肩关节不能往上抬者最宜）；肩中穴（健侧取穴）。

注：肩臂不举之症在临床较为常见，一般方法治疗较为棘手，多取效缓慢，针刺治疗本病确有极佳的疗效，笔者在临床治疗多先以病痛牵扯点刺血或火针，再以肾关穴、配足千金、足五金穴运用，临床取效十分满意，并多有立竿见影之效。

（三）肩胛冈以上痛

·治疗处方·

◆ **毫针治疗**：人宗穴、地宗穴、天宗穴。

（四）肩连背痛

·治疗处方·

◆ 刺血治疗：委中穴点刺放血。

◆ 毫针治疗：重子、重仙穴（膏肓部位疼痛）；足千金、足五金穴（对肩臂不能往后抬者疗效最好）。

（五）肩胛骨痛

·治疗处方·

◆ 刺血治疗：委中穴瘀络点刺放血。

◆ 毫针处方：外三关穴；心膝穴。

（六）肩峰痛

·治疗处方·

◆ 毫针治疗：通肾、通胃、通背穴；侧下三里、中九里；肾关穴。

第三节　上下肢部病证

一、上肢部病证

（一）手指痛、麻

1. 手指痛

·治疗处方·

◆ 刺血治疗：双凤穴点刺出血；阿是穴点刺出血。

◆ 毫针治疗：五虎一、五虎二穴（作用特效，用于治疗各种手指痛）；四花中穴（针对食指痛，以患侧用穴，也是根据对应取穴之思维，四花中穴在足阳明胃经，食指为手阳明所行）；海豹穴（用于拇指痛，对应取穴运用）；木留穴（用于中指无名指，也是根据经络同名经取穴）人士穴；四肢穴配人皇穴；肾关穴（用于多个手指痛）；花骨二穴（用于手指无力）。

注：治疗这类疾病，主要根据病性及病变部位（经络对应、部位对应）选取穴位，所以首先要明确每个穴位之穴性，方能发挥运用。

2. 手指麻

◆ **刺血治疗**：双凤穴点刺出血；十宣穴点刺出血（根据麻木的手指选择相应的穴位）。

◆ **毫针治疗**：火菊穴；水相穴；五虎一、二穴；肾关穴；内关穴（中指麻）；腕顺一（小指麻木）；中白穴（无名指麻木）。也可以用通关穴、通山穴治疗（中指麻木）；上白穴（食指麻木）；灵骨穴（大指麻木）；外关穴（用于五指麻）；中九里穴；木斗、木留穴（用于气血不通者，对血虚者无效）；三叉二穴；复溜穴。

注：因麻木的手指不同、病因不同，选穴不同，所以在临床治疗时应根据病变的手指和其病性选择相关的穴位。

3. 手抽筋

◆ **毫针治疗**：火陵穴、火山穴（一般为健侧用穴）；三间透后溪。

4. 手酸

◆ **毫针治疗**：侧三里、侧下三里。

注：本处方的运用为杨维杰医师临床经验，其治疗原理笔者对此尚不能明确。

（二）手腕痛、麻

1. 手腕痛

◆ **刺血治疗**：水愈穴点刺放血（以患侧穴位用穴，以刺出黑血有效）；阿是穴周围瘀络；双河穴点刺放血。

◆ **毫针治疗**：侧三里、侧下三里；腕顺一、腕顺二穴；四肢穴、人皇穴；（均为健侧取穴）。

2. 手腕无力

◆ **毫针治疗**：水曲穴；四肢穴、人皇穴。

（三）肘痛（肘劳）

◆ **刺血治疗**：阿是穴点刺放血；四花中穴点刺。

◆ **毫针治疗**：小节穴；曲池穴（对侧取穴）；犊鼻穴（对侧取穴）；灵骨穴（患侧取穴，深针）；火腑海穴；人宗穴。

注：一般先于阿是穴点刺放血加拔火罐，再针刺健侧的犊鼻穴或曲池穴，

配患侧的灵骨穴（为牵引针）。这是笔者在治疗本病中最常用的治疗方案，一般多有立竿见影之效。

（四）小臂麻、痛

1. 小臂痛
◆ 毫针治疗：火串穴。

2. 小臂麻痛
◆ 毫针治疗：四肢穴配天皇穴。

（五）上臂痛

·治疗处方·

◆ 刺血治疗：四花中穴、四花副穴点刺放血；双河穴（若针刺出黑血则立见其效）；患处及周围瘀络点刺放血；上曲穴；曲陵穴。

◆ 毫针处方：灵骨穴配曲池穴；肾关穴；中九里穴。上臂外侧痛：侧三里、侧下三里穴（手足逆对取穴），三泉穴（手足顺对取穴）。上臂内侧痛：上三黄穴（也是对应取穴法的思维）。上臂后侧痛：内通关、内通山、内通天穴。

注：在临床治疗时要根据患者具体的疼痛部位选择相对应的穴位治疗，这是取得疗效的关键。

（六）肩部痛

1. 肩背痛
◆ 毫针治疗：重子、重仙穴；足千金、足五金穴；肾关穴；通肾、通胃、通背穴（用一穴或任选二穴）。

注：重子、重仙穴对肩背痛有着特殊的疗效，治疗作用广泛，是治疗肩胛骨、膏肓部位疼痛之特效穴组，凡肩背疼痛面积较大者均可选用本穴组。足千金与足五金对膀胱经第二行外侧部位疼痛具有佳效，尤其肩臂不能后抬者具有独特的疗效。通肾、通胃、通背穴组对膏肓部位疼痛也有特效，但主要针对肾亏而致的病痛。

2. 臂痛无力
◆ 毫针治疗：外三关穴；灵骨、大白穴。

注：外三关穴为治疗肩臂痛之特效穴，凡一切臂痛无力、手臂麻、上臂

酸痛均可取用本穴组。灵骨、大白穴为温阳补气之要穴组，所以对其气血不足而致的臂痛无力有着确切的功效。

3. 缺盆上下痛

◆ **毫针治疗**：木斗、木留穴。

注：用本穴组治疗缺盆部位疼痛为赖金雄医师之临床经验，其运用原理应根据经络的理论运用，缺盆部位为阳明经所过，木斗、木留穴处于足阳明经脉，故用之有效。

4. 肩臂不能前后上抬

◆ **毫针治疗**：肾关穴。

注：本穴治疗肩臂不举（抬举困难）具有特效作用，尤适用于五十肩之患者，这为杨维杰医师之经验，并著有专篇文章发表，经临床运用确有很强的实效性。而在临床治疗时，多与足千金、足五金配合运用。

5. 肩关节损伤

◆ **毫针治疗**：肾关穴配阳陵泉。

注：这一临床运用是徐文建医师临床之经验，作用原理非常明确，对肩关节劳损、扭伤均有较好的作用。

6. 肩后侧痛

◆ **毫针治疗**：六完穴配驷马穴组。

注：本方案是赖金雄医师之经验，对其治疗原理不得其解。就其经络来看，多为手太阳经病变，笔者传统治疗取穴多从手太阳小肠经选穴。

二、下肢部病证

（一）足趾痛、麻

·治疗处方·

◆ **刺血治疗**：手五金穴；双凤穴。

◆ **毫针治疗**：下三皇（用于足趾麻木）；五虎三、五虎二；火菊穴（用于脚痛及麻）；五虎三、四穴配小节穴（用于足背痛）；李白穴（脚痛）；人宗穴（脚痛）；手五金、手千金穴（脚痛脚麻皆效）；肩中穴（用于脚麻）。

（二）足跟痛

·治疗处方·

◆ 刺血治疗：委中穴及周围瘀络点刺放血。

◆ 毫针治疗：五虎五配五虎四穴；小节穴；灵骨穴；火全穴；肺心穴。

注：足跟痛在临床十分常见，传统方法尚难以处理，针灸治疗取效非常理想，笔者在临床曾治疗多例患者，疗效十分可靠。传统针灸常以局部取穴为用，远端选穴多以大陵穴最为常用，本穴在临床并有"跟痛穴"之称，这说明本穴对足跟痛的治疗有确实的疗效，笔者更以下关穴为多用，并常以火针配合同用，有确实的作用。董氏针灸穴位治疗本病也有确实的疗效，笔者以小节穴、五虎四及五虎五穴为最常用。

（三）足踝痛

·治疗处方·

◆ 刺血治疗：委中穴或病痛点点刺放血。

◆ 毫针治疗：五虎四穴配五虎五穴；小节穴；云白穴；胆穴；上白穴；驷马穴；中白、下白穴。

注：外踝痛临床十分常见，是人身关节损伤最常见的疾病，占全身关节损伤的 80% 左右。针刺治疗踝关节损伤极具特效，尤其董氏针灸更具有简、便、廉、验的特点。小节穴是治疗踝关节最常用最有效的穴位，具有针到立效的作用，对内外踝疼痛均有治疗功效；另外五虎四、五虎五穴再配用小节穴同用，作用更迅捷，这也是笔者在临床最常用的治疗方法；中白与下白穴的配用对内外踝的治疗均效；云白穴用于内侧肾经部位疼痛；上白穴和驷马穴主要用于外侧胆经部位的疼痛。

（四）膝痛

·治疗处方·

◆ 刺血治疗：三金穴点刺（尤对久年膝痛最具特效，以患侧穴位用针）；委中穴及周围之瘀络（适宜于急性疼痛，尤感膝部发紧者疗效佳）；患处及周围瘀络点刺放血。

◆ **毫针治疗**：心门穴（膝内侧痛，对应取穴法的思维）；曲池穴（膝外侧痛，也是对应之用）；心膝或胆穴（用于增生性关节炎）；大间穴、小间穴、中间穴；土水穴；肩中穴（对增生性关节炎、膝盖冷痛及膝关节扭伤皆具有良效）；火膝穴（用于膝盖冷痛）；通山穴及通天穴（对膝盖冷痛特效）；内关穴（对膝痛有特效作用，具有较广泛的作用疗效，尤对急性痛作用最好）。

注：一般先于三金穴（久年膝痛）或痛点周围瘀络（用于新病患者）点刺放血，是治疗膝盖疾病一般不可少的一个针刺方法，再根据病痛点的位置（对应或考虑经络）及病性选择用穴。对于冷痛或较顽固性疼痛一般再加配火针治疗，这是笔者治疗膝痛的一般思路。

（五）小腿痛

·治疗处方·

◆ **刺血治疗**：精枝穴（金枝、金精两穴，对小腿发胀及小腿痛均有特效作用）刺血；背面穴（用于小腿无力极具特效，出血少许即可）患处瘀络点刺放血加拔火罐。

◆ **毫针治疗**：火腑海穴（对小腿酸痛有特效，这是手足对应取穴法的思维）；肺心穴（小腿胀痛）；手五金、手千金穴（小腿胀痛）；李白穴、上曲穴（小腿胀痛）；次白穴，肩中穴（二穴针对小腿酸痛及胀痛均具特效）；人宗穴、地宗穴、天宗穴（用于小腿肚子胀痛具有特效，这是手足逆对取穴思想的运用）；木火穴配灵骨穴、大白穴（治疗小腿冷痛）。

注：本病刺血治疗效果确实，加强刺血的运用对本病有着重要的作用。毫针治疗主要以对应取穴思维选穴，临床运用时一定要根据患者所表现的症状及其病性选用相关穴位，若能合理用穴，多能立见奇效。

（六）大腿痛

·治疗处方·

◆ **刺血治疗**：金林穴点刺放血；背面穴及周围瘀络点刺出血（对大腿酸痛尤具特效）；委中及周围之瘀络点刺出血；双凤穴点刺出血（主要针对腿部冷痛）。

◆ **毫针治疗**：三叉三穴（对大腿酸痛有特效）；中九里穴、上九里穴、下九里穴（局部用穴，倒马组穴）；灵骨穴、大白穴配中白穴（治疗气血不足而致的大腿酸痛有殊效）；水通穴、水金穴（用于肾虚性下肢酸痛）；大腿内侧痛：心门穴或天宗穴、地宗穴、人宗穴；大腿外侧痛：肩中穴及中白、下白穴；大腿后侧痛：腕顺一及腕顺二穴。

（七）坐骨神经痛

·治疗处方·

◆ **刺血治疗**：金林穴点刺放血；委中穴点刺放血。

◆ **毫针治疗**：上三黄穴（针对腰部充血水肿压迫所致的患者具有特效作用，有消除水肿的功效，因此尤其适宜急性患者）；对肺气不足而致的坐骨神经痛：可用灵骨穴、大白穴，也可以用足驷马穴；肾气亏虚所致的坐骨神经痛：可选用水通、水金穴；中白穴、下白穴；或腕顺一及腕顺二穴，也可以用肾关穴；急性坐骨神经痛可用鼻翼穴或手解穴及足解穴；心气不足而致的坐骨神经痛：常用通关穴、通山穴或心门穴；太阳经型坐骨神经痛：委中及周围瘀络或金林穴点刺放血，再针刺腕顺一、腕顺二穴，急性期患者可加配上三黄穴，顽固性的患者可用花骨三穴及花骨四穴；少阳经型坐骨神经痛：四花外穴至足三重穴周围瘀络点刺放血，也可以在金林穴点刺放血，再针中白穴及下白穴，急性充血水肿期加用上三黄穴或足三重穴。

注：坐骨神经痛乃是西医之病名，一般多为继发性疾病而致，一般因腰椎增生、突出及椎管狭窄压迫引发相关症状，目前临床十分常见，针灸治疗效果非常满意。一般需要刺血配合毫针同用，在临床治疗时，要重视辨证，根据疾病之虚实和病位来组方选穴。灵骨穴、大白穴针对气血不足（尤其肺气不足）而致的坐骨神经痛极具特效，但并不是所有的坐骨神经痛都适合灵骨穴及大白穴的治疗，对非气血不足而致的实性坐骨神经痛选择本穴组就没有应有的作用了，但在董氏针灸临床中有一误区，凡坐骨神经痛皆会取用灵骨、大白穴组运用，这一取穴方法在实证患者，临床治疗当时会获得疗效，但经过几个小时之后又恢复到原来的病情状态，所以在临床应当根据患者疼痛表现部位及疼痛性质辨证组方选穴，不可一穴一法治疗所有的一类疾病，这是针灸最基本的原则，辨经辨证。

第四节 躯干部病证

一、胁肋部病证

（一）胁痛、肋痛

·治疗处方·

◆ **刺血治疗**：四花中穴、四花外穴或足三重穴。

◆ **毫针治疗**：指驷马穴或足驷马穴；侧三里、侧下三里穴。

注：驷马穴与四花中穴、四花外穴均为肺之神经所过，其穴组所在就如同传统肺经之脉，驷马穴主肺气，所以自然用于胁痛、肋痛的治疗有显著疗效，尤其适宜病痛面积较大的患者。侧三里及侧下三里处于胆经之线上，根据经脉理论也自然用于胸胁部疾病，尤其偏于胸胁外侧部。胁痛、肋痛相当于西医所言的肋神经炎、肋软骨炎、肋膜炎、胸膜炎及胸部外伤等一类病，在临床中较为常见，一般传统方法取效多不理想，而针刺有较佳的治疗效果，笔者在临床曾治疗数例相关患者，临床疗效极为满意，也常配用传统针灸之穴位，如筋会阳陵泉、手少阳三焦经穴支沟（古有胁痛肋痛针飞虎之说，支沟穴在古代又名飞虎，现代临床有胁肋支沟取之用）、胆经原穴丘墟透照海等相关穴位。

（二）胸腹侧痛

·治疗处方·

◆ **毫针治疗处方**：驷马穴；侧三里、侧下三里。

（三）胸连背痛

·治疗处方·

◆ **刺血治疗**：病痛范围区刺血。

◆ **毫针治疗**：重子穴、重仙穴；上白穴；肾关穴；驷马穴配搏球穴。

注：本病发生一般则有胸部问题累及到后背部，驷马穴作用于肺，用本穴既可以调治前胸又能作用于后背，根据前后对应思维取用。搏球穴相当于

承山穴，有解痉止痛的特性，承山穴为膀胱经脉之穴，后背部由手足太阳而行，因此有直接治疗的功效。

（四）胸闷

·治疗处方·

◆ **刺血治疗**：曲陵穴；四花中穴点刺放血。

◆ **毫针治疗**：火山穴配火陵穴（主张单侧用穴）；内关穴；火菊穴。

二、腰背部病证

（一）背部痛

1.胸椎痛

◆ **毫针治疗**：肺心穴；心膝穴；二角明穴；正筋、正宗穴。

注：肺心穴、心膝穴、二角明穴均在中指背上，则为部位对应。心膝穴其下为正中神经（即脊椎神经），对应于脊椎。正筋、正宗穴下为脊椎骨总神经，为治疗脊椎骨及筋病之要穴。

2.脊背酸痛（脊背畸形）

◆ **毫针治疗**：上三黄穴；正筋、正宗穴。

按：脊背酸痛则为肌肉劳损伤筋之疾，所选用之穴皆从筋论治，肝主筋，上三黄作用于肝，故用上三黄有特效。正筋、正宗穴作用于筋，乃为以筋治筋。

3.背痛

◆ **毫针治疗**：重子、重仙穴；正士穴、搏球穴；正筋、正宗穴；腕顺一、腕顺二穴；指肾穴；肾关穴；天士、地士、人士穴。

注：重子、重仙穴用于肩连背痛，疼痛面积较大者，尤其因肺气虚弱而致者最为适宜；正士穴与搏球穴处于足太阳经脉上，因此主要用于膀胱经脉的疼痛，与正筋、正宗穴所用原理相同；腕顺一及腕顺二穴是董氏针灸之肾区，所以用于肾气亏虚而致的背痛，以及与指肾穴、肾关穴的原理相同；天士、地士、人士穴用于心气不足而致的背痛。通过这些取穴就非常明确地看出了董氏针灸用穴分辨率较高，也就是中医辨证的具体运用。

（二）腰部痛

1. 急性腰扭伤（闪腰岔气）

◆ **刺血治疗**：委中穴或阿是穴。

◆ **毫针治疗**：二角明穴；马金水穴；水通、水金穴；腕顺一；中白穴；火串穴。

注：一般刺血后要适当拔罐，使其出血顺畅，刺血治疗急性腰扭伤则是非常有效的方法，临床务必引起重视。毫针所用几穴均是以补肾为主的作用，五穴组穴下均有肾之神经，其治疗均以补肾为主，腰为肾之府，肾与膀胱相表里。这些穴位用以治疗急性腰扭伤对肾气亏虚者最为对症，因此对反复腰扭伤者疗效非常好。在临床运用时仍以辨证为要：二角明最适宜腰痛点在督脉上者；腕顺一穴适宜于督脉和膀胱经同病者；火串穴适宜病痛点不固定，有窜痛的患者；中白穴适宜于起坐困难，或病痛点在膀胱经脉 3 寸之外的患者。其治疗运用仍离不开辨证，并不是一穴则治百病。

2. 腰痛

（1）腰眼处部位疼痛

◆ **毫针治疗**：二角明

注：用本穴治疗此处的疼痛仍是补肾的原理，所用具有较好的作用，另用本穴治疗肾的募穴京门穴处疼痛也具有佳效。

（2）腰脊痛

◆ **毫针治疗**：正筋、正宗穴；腕顺一、腕顺二。

（3）肾虚腰痛

◆ **毫针治疗**：中白穴配腕顺一；肾关穴；中白、下白穴；后椎、首英穴。

（三）尾椎及尾椎骨尖端痛

·治疗处方·

◆ **毫针治疗**：心门穴；肺心穴；昆仑穴。

注：心门穴对尾椎骨尖端痛有特效作用，取穴时要抚胸取穴，针尖以 30 度角方向向肘尖方向刺。肺心穴用于治疗尾椎部位疼痛，这是赖金雄医师之经验，疗效确实，在临床常与肺心穴配用。十四经之昆仑穴对尾椎及尾椎尖端痛均效，笔者在临床也经常以昆仑穴所用获取显著疗效。

（四）髂骨后上棘两侧痛

·治疗处方·

◆ **毫针治疗**：肺心穴；腕顺一、腕顺二。

注：赖金雄医师言肺心穴可治疗足跟痛、脖子痛及髂骨后上棘两侧痛有特殊治疗功效。腕顺一、二穴能治疗髂后上棘内、外痛，也能治疗膏肓穴及肩胛骨下端痛的作用，本穴组与传统针灸的后溪穴、腕骨穴相近，二穴在传统针灸中也常常用于这一相关治疗。

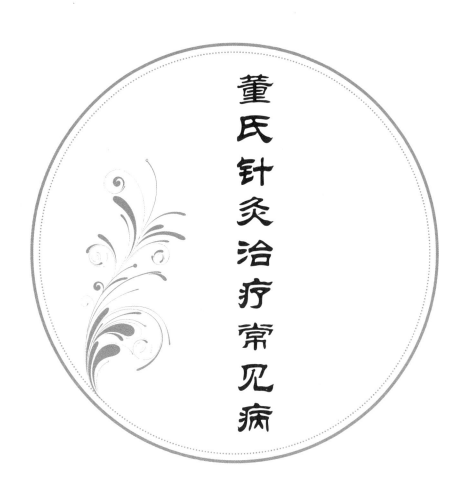

董氏针灸治疗常见病

第一章 内科病证

第一节 肺系病证

一、咳嗽、咳痰

·治疗处方·

◆ **刺血治疗**：曲陵穴（以急性发病者为常用）；四花中、四花外穴（以慢性发病者为常用，多以此处的瘀络用之）。

◆ **毫针治疗**：重子、重仙穴；水通、水金穴；小间穴；土水穴；心常穴配小间穴。

注：重子、重仙二穴处于传统针灸肺经之脉上，在董氏针灸中二穴均有肺分支神经所过，因此二穴自然能作用于呼吸系统疾病的治疗，通过实际临床发现，本穴组对咳痰不畅者有特效作用，凡有痰难以咳出者本穴组为首选穴；水通、水金二穴与肺肾有关，是董氏针灸重要穴组，对呼吸系统疾病有特效作用，无论急慢性咳嗽均有显著治疗作用，急性咳嗽常配曲陵穴，曲陵穴以点刺放血为最常用，慢性喘憋则对肾不纳气之肾喘是有效地对症治疗；小间穴下有肺分支神经，能作用于呼吸系统疾病，对支气管炎而致的咳吐黄痰有立竿见影之效，笔者用本穴曾治疗数例相关患者，如于 5 年前治疗一中老年患者，有慢支数年，本次发作之后咳嗽、咳痰严重，有大量黄痰，尤其夜间与晨起严重，用药数日无效，经针刺本穴、水通、水金之后，1 周基本痊愈；土水三穴均在肺经上，其中土水穴中间一穴就是传统针灸之鱼际穴，自然可治肺经之病，三穴倒马合用有效地加强了作用功效；心常穴顾名思义作用于心脏，董师将其主要用于心脏疾病的治疗，后董氏传人常将本穴用于呼吸系统疾病的治疗，并且还用于肺癌、肺气肿等呼吸系统疾病，笔者对此尚无太多成熟经验，但用本穴配小间穴治疗咳嗽则有临床验证，主要针对年龄大、有

心脏病而引发的咳嗽确为有效之法，如肺心病之咳嗽等。

二、哮喘

·治疗处方·

◆ **刺血治疗**：四花中穴、四花外穴点刺放血；曲陵穴；肺俞穴。

注：四花穴组在董氏针灸中被认为肺经之线，其穴下有肺之神经，作用于肺脏，能治疗肺部疾病，尤其对慢性肺病更有显著的疗效，如肺气肿、肺心病、哮喘等；曲陵穴与传统针灸之尺泽穴相符，尺泽为肺经之合穴，合主逆气而泄。本穴又为肺经之子穴，根据实则泻其子之理论，适于肺经上逆之实证。《灵枢·邪客》言"肺心有邪，其气留于两肘"，所以此处刺血可以解除心肺之邪气。

◆ **毫针治疗**：驷马穴；人士、地士、天士穴配水金、水通穴。

注：驷马穴是董氏针灸作用于肺脏最重要的穴组，与四花穴组均在足阳明胃经之线上，而在董氏针灸中将其定为肺经之线，这是根据"培土生金"之理调节肺脏，这更具有先见之明，符合中医溯本求源的思想，临床更具有实效性，这也是董师之高明处，在董氏针灸中处处可见这一思想的实际运用，再如调肾之穴完全设在脾经上，为求养后天而治先天，这些设穴思想开启了针灸临床治疗思路；人士、地士、天士穴三穴的位置在手太阴肺经和心包经之间，这种夹经设穴思想又是董氏针灸的一个重要取穴理念，三穴对气喘具有特效，当配用水金、水通穴更具有补肾纳气之效，用于虚喘。

三、肺癌

·治疗处方·

◆ **刺血治疗**：四花中穴；膝下肺区点刺放血。
◆ **毫针治疗**：心常穴配灵骨、大白穴；足驷马穴、灵骨穴、大白穴。

注：这些治疗方案可见于胡文智医师临床经验，其言之疗效非常强大，并言之有上百例病案而治愈，所以在董氏针灸中被广传。其疗效到底如何，笔者对此尚无验证，也不能评价其效如何，读者对此还应细心斟酌，不可照搬应用，笔者并不是诋毁之意，只是认为西医所言的癌症一类疾病病因机制

复杂，在治疗时还应回归于中医思维中辨证运用，临证应根据患者之症状辨证用方则为中医之基本原则，对此依然不可违背，尤其这些脏腑类疑难疾病，更需要以辨证的思维为原则，不是某一穴某一法所能解决，否则针灸学就真正地成了纯经验性医学，针灸也远非如此简单。

四、肺结核

·治疗处方·

◆ 刺血治疗：四花中、外穴点刺。

◆ 毫针治疗：足驷马穴、灵骨、大白穴。

注：随着生活水平的提高，预防医学的发展，结核病已大大地降低，就诊于针灸临床的患者已很少见。结核病病程漫长，病情多较复杂，临证需要根据患者具体病情再配用相关穴位。

五、感冒

·治疗处方·

◆ 刺血治疗：曲陵穴；大椎穴；肺俞穴。

◆ 毫针治疗：三叉三；木穴；火腑海穴加分金穴、人宗穴；重子、重仙穴；感冒一穴、感冒二穴。

注：三叉三与传统针灸液门穴相符，液门穴为三焦经之荥穴，具有清热、解表、调和表里的作用。用本穴治疗感冒疗效非常突出，有作用迅速、疗效高、治疗范围广泛的特点，因此在传统针灸临床有感冒"第一穴"之称。若有流涕者可加用木穴，木穴治疗流涕可在顷刻之间，无论清涕黄涕皆治，其功效性已得到临床验证，本穴仅对感冒流涕有治疗作用，对其他感冒症状则无明显作用；咳痰不爽时可加用重子、重仙穴；吐黄痰者配用小间穴；发热者加用大白穴、大椎穴。感冒一、二穴治疗感冒比较确实，但因本穴组位置在大腿上部，取穴不便，因此限制了临床的广泛运用，现代临床针刺消毒要求越来越严格，所以本穴也就在临床中越来越少用，本穴对流感或重症感冒有较好的疗效，当重症感冒或流感时还常取用之。

六、肺气肿

·治疗处方·

◆ 刺血治疗：膝下肺区点刺出血。

◆ 毫针治疗：灵骨穴、水金穴、水通穴、三士穴（人士、地士、天士）；足驷马穴、灵骨穴。

注：肺气肿病情严重，治疗较棘手，多需要长时间的治疗，在临床一般常需要二组处方交替用针，一是减少穴位之疲劳，二是增强临床疗效，临床适宜配合冬病夏治的贴敷治疗或埋线法治疗，取效非常满意，这是笔者在临床治疗这类疾病常常配合的方法。

第二节 脾胃系病证

一、胃酸过多（泛酸）

·治疗处方·

◆ 毫针治疗：天皇穴配肾关穴；火菊穴。

二、久年胃病

·治疗处方·

◆ 毫针治疗：土水穴；门金穴。

三、胃痛

·治疗处方·

◆ 刺血治疗：四花中、四花副穴；内庭至解溪穴之瘀络。

◆ 毫针治疗：四花上、四花中穴；门金穴；通胃、通背穴；通关、通山穴；花骨四穴。

四、胃痉挛（急性胃痛）

·治疗处方·

◆ 刺血治疗：曲陵穴、委中穴；四花中、外穴（以此处的瘀络为用）；五岭穴之中间部分穴位。

◆ 毫针治疗：四花中、四花副穴；通胃穴；门金穴；至阳穴；梁丘穴。

五、呃逆

·治疗处方·

◆ 毫针治疗：水通、水金穴。

注：水通、水金二穴具有很强的降气逆作用，凡一切气逆之证皆能有效地调整，对肺气不降、腹胀、胸胀、肾不纳气等证皆能调之。

六、呕吐

·治疗处方·

◆ 刺血治疗：总枢穴；曲陵穴；四花中、四花副穴；金津、玉液。

◆ 毫针治疗：通关、通山、通天穴；心门穴；天皇、肾关穴；水通、水金穴；内关穴。

注：通关、通山、通天三穴对神经性呕吐及妊娠呕吐均有特效作用，特别是妊娠之呕吐，在十四经穴中没有穴位与之相比拟；心门穴治疗呕吐是本穴所具有的一项基本作用，这一疗效也已得到了有效的临床验证，无论干呕还是呕吐都能有效地解决，主要针对母虚及子而致的情况；水通、水金穴作用于肺肾二脏，对肺肾虚损而致的不纳气之上逆之证有针对性的治疗，故二穴能改善虚性气逆、胸闷、腹胀、呕吐等症。

七、脾大

·治疗处方·

◆ 毫针治疗：脾肿穴；木斗、木留穴；上三黄；三重穴；人宗穴。

注： 脾大在西医中尚无有效方法解决，常以手术解决，而针刺治疗疗效确实，尤其对先天性脾大或不明原因而致的脾大，针刺疗效极为确实，笔者在临床曾治疗 4 例相关患者，均取得了显著疗效。

八、泄泻

· 治疗处方 ·

◆ **刺血治疗：** 四花外穴。

◆ **毫针治疗：** 肠门穴；四化下穴、腑肠穴；门金穴；指五金、指千金穴；足千金、足五金穴。

注： 肠门穴应于肠道，故为肠门，治疗各种肠胃疾患，在临床常与肝门穴合用，尤适宜于急性肠炎。丘雅昌医师将此二穴与七七部位的四花下穴、腑肠穴结合运用专用于急慢性肠胃炎，并名之为"腑肠四穴"，言之作用良好；门金穴治疗肠炎是本穴主要作用，对急性肠胃炎而具特效，夏季暑湿而致的肠胃炎尤具特效，临床常与七七部位腑肠穴合用治疗急性胃肠炎；名为五金、千金之穴有三组，其功用有相近之意，指五金、指千金穴临床较少用之，主要以足五金、足千金穴为常用，杨维杰医师认为五金、千金穴皆能治疗肠腑喉病，这是名为相同之含义，临床治疗肠炎时仍以足五金、足千金为常用。

九、便秘

· 治疗处方 ·

◆ **毫针治疗：** 其门、其角、其正穴；火串穴。

注： 针刺治疗功能性便秘具有确实的作用，笔者针灸临床 20 余年，以针刺治疗百余例功能性便秘者，无不效者，可见以针刺方法治疗功能性便秘非常值得推广运用。其门、其角、其正三穴处于手阳明大肠经脉，所用还是以调理大肠经脉以通肠腑发挥治疗作用，董氏门人皆言本穴组治疗顽固性便秘尤具特效，其言不虚，值得广大读者一试；火串穴就是传统针灸之支沟穴，支沟穴为三焦经之经穴，有通泄三焦之火的作用，是历代针灸临床治疗便秘之主穴、效穴。《玉龙歌》言"腹疼秘结支沟穴"，《杂病穴法歌》云"大便虚秘补支沟"，这皆是对支沟穴治疗便秘的记载，对此本穴

的功效性不言而喻。

十、急性胃肠炎

·治疗处方·

◆ 刺血治疗：膝下肺区、胃区点刺出血；曲陵穴、委中穴。
◆ 毫针治疗：肠门穴、腑肠穴、四花中穴。

十一、胃癌

·治疗处方·

◆ 点刺放血：膝下胃区。
◆ 毫针治疗：四花上穴、四花中穴、外三关穴。

十二、胃下垂

·治疗处方·

◆ 毫针治疗：正会穴、灵骨穴、四花上穴、中脘穴。

第三节　心系病证

一、失眠

·治疗处方·

◆ 刺血治疗：耳尖及耳背。
◆ 毫针治疗：正会穴配镇静穴；上三黄穴；下三皇穴、镇静穴；中九里穴。

注：正会与传统针灸百会相符，镇静穴与印堂相近，二穴均为督脉之穴，督脉具有镇静安神之作用，二穴镇静安神的作用非常明显，二穴合用还有调

节阴阳之效，所以此二穴对失眠有较好的功效；上三黄穴作用于肝脏，无论实质性还是功能性的肝脏疾病均有调节作用，因此本穴对肝郁而致的肝气郁结、精神紧张或是肝血亏虚所致的失眠均有治疗功效。如董师弟子林纪先医师在美国针灸执业，善用本穴治疗精神紧张造成的失眠，取得了显著疗效，并言之如同逍遥散之作用；下三皇穴在脾经之上，用于补肾治疗，用此三穴有补肾健脾的作用，因此用于脾肾不足之失眠；中九里与传统针灸之风市相符，风市则为胆经之穴，《素问·六节脏象论》言："凡十一脏取决于胆。"在李梴《医学入门》及唐宗海《医经精义》中言"胆与心通"，心主神志，十一脏亦取决于胆，可见胆也能主神志，因此治疗失眠的功效较好，著名针灸家吕景山老师以用本穴治疗失眠获得了显著临床疗效，为其临床治疗失眠之效验穴。

笔者在临床虚证失眠常以下三皇穴配镇静穴为用。实证性失眠常以上三黄穴配中九里为常用的治疗方案。

二、心悸、怔忡

·治疗处方·

◆ 刺血治疗：四花中、四花外穴点刺出血。

◆ 毫针治疗：心常穴；心门穴；通关穴、通山穴、通天穴（任选二穴即可）；人士、地士、天士穴；火硬；小间、中间穴。

注：这里所言的心悸、怔忡包括西医中的心动过速、心动过缓、心律不齐及各种早搏的治疗，这些西医中的疾病均可以参考这一处方的运用。心常则能使失常的节律或速率恢复正常，无论心动过速、过缓还是各种早搏皆能有效地调整，所以对心脏疾患而致的心悸、怔忡具有较好的作用；心门穴应对于心，为心之门，其下有心之分支神经，是治疗心脏疾患之重要穴位。从本穴所处的位置来看，应在小肠经脉上，心与小肠相表里，以表里经原理而取用，治疗心脏疾患时针刺宜从小肠经脉透向心经，对心悸有较好的作用；通关、通山、通天三穴以经络来看，应处于足阳明胃经之脉上，而董氏针灸将此穴组之下定为心之总神经，确定主治全在心脏有关的疾病，其治疗原理则是以实子补母法为用，所以用本穴组适宜心气虚损而致的心悸，临床一般主张取一穴或二穴运用；人士、地士、天士三穴位置处于手太阴与手厥阴之间，所以本穴组对心肺疾患皆能治疗，根据心包代心行事的原理，故本穴组能治

疗心脏之疾。赖金雄医师有一病案，有一患者心跳每分钟在180次以上，针本穴组半小时即可恢复如常；小间、中间穴下均有心脏分支神经，其治疗中则以心悸为主治，所以二穴也是治疗心悸常用穴位。

笔者在临床治疗心悸、怔忡疾患，以心常穴、通关、通天穴用之较多，临床疗效确实。

三、心绞痛

·治疗处方·

◆ 刺血治疗：四花中、四花副穴；曲陵穴。

◆ 毫针治疗：火包穴；火主穴；火膝穴；小间穴、中间穴；至阳穴；内关穴。

注：火包穴乃为传统针灸之经外奇穴的独阴穴，传统针灸即以治疗心脏病变，对于心脏急性供血而致的心痛有迅速改善的作用，临床运用既可以刺血也可以指掐用之，是治疗心痛之特效穴；火主穴为心之主，其穴下有心脏支神经、心脏动脉，因此本穴主要作用于心脏，是治疗心脏急症之要穴，当患者处于昏迷状态时可用火硬穴治疗，有强心之效；小间穴、中间穴下有心脏神经通过，对心绞痛有特效作用，针刺较浅，针刺1分深；火膝穴与传统针灸少泽穴相符，少泽为小肠经之井穴，小肠与心经在小指末端交接，有交接心之阴阳之效；至阳与内关为传统针灸之穴位，是临床治疗心绞痛之常用要穴，其疗效已被临床所公认，其机制不再赘述。

四、各种器质性心脏病

·治疗处方·

◆ 刺血治疗：火包穴；曲陵穴；四花中穴；五岭穴。

注：火包穴主要用于急症的治疗，如心绞痛等病；曲陵穴和四花中穴可用于一切心脏器质性疾病，可以仅用一穴，也可以二穴同用；五岭穴用上焦部分的穴位，主要治疗心脏肥大性疾病。

◆ 毫针治疗：心常穴；心门穴；四花中、四花上穴；通关、通山、通天穴；火膝穴；火包穴；大间、小间、中间穴；三士穴（人士、地士、天士穴）；火主、火硬穴；肾关穴。

注：各种器质性心脏病（包括西医中的先天性心脏病、肺源性心脏病、风湿性心脏病、高血压性心脏病、冠心病等）临床治疗多较为棘手，针刺治疗各种心脏病皆有一定的疗效，因此进一步加大研究针刺治疗心脏疾病实属针灸临床必要。临床根据患者具体症状选择以上相关穴位进行针刺，对某些疾病可有显著的疗效，笔者在临床经常用针刺方法治疗某些疑难性心脏病，而能起到很好的辅助治疗作用，尤其对肺源性心脏病、冠心病和高血压性心脏病的作用更为突出。

五、心脏衰弱（心气虚损）

·治疗处方·

◆ **刺血治疗**：后心穴。

◆ **毫针治疗**：通关、通山、通天穴；人士、地士、天士配灵骨穴；指肾穴或肾关穴；火菊穴。

注：通关、通山、通天三穴以经络来看，处于足阳明胃经之脉上，而董氏针灸将此穴组之下定为心之总神经，确定主治全在心脏有关的疾病，其治疗原理则是以实子补母法为用，所以本穴组适宜心气虚损而致的心脏病，因此用本穴组治疗心脏衰弱是恰当地运用；三士穴处于手太阴与手厥阴之间，因此调补肺气的同时能够改善心脏的供血，加强心脏的能力，再配合灵骨穴以温阳补气，达到有效的治疗；指肾穴治疗心脏衰弱则为本穴的主治作用，其治疗原理笔者尚难以解释；火菊穴与传统针灸之公孙相近，公孙穴则为脾之络穴，具有健脾和胃的作用，在此所用治疗心脏衰弱则也是从实子补母而取得治疗效果。

第四节　肝系病证

一、黄疸

·治疗处方·

◆ **刺血治疗**：隐白穴；脾俞；肝俞。

◆ **毫针治疗**：眼黄穴配上三黄穴（其黄、天黄、地皇）；火枝、火全穴配其黄穴；肝门配上三黄穴。

注：眼黄穴顾名思义，能治疗眼睛发黄，也即所言的黄疸病，黄疸病最早先见于眼睛巩膜，其穴下有胆神经所过，所以能作用于胆的病证，急性黄疸本穴配肝门、肠门穴，慢性黄疸病配上三黄穴（其黄、天黄、地黄）；上三黄穴均在大腿内侧足厥阴肝经之线上，其功效与传统针灸完全相合，其穴下有肝之总神经所过，并名之为"黄"，均应于肝脏，是治疗肝脏疾病之要穴。故在黄疸的治疗功效中作用非常满意，尤适宜慢性黄疸的治疗；火枝、火全穴仍在肝经线上，作用于肝胆，二穴仍是治疗黄疸病之特效穴。

上三黄穴与火枝、火全穴更适宜于慢性黄疸病，肝门穴适宜于急性黄疸，眼黄穴常作为急慢性黄疸病之配穴。

针灸治疗黄疸病效果较好，尤其是急性黄疸作用更效，在治疗时应严格隔离，以防传染。急性黄疸发病急剧，传变迅速，在治疗时应密切观察病情变化，防止病情恶化。

二、肝炎

（一）急性肝炎

·治疗处方·

◆ **刺血治疗**：火包穴。
◆ **毫针治疗**：肝门、肠门穴；木炎穴。

（二）慢性肝炎

·治疗处方·

◆ **刺血治疗**：肝俞。
◆ **毫针治疗**：上三黄穴。

注：无论急慢性肝炎的针刺治疗，笔者均以上三黄配肝门、肠门穴治疗，若肝火旺者再加木炎穴，临床治疗时很难将急慢性肝炎绝对区分，急性肝炎时肝门、肠门为主穴，慢性患者则以上三黄为主穴。在慢性肝炎的治疗中加用调脾胃的相关穴位，则是获取疗效的重要一环，不可忽视。

三、肝硬化

·治疗处方·

◆ 刺血治疗：上曲、下曲穴；肝俞。

◆ 毫针治疗：木斗、木留穴；上三黄穴；木炎穴。

注：肝硬化是难治性疾病，疾病复杂，治疗棘手，非一穴一法能够解决，临证必须根据患者的实际情况辨证处方综合用穴。

四、胆病

（一）胆囊炎

·治疗处方·

◆ 刺血治疗：四花中、外穴。

◆ 毫针治疗：火枝、火全穴配其黄穴；木斗、木留穴；阳陵泉、胆囊穴。

（二）胆结石

·治疗处方·

◆ 毫针治疗：木枝穴；火枝、火全穴。

（三）口苦

·治疗处方·

◆ 毫针处方：木炎穴。

五、甲状腺肿大

·治疗处方·

◆ 刺血治疗：足三重部位瘀络；病患周围瘀络；曲泽穴周围瘀络。

◆ 毫针治疗：足三重穴（适宜于瘀血患者，甲状腺肿大向外生长者最适宜）；上反穴（适宜于甲状腺肿大向内生长者）；足千金、足五金（治各种甲状腺疾病）。

注：一般先于相关部位部位找瘀络点刺放血，强调的是瘀络，这一点非常重要，不是固有穴位，务必明确。再针刺足三重或上反穴（根据肿大的包块生长方式选择用穴），与足千金、足五金交替用针，再配灵骨穴、肿大包块周围围刺（这是笔者治疗本病最常用的一个基本思路）。

六、突眼性甲亢

·治疗处方·

◆ **刺血治疗**：足三重穴周围瘀络点刺放血。
◆ **毫针治疗**：足驷马与足千金、足五金穴交替用针。

注：突眼性甲亢要比一般甲亢难治疗，西医主要以放射性碘治疗，这一治疗方法具有不良反应大、复发率高的特点。针灸治疗本病疗效满意，尤其是足驷马穴组对本病的治疗有较为可靠的疗效，笔者在临床则有数例相关患者得到了明确的验证。在治疗时不应忽视其病性，所以同时配合患者之病性配穴组方，才能达到临床治愈的目的，若组方合理，针刺得当，取效极为理想，是值得临床推广运用之法。

第五节　肾系病证

一、肾结石

·治疗处方·

◆ **刺血治疗**：水愈穴。

注：此穴下有肾之神经，能治疗肾脏性疾病，可治疗肾脏炎、肾结石以及肾虚而致的腰酸腰痛。在治疗时以扎出黄水者为有效。

◆ **毫针治疗处方**：马金水穴、马快水穴；肾俞、阴谷穴。

注：马金水、马快水二穴下为肾神经所过，主要作用于肾脏，对肾结石有特效作用，马金水穴最具特效。既具有止痛之效，又有排石之功。

二、肾脏炎

·治疗处方·

◆ 刺血治疗：水愈穴；腑巢穴。

注：水愈穴以扎出黄水为效；腑巢穴主要以用脐旁开或脐以下穴位。

◆ 毫针治疗：下三皇；通肾、通胃、通背；马金水、马快水穴；腕顺一、腕顺二穴。

注：本病治疗较为棘手，治疗缓慢，因此需要治疗的时间较长，所以在治疗时不可固定用一组穴，宜调换用穴。临床常将下三皇穴和通肾、通胃、通背穴交替用穴，下三皇重补肾阳，通肾、通胃、通背善调肾阴，二穴组运用根据患者病情确定主穴组；腕顺一、二穴在董氏针灸中的肾区，以补肾为用；马金水、马快水穴作用于肾脏，是治疗肾脏器质性疾病的要穴，一般以二穴组交替用之，形成有效的组方。另需根据疾病所处的阶段和病势情况辨证，加配相关的穴位。

三、蛋白尿

·治疗处方·

◆ 毫针治疗：下三皇穴；通肾、通胃、通背穴。

注：蛋白尿仅是一个临床症状表现，当蛋白尿出现表示已有肾功能的损害，许多肾脏疾病都会有蛋白尿的出现，所以在此所言的治疗仅是针对蛋白尿的症状而设，具体进一步治疗还需要辨证调配相关穴位。

下三皇穴，通肾、通胃、通背均在脾经线上，而均作用于肾，以调先天而养后天为治，作用确实，是董氏针灸补肾重要穴组，既可以用于功能性肾气亏虚性疾病，也可用于肾脏实质性疾病的治疗。

四、肾虚性腰痛

·治疗处方·

◆ 毫针治疗：中白穴；腕顺一、二穴；水通、水金穴；水相穴。

注：以上穴位作用原理非常明确，所有穴位均为董氏针灸补肾之要穴，

治疗肾虚性腰痛固然有效。当有起坐性困难时常以中白穴为最佳，病情严重时配合下白穴；其腰痛面积较大，腰正中波及腰两侧皆痛的时候，选择腕顺一、二最有效。

五、肾脏病之背痛

·治疗处方·

◆ 毫针治疗：中白穴；指肾穴。

六、水肿

·治疗处方·

◆ 毫针治疗：通天穴；通肾、通胃、通背穴；下三皇穴。

七、肾盂肾炎

·治疗处方·

◆ 毫针治疗：火硬穴、人皇穴；水金穴、水通穴；通肾穴、通胃穴。

八、肾功能衰竭

◆ 毫针治疗：下三皇（天皇副穴、人皇穴、地皇穴）、灵骨穴；通肾穴、通胃穴、四花上穴、水金穴、水通穴。

注：肾功能衰竭是临床严重性疾病，治疗起来非常棘手，在治疗时一定要根据患者的具体病症调配相关穴位，因为本病病程漫长，并牵及脏器损害较多，病情反复发作，迁延难愈，因此在治疗时多需要综合性处理，针刺处方随着疾病的发展情况不断地合理调整，上述二组处方可作为本病的基本用穴，针对患者需要合理的调配。

第六节　泌尿生殖系统病证

一、膀胱疾病

（一）膀胱结石

·治疗处方·

◆ 毫针治疗：马快水穴。

（二）膀胱炎

·治疗处方·

◆ 毫针治疗：云白穴、李白穴、通肾穴、火硬穴；下三皇配太冲；马快水穴；中极配太冲。

二、尿道疾病

（一）尿道结石

·治疗处方·

◆ 毫针治疗：马快水穴配六快穴、七快穴。

注：六快穴下为分泌神经，直接作用尿道，是治疗尿道炎、尿道结石特效穴，配马快水穴治疗尿道结石既有迅速止痛之效，又有排石之功。

（二）尿道痛

·治疗处方·

◆ 毫针治疗：火主；火硬。

注：火主穴与太冲穴相符，火硬穴与行间穴相近，二穴所用是根据经络理论，足厥阴肝经"循股阴，入毛中，环阴器，抵小腹……"，肝经是生殖系统联系最密切的经脉，因此临床所用效果非常确实。

（三）尿道炎

·治疗处方·

◆ 毫针治疗：浮间、外间穴；六快穴；三其穴（其门、其角、其正）；云白穴、李白穴、人皇穴。

注：浮间、外间、六块穴三穴在尿道炎的治疗是各穴的基本作用。

三、小便不利

（一）小便不通

·治疗处方·

◆ 刺血治疗：火硬穴。
◆ 毫针治疗：下三皇穴；火硬穴配气海穴。

（二）乳糜尿

·治疗处方·

◆ 毫针治疗：下三皇穴；中极穴配气海穴。

（三）尿崩症

·治疗处方·

◆ 毫针治疗：下三皇穴；中极穴配关元穴；足驷马、足三里。

（四）尿频

·治疗处方·

◆ 毫针治疗：肾关穴；马快水穴（具有特效）；中极穴配人皇穴。

（五）淋证

·治疗处方·

◆ 毫针治疗：通肾、通胃、通背穴；马快水穴。

（六）小便出血

·治疗处方·

◆ 针灸治疗：下三皇穴。

四、睾丸坠痛、睾丸炎

·治疗处方·

◆ 刺血治疗：内踝至三阴交一带点刺出血。
◆ 毫针处方：大间穴、小间穴、外间穴；火主穴、火硬穴；蠡沟穴。

五、阳痿

·治疗处方·

◆ 毫针治疗：下三皇穴配大敦穴；关元穴。

六、遗精、滑精、早泄

·治疗处方·

◆ 毫针治疗：下三皇穴（天皇穴或肾关穴、地皇、人皇穴）、通肾穴、通胃穴；关元穴、命门穴。

七、癃闭

·治疗处方·

◆ 毫针治疗：下三皇穴（天皇穴、地皇穴、人皇穴）肾关穴、通肾穴。

第七节　其他病证

一、口眼歪斜（面瘫）

·治疗处方·

◆ 刺血治疗：患侧口腔瘀络与耳上穴（耳尖）、耳背瘀络交替用之（疗效非常确切，耳尖与耳背瘀络同用，这是笔者临床常用的刺血方法，很多患者仅用此法就可治愈）；四花外穴；足三重瘀络；足跗上瘀络；面瘫患处周围。

◆ 毫针治疗：侧三里、侧下三里配中九里加患侧局部穴位；足三里、上巨虚配灵骨穴（此法为杨维杰医师之经验，针尖向面部方向斜刺，要深刺久留）；驷马穴、通肾穴。

注：笔者临床常用处方：多先患侧口腔内瘀络或耳尖刺血（两者常交替用穴）：再针刺侧三里、侧下三里（健侧用穴）配灵骨（健侧）加太阳透颧髎、颊车透地仓、地仓透承浆（根据面瘫的部位而确定面部穴位运用，这为笔者治疗本病最为常用之处方，早期患者将面部透穴调为皮下浅刺）。

二、面跳（颜面神经痉挛）

·治疗处方·

◆ 刺血治疗：患处周围；足三重瘀络；耳上穴及耳背瘀络。

◆ 毫针治疗：下泉穴、中泉穴、上泉穴（三泉穴）或侧三里、侧下三里配中九里（治疗本病笔者以三泉穴最为常用，均以健侧用穴）；驷马穴。

注：本病临床目前尚无有效方法，针刺治疗乃为一种实用方法，笔者曾用针刺方法治疗多例相关患者，取效较为满意，故值得进一步探索。笔者治疗本病基本思路：先于患侧周围轻点刺轻刺血，少出血即可，或以细火针轻点刺，施以密刺法，再针刺三泉穴（健侧用穴）、腕顺一穴（患侧用穴，深刺到劳宫穴）、正会穴配开四关（这是笔者治疗本病最常用之方法）。

三、张口不灵（颞颌关节功能紊乱）

·治疗处方·

◆ 刺血治疗：患处点刺放血；太阳穴点刺出血；耳上穴及耳背瘀络。

◆ 毫针治疗：火主穴配解溪穴（火主穴与太冲穴相符，太冲为足厥阴肝经之原穴，足厥阴肝经"从目系下颊里，环唇内"。乃经络所行之用）；灵骨穴。

注：笔者临床常用方法：一般先于患处点刺放血加拔火罐，再针刺灵骨穴、火主穴加配下关、颊车（这一方案是笔者在临床最常用的之方，针刺时先于远端取穴，再配合患者动气针法，先将患处用穴出针，施以动气之后，再将远端穴位取出，一般3~5次可愈）。

四、脚抽筋

·治疗处方·

◆ 毫针治疗：正筋穴；次白穴；中白穴、下白穴；阳陵泉。

五、腿软无力

·治疗处方·

◆ 毫针治疗：肩中穴配通天穴；木枝穴。

六、两腿酸

·治疗处方·

◆ 毫针治疗：水通、水金穴（主要针对肺肾不足患者，疗效确实，所有肺肾不足所致疾病均可取用二穴）；中九里配七里穴。

七、腹胀

·治疗处方·

◆ 毫针治疗：门金穴；四花下、四花中穴；背面穴；灵骨穴配大白穴及土水穴；水晶穴；其门、其角、其正穴；腕顺一、腕顺二穴。

注：门金穴主要对肠胃炎而致的腹痛、腹胀有特效，对腹痛、腹胀及上吐下泻者为首选穴位；背面穴治疗腹胀则是董师所用本穴的基本主治，主要针对上腹之腹胀；灵骨穴、大白穴、土水穴主要针对脾胃气虚而致的腹胀；水晶穴乃为子宫之特指，主要用于子宫之疾，因此水晶穴主要用于妇科炎性疾病而致的腹胀；其门、其角、其正三穴在手阳明大肠经脉上，具有较强通脐安脏之效，可有效调理腹部之气机，使腹通脏安；腕顺一、二穴主要用于小腹胀痛或牵及腰痛的患者。

八、腹部肿瘤

·治疗处方·

◆ **毫针治疗**：外三关穴；足三重穴。

注：外三关穴是治疗肿瘤之要穴，尤对腹部包块最具特效，根据肿瘤的具体部位、临床表现及其病变的性质再配用相关穴位。

九、腹膜炎

·治疗处方·

◆ **毫针治疗**：肠门穴。

十、癫痫

·治疗处方·

◆ **刺血治疗**：十二井穴；五岭穴。

注：十二井穴适宜于急性发作期的患者，五岭穴用于缓解期的治疗。

◆ **毫针治疗**：正会穴、镇静穴；火枝、火全穴配土水穴；上三黄；通关、通山、通天穴。

注：癫痫病归属于中医痉证之范围，痉证又称之为瘛疭、搐搦、拘挛、惊厥等，其主要表现为项背强急、四肢抽搐、甚至口噤、角弓反张等临床特

征，这一类疾病除了本病外可见于西医学中的破伤风、流行性脑脊髓膜炎、流行性乙型脑炎、颅脑外伤等病。这一类病患均可以参照本病的治疗处方。

本病西医治疗用药不良反应极大，尤对肝脏的损害非常明显，易耐药，所以推广中医治疗实属必要。痉证在中医中辨证为肝风内动之疾，临床治疗以镇静平肝息风为治。本病治疗较为复杂，一般需要较长时间的治疗方能达到治疗目的，因此临床常几组处方交替运用，一是防止穴位之疲劳性，二是提高临床疗效。

火枝、火全穴配土水穴治疗癫痫为赖金雄医师临床之经验，并言之用本穴组治疗一个多月可断根，这说明用本穴组治疗癫痫疗效确实，许多后学者也验证了本穴组的实效性；上三黄穴组是董氏针灸治疗肝病之要穴组，无论功能性或器质性皆能有效调整，本病在中医学中治疗使以平肝息风为治则，所以本穴组治疗癫痫病具有特效，临床常与通关、通山、通天配合运用组成特效良方；正会穴、镇静穴均为督脉之穴，督脉入脑，二穴有较强的镇静安神之效，常与以上两组穴配合运用。

十一、帕金森病

·治疗处方·

◆ **毫针治疗**：肾关、复溜、明黄穴；正会、前会、木枝穴；上三黄、下三皇、正会穴、镇静穴；开四关（合谷、太冲）。

注：帕金森病归属于中医中的颤证范畴，除了本病还可见于西医学中的舞蹈病、手足徐动症、震颤麻痹等，其病因与病机相同。本类疾病主要以头部或肢体摇动、颤抖为特征的一种病证。本病病位在筋脉，病变脏腑主要在肝，涉及脾、肾。基本病机则是肝肾亏虚，气血不足，肝风内动，筋脉失养而致，因此其治则主要以滋养肝肾，镇静止颤为要。本病属于难治性疾病，病程漫长，需要耐心坚持治疗。

临床常将上三黄穴和下三皇穴组交互使用，一日用上三黄穴组，一日用下三皇穴组，如此循环交替运用。再将正会、镇静或开四关交互配用，如此就形成了两组有效处方组合。

十二、高血压病

·治疗处方·

◆ **刺血治疗**：五岭穴；四花外穴；委中穴。

◆ **毫针治疗**：富顶、后枝穴；支通、落通穴；上曲、下曲穴；正会穴配火主穴；火连穴。

注：在中医学中没有高血压的病名记载，按其症状表现可归属于"眩晕""头痛""头胀""眼花""心悸"等范畴。高血压疾病已是目前临床常见病，并且成为影响人类健康的重要杀手。在西医临床中，高血压可分为原发性和继发性两大类，病因不明者称为原发性高血压，若高血压是因某种明确而独立的疾病所引发者，称为继发性高血压。针灸主要针对的是原发性高血压，在西医临床中一般为终生用药性疾病。而针灸治疗有较佳的临床疗效，尤其对肝火亢盛型的疗效极为满意，若早期坚持治疗，则可完全摆脱终生用药的现实。

富顶、后枝、支通、落通、上曲、下曲穴均为四四部位之穴，其对高血压的治疗原理笔者对此不能解释，但通过临床所用的效果来看，疗效非常确实，适宜于肝阳上亢者。火主穴相当于太冲穴，正会穴相当于百会穴，二穴一在头顶，一在脚上，具有平肝潜阳、息风镇痉的作用。

十三、消渴病

·治疗处方·

◆ **毫针治疗**：下三皇穴配胃脘下俞；阳池穴；养老穴。

注：胃脘下俞为经外奇穴，横平第8胸椎棘突下，后正中线旁开1.5寸。

消渴病相当于现代医学中的糖尿病，消渴的发生在中医学认为与禀赋不足、饮食不节、情志失调、劳欲过度等因素有关。本病病变脏腑主要在肺、脾、肾，又以肾为关键。下三皇作用于肾，是董氏针灸中补肾之要穴组，其穴位均在脾经上，因此有脾肾同调的作用，治疗消渴症具有特效作用。

临床上根据患者的症状，可分为上、中、下三消。其中，上消属肺燥，以口渴为主，中消属胃热，以能食善饥为主，下消属肾虚，以尿频量多为主。上消者常配通肾、通胃穴；中消者常配内庭；下消者常配水相穴。

十四、脏躁症

·*治疗处方*·

◆ 刺血治疗：七星穴。
◆ 毫针治疗：通关穴、通山穴、火主穴、神门穴。

十五、神经衰弱

·*治疗处方*·

◆ 刺血治疗：膝下前头区。
◆ 毫针治疗：正会穴、镇静穴；人皇穴；灵骨穴、火主穴。

十六、痛风

·*治疗处方*·

◆ 刺血治疗：疼痛点及周围瘀络点刺放血。
◆ 毫针治疗：五虎三、五虎四、四肢穴、人皇穴；上三黄（明黄、天黄、其黄）、骨关、木关穴。

十七、痿证

·*治疗处方*·

◆ 毫针治疗：正会穴、通关穴、通山穴、通天穴、肾关穴；正会穴、下三皇穴、足三里、阳陵泉。

第二章 妇科病证

一、月经病

（一）痛经

·治疗处方·

◆ **刺血治疗**：八髎穴。

◆ **毫针治疗**：门金穴配内庭穴、承浆穴；妇科穴配还巢穴；木妇穴；灵骨穴配四花上穴；十七椎；地机穴。

注：门金穴与传统针灸之陷谷穴相近，陷谷为足阳明胃经之输穴，"输主体重节痛"，足阳明胃经多气多血，善调血理气。本穴在五行中归属于土经之木，能疏肝理气，因此有调理肝脾（木土）治肝脾不和之病。所以本穴对气血不足及肝木克土而致的痛经有显著的疗效；妇科穴、还巢穴、木妇穴皆为董氏针灸治疗妇科病之要穴组、特效穴，并是妇科之疾反应点，具有广泛的作用，能治疗多种妇科病；灵骨穴在多气多血之手阳明经脉上，具有温阳补气之效，刺激本穴能够有效地改善子宫收缩，所以对宫寒、气虚不足之痛经有很好的作用。若配门金穴、四花上穴对治疗痛经更有显著的疗效；十七椎为传统针灸之经外奇穴，治疗痛经十分效验；地机穴为足太阴脾经之郄穴，是妇科病之要穴，对痛经、月经不调、崩漏症均有显著的治疗功效。

（二）月经不调

·治疗处方·

◆ **毫针治疗**：妇科穴、还巢穴；姐妹一、二、三穴；妇科穴配下三皇穴；木妇穴；人皇穴配曲池穴、内庭穴；人皇穴配灵骨穴、关元穴；足三重穴配开四关。

注：月经不调是一个概称，凡是以月经周期异常为主要症状的月经病均称为月经不调，主要包括月经先期、月经后期和月经先后不定期几种情况，临床表现复杂，西医治疗尚无有效的方法，是中医之优势病种，在针刺治疗方面也有确实的作用。

妇科穴、还巢穴及姐妹穴组（姐妹一、二、三）是董氏针灸治疗妇科病之特效穴组，在妇科病中有广泛的作用，所以在这里对此不必多言。下三皇穴以补肾为用，主要用于肾气亏虚而致的月经不调诸疾。血热而致者常以人皇穴配曲池穴、内庭穴为用；血寒者则以人皇穴、灵骨穴、关元穴，最宜加用灸法；气滞血瘀者常以足三重穴配开四关为用。木妇穴也为治疗妇科病之效穴，有"妇科圣穴之称"，临床常配妇科穴、还巢穴同用。气虚者用灵骨穴；血虚者用人皇穴、足三里；血瘀者用足三重。

（三）闭经

·治疗处方·

◆ **刺血治疗**：三江穴。

注：治疗时不必拘泥于具体穴位，多在这一部位找瘀络点刺放血为用。

◆ **毫针治疗**：妇科穴、还巢穴；姐妹一、二、三穴；下三皇穴；灵骨穴；足三重穴；上三黄穴。

注：闭经病因复杂，通过西医来看，闭经分为功能失调性和继发性两种，针灸主要针对西医所言的功能失调所致的闭经疗效较好，对继发性闭经要对原发疾病进行综合治疗，因此在治疗前先明确诊断。在中医中一般分为虚实二证，虚证多因血海空虚而致，这种情况一般被称为血枯经闭；实证多因脉道不通而致，这种情况一般被称为血滞经闭。血枯经闭多以灵骨穴、下三皇穴为常用，实证多以足三重或上三黄穴为常用，形成了虚实二证的最基本处方。

（四）崩漏

·治疗处方·

◆ **毫针治疗**：妇科穴配还巢穴；姐妹一、二、三穴；木妇穴；人皇穴；隐白穴配大敦穴；中极穴；关元穴。

注：崩漏是指女性不在月经期阴道突然大量出血或淋漓不断的病证，前

者则称为"崩中",后者则称为"漏下",两者在临床中常相互转化,故称为崩漏。针灸治疗本病疗效显著,治疗时应根据病情缓急轻重、出血的久暂,采用"急则治其标,缓则治其本"的原则灵活掌握,对于虚证常加用灸法。临床根据病因及病性选取相关穴位,传统针灸隐白穴对本病有特效作用,功效确实,值得重视。

二、带下病

·治疗处方·

◆ **刺血治疗**：三江穴；十七椎及八髎穴。

◆ **毫针治疗**：木妇穴；天宗穴、云白穴；妇科穴、还巢穴；姐妹一、二、三穴；水晶穴；其门、其角、其正穴；下三皇穴配灵骨穴、气海穴。

注：带下病是妇科常见病证,是指带下的量、色、质、气味发生了异常的改变,并伴有局部或全身症状为特征的疾病,又有赤白带下之称,一般相当于西医妇科炎症性疾病,如阴道炎、宫颈炎、盆腔炎等病。

木妇穴是治疗带下病之特效穴,临床有"妇科圣穴"之称。白带时可配阳陵泉,赤带时可配曲泉穴；天宗穴、云白穴治疗带下病的运用是二穴主治作用,二穴常相互配用,有清热利湿之效,对肝胆湿热而致的带下病为对症治疗；其门、其角、其正穴主要用于西医所言的炎症性带下病。笔者在临床较常用的处方为：姐妹穴(姐妹一、二、三)、木妇穴、云白穴,主要针对肝胆湿热而致的带下,具有标本兼治的功效。

三、不孕症

·治疗处方·

◆ **刺血治疗**：内踝至三阴交之瘀络。

注：刺血治疗最适宜病久而有瘀滞者,在这一部位找瘀络而用,强调的是络,而不是单一的穴位,不必苛求出血量,一般每次刺血以血色改变即可,根据出血量决定针刺时间,一般每周1~2次。

◆ **毫针治疗**：妇科穴配还巢穴。

注：均言二穴为董氏针灸治疗不孕症之特效穴,其疗效性在董氏针灸中

已达成临床之共识，在传统针灸穴位中无穴位与之相媲美。尤其现代医学检查无法确诊何种原因而致的不孕症最具特效，在临证时根据患者的病情要适当调加相关穴位，若有血瘀者加用足三重穴；若有肾气亏虚者加用下三皇穴；肝郁气滞者配用上三黄穴；湿热者可加用木妇穴，如此有针对性处理，可有极佳的效验。笔者在十余年的临床中也验证了本穴组的实际功效性，所言不虚，当值得进一步研究。

四、妊娠恶阻

·治疗处方·

◆ **毫针治疗**：通关、通山、通天穴（双足六穴均取）；内关、公孙、足三里。

注：妊娠之后为特殊人群，不能随便乱用药。针灸治疗本病既无不良反应，又有很好的实效，尤其是本穴组对妊娠反应有特殊疗效，一般均能针到立缓之效，一般需要1~3次的治疗即可达到改善，在针刺时注意强度，宜用细针，留针时间不宜过长，若病情严重者可配用传统针灸的内关、公孙、足三里等相关穴位。

五、安胎

·治疗处方·

◆ **毫针治疗**：通肾、通胃、通背穴（任取一穴）；妇科穴、还巢穴。

六、阴道炎

·治疗处方·

◆ **毫针治疗**：云白穴；天宗穴；海豹穴；木妇穴；三其穴。

注：阴道炎是临床常见病，其症状主要表现为阴痒、阴痛，从现代医学来看，阴道炎的病因较为复杂，有细菌性、滴虫性、霉菌性及混合性，针灸治疗时根据患者的阴痒阴痛及伴随的症状选择用穴，云白穴、天宗、海豹穴

对阴痒、阴痛的改善具有很好的疗效。

七、子宫疾病

（一）子宫瘤

·治疗处方·

◆ **刺血治疗**：重子、重仙穴瘀络点刺放血。

◆ **毫针治疗**：妇科穴、还巢穴；姐妹一、二、三穴；水晶穴；足三重穴；外三关穴；重子、重仙穴；外三关穴与足三重穴交替用穴、妇科穴、通肾穴、通天穴。

注：子宫瘤归属于中医中的癥瘕，发病率较高，由于西医学成了当前医学主流，本病发生后以西医手术解决本病的患者已成为基本治疗方法，实属可惜，通过笔者长期临床观察，针刺治疗效果理想，笔者常以外三关与足三重交替用穴，再配妇科穴、通肾、通天穴为基本方来治疗。

（二）子宫炎（子宫痛）

·治疗处方·

◆ **毫针治疗**：水晶穴；木妇穴；妇科穴、还巢穴；火主穴。

（三）子宫不正

·治疗处方·

◆ **毫针治疗**：妇科穴、还巢穴、阳池；人皇穴、子宫穴。

注：子宫位置不正包括子宫后屈、前屈，在临床十分常见，针刺治疗效果良好。笔者在临床常以妇科穴、还巢穴、阳池穴、人皇穴组方运用，疗效确实。

（四）子宫下垂

·治疗处方·

◆ **毫针治疗**：正会穴配人皇穴。

注：本病在过去发病率较高，随着节育的普及与生活水平的提高，本病已大大下降，针刺治疗疗效较好，临床一般多配用灸法，灸法治疗本病功效独到，加强在本病中的运用。笔者在临床常以正会穴、人皇穴、气海穴、归来穴组方治疗。

（五）子宫内膜异位症

·治疗处方·

◆ **毫针治疗**：妇科穴、姐妹穴（姐妹一、二、三）、人皇穴、足三重穴、子宫穴。

注：本病是妇科中的难治性疾病，在西医中目前尚无有效的方法，通过针刺治疗来看，疗效较为满意，但是一般需要治疗时间较长，用穴也相对较多，这一处方是笔者临床常用的一组穴位，经过几年的临床运用，疗效非常确实，无论改善即时临床症状还是远期病情发展疗效都较满意。

八、难产（胎衣不下）

·治疗处方·

◆ **刺血治疗**：火包穴。
◆ **毫针治疗**：火主穴；灵骨穴。

注：产科疾病现已归属于专科疾病，在针灸临床中已不再见到，因此难产之疾针灸专科医生也就没有治疗的机会，其治疗疗效如何，笔者对此尚无运用经验，还需要产科专科医生的配合。

九、输卵管不通

·治疗处方·

◆ **毫针治疗**：妇科穴、还巢穴、云白穴；木妇穴；重子穴、重仙穴。

注：输卵管不通是导致不孕症的重要原因之一，有通而不畅和完全不通两种情况，针灸针对的是通而不畅的问题，对完全不通的情况针灸尚难以解决，一般多需要借助现代医学的方法解决。笔者在临床治疗这类疾患常规在

腹部加用灸法，笔者临床常用处方：妇科穴、还巢穴、云白穴、归来穴（加用灸法）、子宫穴（加用灸法），有瘀滞的加用足三重穴、急性期加用木妇穴、月经不调的加用人皇穴。

十、排卵性出血

·治疗处方·

◆ 毫针治疗：妇科穴、还巢穴；肾关穴、人皇穴、云白穴。

十一、卵巢囊肿

·治疗处方·

◆ 毫针治疗：妇科穴、姐妹三穴、外三关穴与足三重穴交替用穴。

十二、乳腺疾病

（一）乳汁不足

·治疗处方·

◆ 刺血治疗：分枝下穴、少泽穴。

注：分枝下穴作用于乳神经，其解剖为分泌神经，所以对乳汁疾病调节有较好的治疗作用，笔者在临床常用之，且获得了较为显著的疗效；少泽穴是治疗乳汁不足之特效穴，实证宜在此穴点刺放血，虚证时宜在本穴艾灸。

◆ 毫针治疗：膻中穴、乳根穴、少泽穴、足三里穴。

（二）回乳

·治疗处方·

◆ 毫针治疗：指驷马穴；光明穴（传统针灸之光明穴，非董氏针灸之光明穴）、足临泣。

（三）乳房肿大、有硬块

·治疗处方·

◆ 刺血治疗：四花中、副穴。
◆ 毫针治疗：指三重穴；足三重穴。

（四）乳腺癌

·治疗处方·

◆ 毫针治疗：外三关穴或足三重穴；木斗、木留穴。

注：乳腺癌为西医之病名，为西医临床难治性疾病，非一穴一方而能解决，其临床用穴仅为治疗提供了一个治疗思路，临证还应辨证综合处方。

（五）乳腺炎

·治疗处方·

◆ 刺血治疗：肩井穴；乳房患处周围瘀络。
◆ 毫针治疗：开四关（双合谷、双太冲）、内关穴、梁丘穴、膻中穴。

注：刺血治疗本病最为快捷，效果确实，因此要重视刺血方法的运用。

第三章　儿科病证

一、小儿夜啼

·治疗处方·

◆ 毫针治疗：胆穴。

注：小儿夜啼多哭为儿科常见疾病，中医认为本病的发生有：一惊（惊吓）、二寒（脾寒）、三热（心热）、四实（伤食）的情况。本穴主要用于心惊治疗，因此本穴主要针对一惊而致的夜啼。

二、小儿流涎

·治疗处方·

◆ 毫针治疗：止涎穴。

注：其穴在肺经上，有补气收摄之效，故能治疗流涎。

三、小儿睡中咬牙

·治疗处方·

◆ 毫针治疗：足三重穴；四花下穴。

四、小儿高热

·治疗处方·

◆ 刺血治疗：总枢穴；七星穴；大椎穴。

◆ **毫针治疗**: 大白穴。

五、小儿咳嗽、气喘

·治疗处方·

◆ **毫针治疗**: 重子穴; 灵骨穴、大白穴; 水金、水通穴。

六、小儿惊风

·治疗处方·

◆ **刺血治疗**: 七星穴。
◆ **毫针治疗**: 水沟穴; 镇静穴; 火主穴。

七、小儿麻痹

·治疗处方·

◆ **毫针治疗**: 上曲穴、云白穴、肩中穴; 下曲穴、肩中穴、李白穴。

注: 此组方是根据赖金雄医师回忆董师治疗小儿麻痹的运用处方, 在临床二穴组交替运用, 是临床董师有效组合运用, 已得到了众多医家临床验证, 具有特效作用。

八、小儿疳积

·治疗处方·

◆ **刺血治疗**: 四缝穴。

注: 四缝穴为传统针灸之经外奇穴, 主要作用就专治疗小儿疳积, 是针灸临床公认的疳积证之效穴。

九、小儿遗尿

·治疗处方·

◆ 毫针治疗：下三皇穴。

十、新生儿黄疸

·治疗处方·

◆ 毫针治疗：肝门穴、其黄穴；火枝穴、火全穴。

第四章　皮肤科病证

一、瘾疹

·治疗处方·

◆ **刺血治疗**：耳尖及耳背；膈俞。

◆ **毫针治疗**：足驷马穴；中九里穴；神阙穴。

注：本病相当于西医中的荨麻疹，有急慢性之分，急性荨麻疹以足驷马和中九里穴为主；慢性麻疹以足驷马、人皇穴和神阙穴为主，神阙穴以闪火罐法为用。

二、蛇串疮（带状疱疹）

·治疗处方·

◆ **刺血治疗**：制污穴；耳背瘀络；疱疹周围；龙眼穴。

注：本病则是以刺血为主的治疗方法，制污穴是董氏针灸重要刺血穴位，主要用于伤口不愈合的疾病，以此部位瘀络刺血治疗带状疱疹具有独到的优势，要在患侧的瘀络刺之，每日1次。龙眼穴为经外奇穴，专用于本病的治疗，是带状疱疹特效穴，耳背瘀络及疱疹周围穴也均以刺血为用。

三、手足皲裂

·治疗处方·

◆ **刺血治疗**：尺泽、委中。

◆ **毫针治疗**：木穴配指驷马穴。

注：木穴治疗手掌皱裂、手皮肤病尤具特效，其功效已得到董氏后人的临床验证，若配用指驷马尤具特效，均用患侧的穴位。

四、颈项皮肤病（颈项部神经性皮炎）

·治疗处方·

◆ **毫针治疗**：肩中穴。

注：颈项部皮肤病主要指的是颈部神经性皮炎，神经性皮炎的患者以颈项部为主，绝大多数患者均从颈部发病开始，因此在此处所指就是西医而言的神经性皮炎。本穴治疗颈项部神经性皮炎确具特效，如笔者所治的一名学生，颈项部神经性皮炎 4 年，曾多种方法治疗，未愈，经笔者用本穴治疗 3 次而痊愈。

五、灰指甲

·治疗处方·

◆ **刺血治疗**：水愈穴。

六、牛皮癣

·治疗处方·

◆ **刺血治疗**：耳背。
◆ **毫针治疗**：足驷马穴。

注：牛皮癣是临床难治性疾病，在针刺治疗时应据患者的具体症状调加相关穴位，一般均是刺血与毫针并用的方法，在此处用穴也仅为读者提供一个治疗思路，对于顽固型患者需要长时间的治疗，否则难以巩固疗效。

七、颜面黑斑

·治疗处方·

◆ **刺血治疗**：耳尖及患处。
◆ **毫针治疗**：驷马穴（指驷马、足驷马均可）；中九里、七里穴。

八、脂肪瘤

·治疗处方·

◆ **毫针治疗**：明黄穴；外三关穴。

九、青春痘

·治疗处方·

◆ **刺血治疗**：耳尖及耳背瘀络；制污穴；太阳穴。
◆ **毫针治疗**：足驷马穴；外三关穴。

注：青春痘刺血治疗非常重要，许多患者仅刺血也能将其迅速治愈，临床一般均是刺血配合毫针并用以加强疗效。足驷马穴用于治疗一般性青春痘，对较大的青春痘需要用外三关穴，外三关穴仅对红肿的青春痘有效，对一般的青春痘疗效不佳。

第五章　五官科病证

第一节　眼科病证

一、目赤肿痛

·治疗处方·

◆ 刺血治疗：太阳穴；耳尖及耳背瘀络；肝俞穴。

◆ 毫针治疗：腕顺一、二穴；三叉三穴；火硬穴；上白穴。

注：本病刺血治疗效果良好，具有取穴少见效快的特点，一般每次选用一穴点即可。

二、结膜炎

·治疗处方·

◆ 刺血治疗：太阳；攒竹穴；少商穴。

◆ 毫针治疗：上白穴、三叉三穴、人皇穴。

三、睑腺炎

·治疗处方·

◆ 刺血治疗：耳尖及耳背瘀络；肩胛骨反应点；足中趾指腹。

◆ 毫针治疗：灵骨穴；火硬穴。

注：睑腺炎在临床十分常见，针灸治疗效果良好，多数经1~2次的治疗即可痊愈，尤其是刺血疗法，效果极具迅速，其治疗理论多是根据经脉循行关系，"太阳为目上纲，阳明为目下纲"，上眼睑的睑腺炎归属于足太阳，下

眼睑的睑腺炎归属于足阳明，故有了上述刺血疗法的运用。

灵骨穴在日本著名针灸家泽田健用穴中被称为"偷针眼穴"，专用于本病的治疗，临床治疗效果确实。

四、翳状胬肉（攀睛）

·治疗处方·

◆ **刺血治疗**：至阴穴；少泽穴。

◆ **毫针治疗**：眼部周围穴位。

五、眼球歪斜

·治疗处方·

◆ **毫针治疗**：肾关穴配下三皇穴。

注：在临床治疗时常配合局部相关穴位针刺运用。

六、眼睛发痒

·治疗处方·

◆ **刺血治疗**：火硬穴。

注：火硬穴近于传统针灸之行间穴，在此处找瘀络放血，有清泻肝火以治眼痒的作用。

◆ **毫针治疗**：上白穴配上三黄穴；木穴；木炎穴；花骨一穴。

七、眼睛发干

·治疗处方·

◆ **刺血治疗**：太阳穴。

◆ **毫针治疗**：木穴；明黄穴；光明穴。

注：本病在临床非常常见，尤其电脑、手机的普及，夜生活的丰富，发

病率越来越高，其治疗一般多用眼药水暂时来缓解，难以获得根治，针刺治疗效果满意，不但一般的眼睛发干能针刺治疗，也包括西医所言干眼症的治疗，疗效均可靠。

八、眼睛流泪

·治疗处方·

◆ 刺血治疗：足三重穴周围瘀络。

◆ 毫针治疗：木穴；花骨一穴；下三皇穴。

注：本病多是迎风流泪的情况，若非迎风流泪常见于西医所言的泪囊炎及泪小管的问题而致，这种情况针刺治疗疗效欠佳，在此主要指的迎风流泪的问题，中医辨证多与肝有关，因此主要从滋阴平肝而用穴。

九、青光眼

·治疗处方·

◆ 刺血治疗：眼周围瘀络。

◆ 毫针治疗：肾关穴、光明穴、火硬穴或火主穴；下三皇穴配光明穴；上白穴。

十、白内障

·治疗处方·

◆ 毫针治疗：水相穴、肾关穴、光明穴；下三皇穴配四花中穴。

注：本病多为老年性疾病，治疗时间一般多较缓慢，在临床针刺治疗时，常结合传统针灸眼睛局部穴位并用，否则疗效欠佳。

十一、角膜炎

·治疗处方·

◆ 刺血治疗：耳尖穴；太阳穴、肝俞穴；五岭穴（相当于肝、胆、心俞的部位用穴)。

◆ **毫针治疗**：光明穴、人皇穴、火硬穴；上白穴；驷马穴。

十二、眼皮跳

·*治疗处方*·

◆ **毫针治疗**：侧三里、侧下三里穴、肾关穴；中九里穴、肾关穴。

注：笔者在临床中常用灵骨穴、火主穴、肾关穴治疗，获效非常理想。

十三、视物模糊（视疲劳综合征）

·*治疗处方*·

◆ **刺血治疗**：五岭穴；太阳穴。
◆ **毫针治疗**：下三皇穴；明黄穴；光明穴。

注：一般先刺血，五岭穴与太阳穴可以交替用穴，也可以单独用穴，再根据病情虚实选择针刺穴位。本病针灸临床常见，针刺效果非常满意，传统针灸多以局部穴位为常用，效果也较满意，临床也常配合运用。

十四、沙眼

·*治疗处方*·

◆ **刺血治疗**：眼睛周围反应点；太阳穴。
◆ **毫针治疗**：花骨一穴；灵骨穴。

十五、散光

·*治疗处方*·

◆ **毫针治疗**：中白穴；肾关穴。

十六、近视

·治疗处方·

◆ 毫针治疗：光明穴；肾关穴、明黄穴；水相穴；睛明穴。

十七、生理性飞蚊症

·治疗处方·

◆ 毫针治疗：肾关穴、光明穴。

注：在这里所指的是生理性的飞蚊症，就是没有器质性眼病的情况下而出现的飞蚊症，若是有器质性眼疾时另当处理。

第二节　耳部病证

一、聤耳（中耳炎）

·治疗处方·

◆ 刺血治疗：制污穴；外踝周围瘀络。
◆ 毫针治疗：灵骨穴、火硬穴；足三重穴或外三关穴。

二、耳鸣、耳聋

·治疗处方·

◆ 刺血治疗：足三重周围瘀络；总枢穴。
◆ 毫针治疗：驷马穴、肾关穴；中九里、上三黄穴；木炎穴；花骨一穴；腕顺二穴。

注：耳鸣、耳聋治疗时间越早越好，超过半年之后的患者疗效性明显降低，在治疗时多配合耳部周围的相关穴位，如听宫穴、听会穴、耳门穴、翳风穴等局部穴位。取得疗效的关键点要明确疾病之虚实，肾关穴、腕顺二穴多用于肾气亏虚而致的耳鸣，中九里、上三黄、木炎多用于肝胆火旺而致的

患者。驷马穴对耳疾的治疗有较为广泛的作用，无论虚实皆能治之。

三、耳痛

·治疗处方·

◆ 刺血治疗：足三重穴；四花外瘀络点刺出血。
◆ 毫针治疗：三叉三穴；火主穴。

四、耳内闷胀

·治疗处方·

◆ 刺血治疗：曲陵穴。
◆ 毫针治疗：中白穴。

第三节　鼻部病证

一、鼻衄

·治疗处方·

◆ 刺血治疗：少商穴。
◆ 毫针治疗：肩中穴；腕顺二穴；搏球穴；上星穴。

注：肩中穴主要治疗动脉硬化性鼻出血，这类出血患者主要见于老年人，对这类鼻出血则有立竿见影之效，但对一般性鼻出血效不佳；腕顺二穴与搏球穴治疗鼻出血也是各穴的基本主治，但其治疗原理难以明确；上星穴是传统针灸治疗鼻出血之效穴，具有确切的作用，可与其他穴位配用。

二、酒渣鼻

·治疗处方·

◆ 刺血治疗：正本穴；脾俞、胃俞。

◆ 毫针治疗：灵骨穴。

三、过敏性鼻炎

·治疗处方·

◆ 刺血治疗：正本穴；五岭穴；肺俞穴。

◆ 毫针治疗：足驷马穴配镇静穴、迎香穴、灵骨穴；指驷马穴配通关、通天穴；四花上穴配足驷马穴。

注：驷马穴是治疗鼻疾之要穴，其治疗原理非常明确，因为驷马穴作用于肺，肺开窍于鼻，故驷马穴治疗鼻子疾病具有特效作用，尤其是过敏性鼻疾，因为驷马穴还有抗过敏的作用，故成为过敏性鼻疾病之重要穴位，在急性期可配用木穴。

四、流涕

·治疗处方·

◆ 毫针治疗：木穴。

注：木穴治疗流涕具有特效作用，无论清涕黄涕皆有立止的功效，笔者以此穴曾治疗数例相关患者，正如杨维杰医师所言止涕就在顷刻之间，其言不虚。

五、鼻窦炎

·治疗处方·

◆ 刺血治疗：背部心肺区点刺放血。

◆ 毫针治疗：足驷马穴、灵骨穴、鼻通穴。

注：鼻通穴为传统针灸经外奇穴，又名为上迎香，在鼻唇沟上端处。

第四节 口舌齿咽喉疾病

一、口唇痛、口腔炎

·治疗处方·

◆ 刺血治疗：上唇穴、下唇穴；阴陵泉穴至血海穴瘀络。
◆ 毫针治疗：上唇穴、下唇穴配灵骨穴。

注：治疗时先在上唇、下唇穴二穴点刺出血，再用毫针针刺相关穴位。

二、口内生疮

·治疗处方·

◆ 刺血治疗：四花上穴、四花中穴；金津、玉液。
◆ 毫针治疗：火主穴；劳宫穴；内庭穴。

三、口干

·治疗处方·

◆ 毫针治疗：通肾、通胃、通背穴；指肾穴；廉泉穴；照海穴。

注：通肾、通胃、通背穴作用于肾脏，有滋肾阴之效，针之则能立生口水，故在临床有津液发动机之称。笔者曾以本穴组治疗几例口舌干燥的患者，临床治疗确具其效，达到立生口水的效果；指肾穴其作用原理也是以肾水不足为治。照海穴、廉泉穴均为传统针灸穴位，照海与通肾、通胃、通背穴及指肾穴的作用原理相同，均为滋肾阴而达生水之效。廉泉具有生津止渴的作用，其他穴位均可配用本穴。

四、口内生瘤

·治疗处方·

◆ 刺血治疗：四花中穴点刺放血。

◆ **毫针治疗**：四花上穴配灵骨穴。

五、舌强难言

·治疗处方·

◆ **刺血治疗**：金津、玉液。
◆ **毫针治疗**：肩中穴配商丘穴；失音穴；三重穴配木留穴。

注：木留穴配三重穴治疗舌强言语困难为赖金雄医师之临床经验，言之本组方有良效。商丘穴为脾经之经穴，脾经连舌本散舌下，与舌紧密联系，《灵枢·顺气一日分为四时》言"病变于音者，取之经"，故用商丘穴治疗舌强言语困难则有良效。

六、舌下肿

·治疗处方·

◆ **刺血治疗**：金津、玉液。
◆ **毫针治疗**：侧三里、侧下三里。

七、言语不清

·治疗处方·

◆ **毫针治疗**：失音穴。

注：顾名思义，本穴专治疗失语性疾病，对言语不清、暴喑等均有特效作用。

八、牙痛

·治疗处方·

◆ **刺血治疗**：外踝尖至足临泣。
◆ **毫针治疗**：侧三里、侧下三里配灵骨穴；四花外穴；灵骨穴配颊车穴；

门金穴配内庭穴。

九、牙龈出血

·治疗处方·

◆ **毫针治疗**：上三黄穴。

十、鱼骨刺喉

·治疗处方·

◆ **毫针治疗**：指五金穴、指千金穴；足五金穴、足千金穴。

注：鱼骨刺喉为五金、千金穴之主治作用，当时学习本穴组时对鱼骨刺喉的治疗不以为然，也没有运用之经验，所以当讲到本穴组这一主治作用时，一般也不提这一功效，直到有一次笔者本人被鱼刺梗喉之后，到医院咽喉科没有查见到鱼刺，但咽喉部非常难受，无法吞咽，此时想起指五金、指千金二穴，立针之，针下几分钟，经咳之出 3 根鱼刺。好在有惊无险，虽然饱受了一点痛苦，但却有意外之收获，也算这次鱼刺卡的值得。

十一、急性咽炎、扁桃体炎

·治疗处方·

◆ **刺血治疗**：少商穴。

◆ **毫针治疗**：足千金穴、足五金穴；外三关穴；上唇穴、下唇穴；灵骨穴配曲池穴。

十二、急性喉炎

·治疗处方·

◆ **刺血治疗**：喉蛾九穴。

◆ **毫针治疗**：分金穴配曲陵穴；足千金、足五金穴；失音穴。

十三、慢性咽喉炎

·治疗处方·

◆ 刺血治疗：曲陵穴；足三重穴。

◆ 毫针治疗：通肾、通胃、通背穴；足千金、足五金穴；列缺配照海穴。

十四、喉痒欲咳者

·治疗处方·

◆ 毫针治疗：灵骨穴、大白穴配手心喘咳点；列缺穴、照海穴配廉泉穴。

注：手心喘咳点：在掌心食指与中指之间，距指缝约 1 寸。

喉痒欲咳的问题多见于现代医学中的过敏性支气管痉挛，临床甚为多见，多反复迁延不愈，针刺治疗效果满意，笔者常以列缺、照海配廉泉穴运用，效果非常满意，值得临床推广运用。

第六章 外科病证

一、丹毒

·治疗处方·

◆ 刺血治疗：后心穴；阿是穴；委中穴；四缝穴。
◆ 毫针治疗：心门穴、灵骨穴配曲池穴。

二、疔疮

·治疗处方·

◆ 刺血治疗：后心穴；委中穴。
◆ 毫针治疗：灵骨穴配外三关穴。

三、肠痈（阑尾炎）

·治疗处方·

◆ 刺血治疗：四花中、外穴点刺出血。
◆ 毫针治疗：四花下穴、腑肠穴配门金穴；四花中穴配阑尾穴、天枢穴。

四、疝气

·治疗处方·

◆ 刺血治疗：内踝至三阴交瘀络点刺放血。

◆ **毫针治疗**：大间、小间、外间、中间、浮间穴；火包穴；海豹穴；腑快穴；火主穴；火硬穴。

注：五间穴（大、小、中、外、浮间）是治疗疝气特效穴，董氏门人皆认为其中三穴或四穴合用为治疗疝气之特效针，左右交替用之。赖金雄医师认为仅对寒疝有效，所以临床应当注意，并言之在五间穴有瘀络反应的针之则有特效作用。火包穴与传统针灸独阴穴完全一致，传统独阴穴治疗疝气有特效。海豹穴与腑快穴治疗疝气是各穴的基本主治作用，临床一般作为配穴运用。

五、痔疮

·治疗处方·

◆ **刺血治疗**：委中穴。

注：点刺放血对本病有肯定的作用疗效，尤其是急性患者更需要点刺放血，一般在委中穴周围找瘀络而用之。笔者治疗本病还常在腰背部长强穴至肾俞穴段找反应点（一般为米粒大小的红疹）挑刺；若在牙龈异交点有反应结节时，常以割治法为用。这三种方法是笔者治疗痔疾常用的治疗手段，根据患者的表现来确定所用方法。可以说这三种方法能应对各种痔疾的治疗，具有确切的实效性，笔者在临床曾治疗上百例的患者，均获效理想。

◆ **毫针治疗**：其门、其角、其正穴。

注：点刺放血后再加配本穴组有较好的作用，在治疗时还要根据患者的症状加配相关穴位，如有滴血的患者加用中白穴或孔最穴，便秘者再加用火串穴，疼痛剧烈者加用阳溪穴或手三里穴，这种针对性的处理即可以有效地解决所谓的难言之隐。

六、脱肛

·治疗处方·

◆ **刺血治疗**：八髎穴。

◆ **毫针治疗**：正会穴配其门、其角、其正穴；灵骨穴。

七、瘰疬

· *治疗处方* ·

◆ 刺血治疗：足三重穴周围瘀络。
◆ 毫针治疗：足三重穴、六完穴。

八、冻疮

· *治疗处方* ·

◆ 刺血治疗：制污穴。
◆ 毫针治疗：外三关穴。

第七章　其他病证

一、高热

·治疗处方·

◆ 刺血治疗：五岭穴；大椎穴。

注：五岭穴以上焦部位的穴位用之，点刺后加拔火罐。

◆ 毫针治疗：大白穴；重仙穴；感冒一、二穴；曲池穴。

注：发热为临床常见疾病，其病因比较复杂，许多疾病均可引起发热这个症状，在这里所言的发热主要针对外感而致的疾病，这些穴位均具有确实的功效，针刺治疗十分满意。

二、醉酒

·治疗处方·

◆ 刺血治疗：正本穴。

◆ 毫针治疗：耳环穴。

注：用细毫针由外向里（向面部）斜刺，皮下针。

三、精神疲劳

·治疗处方·

◆ 毫针治疗：鼻翼穴；三叉三穴。

四、头晕疲劳

·治疗处方·

◆ 刺血治疗：背面穴。
◆ 毫针治疗：落通、支通穴；中九里穴；大包穴。

五、扎针后一切不良反应

·治疗处方·

◆ 毫针治疗：手解穴；足解穴。

六、白细胞过少

·治疗处方·

◆ 毫针治疗：其黄穴、肝门穴；悬钟穴；木留穴、人皇穴；足三里、脾俞。

七、贫血

·治疗处方·

◆ 毫针治疗：肾关穴、人皇穴、上三黄穴（明黄穴、天黄穴、其黄穴）、悬钟穴、足三里。

八、肥胖症

·治疗处方·

◆ 毫针治疗：灵骨穴、门金穴、足三里穴；水曲穴。

九、肚大腹胀

·治疗处方·

◆ 毫针治疗：其门、其角、其正穴；水金、水通穴及灵骨、大白穴。

十、游走性疼痛

·治疗处方·

◆ 毫针治疗：上三黄穴；中九里穴；火串穴。

十一、狐臭

·治疗处方·

◆ 毫针治疗：天宗穴、李白穴；分枝上、分枝下穴；极泉穴。

十二、美容

·治疗处方·

◆ 毫针治疗：下三皇穴；上三黄穴；足驷马穴；指驷马穴。

注：下三皇穴是美容之要穴组，用之则有白里透红，皮肤细嫩的功效；上三黄则为祛肝斑之要穴，能够调理不光泽的皮肤；足驷马为补气之要穴，有补气调血的作用，是董氏针灸治疗皮肤病最重要的穴组，既能调理功能性气虚疾病，又能调理器质性的皮肤疾患。足驷马穴组也能用于治疗青春痘；指驷马穴能治疗脸面黑斑。下三皇穴、上三黄穴及足驷马在用于美容方面，笔者常借助埋线的方法处理，取得了显著疗效，具有方便、省时、痛苦小的优势性。

十三、抽筋

·治疗处方·

◆ 毫针治疗：搏球穴配四花上、四花里穴；曲陵穴。

十四、发汗、止汗

·治疗处方·

◆ 毫针治疗：木穴。

十五、肌肉萎缩

·治疗处方·

◆ **毫针治疗**：指三重、水曲穴；肩中穴、云白穴、上曲穴；李白穴、下曲穴、肩中穴。

附　录

董氏针灸传承脉络

董氏针灸是董景昌先生在其家传奇穴基础上，逐渐完善起来的一门独特针灸体系。董师为弘扬董门之绝学，摈弃了门户之见，一心为社会所需，不为私利而主张公开，打破先祖不传外姓之陈规，并广收门徒，董师一生开山授徒 73 人，其弟子分布于世界各地，为后来的董氏传承奠定了坚实基础。并且将自己一生所学之精华，浓缩成书公之于世，于 1973 年著成《董氏针灸正经奇穴学》，在台湾出版，可谓医界之幸事。董师之精神令人由衷钦佩。

董景昌先生生于 1916 年 5 月 23 日，逝世于 1975 年 11 月 7 日，享年 60 岁，于同月 15 日卜葬于台湾省台北市阳明山第一公墓。董师祖籍山东平度市，其父董森公，身怀绝技，针术名扬四海。董师幼承庭训，绍衍祖学，专攻针术，体察颖悟，尽得其奥，18 岁即独立行医，曾悬壶青岛数载，其高超医术早已得到医界之赞誉。1949 年，董师举家迁往台湾，1953 年蛰居台北。临床 40 年，临诊 40 万人次，活人无数。其针法灵活多变，运用如神，重症顽疾多能立起沉疴，彰显了董氏针灸之绝妙。

1971 年，董师以奇穴针灸治愈高棉总统龙诺之半身不遂，其针术之神奇便名扬四海，被尊称为“当代针圣”。董师一生曾五度前往高棉为龙诺总统调治疾病，并被聘为龙诺总统的针灸医生，还荣获当时中国台湾省政府所颁发的最高荣誉奖状，是中医界获得此殊荣的第一人。

董氏针灸，乃董门之祖传针灸绝学，历来口授心传，不著文字，不传外姓，其独门之效穴心法，对外隐而不发，秘而不宣，素有“江湖秘术”之称。董氏先祖以其灵性智慧，妙造独悟，创立了独具特色的针灸体系。正如《医贯》言：“夫有医术，有医道，术可暂行一时，道则流芳千古。”董氏针灸非一方一法，一穴一术，而是独成体系的针灸流派，堪称针道，故能流芳千古。

董师一生精研针术，一心为患者疗疾解痛，却不幸积劳成疾，英年早逝，董师之去世乃针灸界一大损失，针灸界的一颗巨星就此悄然离我们远去……

董师虽走了，但其精湛医术，高尚医德，勇于奉献之精神永远在医界代代传承。董师之弟子们以继承弘扬董师生前之志，向医界广传董氏针灸之绝技，使董氏针灸仍然闪烁着灿烂的光芒。

现今董师的弟子在世界各地仍以传承董氏针灸为己任，尤其是杨维杰老师对此所做出的贡献最为卓著。杨维杰医师出自中医名门之后，自幼学习中医，为北京大学、北京中医药大学、美国中西医科大学博士，对文、史、哲、医学皆有研究，尤其中医学及易学造诣颇深。是董师之嫡传弟子，还是中医泰斗刘渡舟、医学泰斗朱伯昆之博士门生。著有《中医学概论》《针灸经纬》《针灸五腧穴应用》《董氏奇穴针灸学》《董氏奇穴治疗学》《董氏奇穴针灸发挥》《针灸宝典》《中医内科证治》《痛症百解》等三十部著作。他为董氏针灸的传承发展起到了至关重要的作用，发展了董氏针灸许多理论，使董氏针灸理论更为完整、条理更清晰、内容更充实，由此使董氏针灸走出了"只有实际效能，而无具体理论的"局面，也由过去的董氏奇穴之称谓变成了董氏针灸，由"术"成了"道"。如杨师所提出的动气针法、脏腑别通论、体应针法等，对董氏针灸及整个针灸发展都起到了举足轻重的作用，为发扬及传承董氏针灸可谓呕心沥血，鞠躬尽瘁。

另外还有许多针灸前辈对董氏针灸的发展也起到了非常重要的作用，特别是董氏针灸著作的问世，极大有力的推广了董氏针灸的迅猛发展，如赖金雄医师所著的《董氏奇穴经验录》，胡文智所著的《董氏奇穴处方》《最新实用董氏针灸奇穴全集》，胡丙权所著的《董氏奇穴图谱治疗学》《董氏针灸临床精要秘录》，刘毅所著的《董氏针灸注疏》，邱雅昌所著的《董氏奇穴实用手册》等相关系列董氏针灸专著相继问世，使得董氏针灸之学说和临床经验不断丰富与完善，由此董氏针灸发展成为一个新的独特针灸体系。

仅在短短的几十年之间，董氏针灸就大放异彩，传播于世界各地，尤其回归到中国大陆之怀抱，可以说圆了董师之梦想，现在中国大陆之董氏针灸可谓是百花齐放，繁花似锦。尤其近几年，党和国家极为重视中医的发展，董氏针灸也会伴随着中医学快速有序的发展，将更好地展现于世界医学之林，为全世界人类的健康更好地服务。

董氏针灸穴名笔画索引